肾癌全程管理
与精选病例评析

名誉主编 孙颖浩

主　　编 黄　健

副 主 编 谢立平　孔垂泽　魏　强

人民卫生出版社

图书在版编目（CIP）数据

肾癌全程管理与精选病例评析 / 黄健主编. —北京：人民卫生出版社，2018

ISBN 978-7-117-27277-3

Ⅰ.①肾…　Ⅱ.①黄…　Ⅲ.①肾癌－病案－分析

Ⅳ.①R737.11

中国版本图书馆 CIP 数据核字（2018）第 191664 号

人卫智网　www.ipmph.com	医学教育、学术、考试、健康，购书智慧智能综合服务平台	
人卫官网　www.pmph.com	人卫官方资讯发布平台	

肾癌全程管理与精选病例评析

主　　编：黄　健
出版发行：人民卫生出版社（中继线 010-59780011）
地　　址：北京市朝阳区潘家园南里 19 号
邮　　编：100021
E - mail：pmph @ pmph.com
购书热线：010-59787592　010-59787584　010-65264830
印　　刷：北京画中画印刷有限公司
经　　销：新华书店
开　　本：787×1092　1/16　印张：16
字　　数：389 千字
版　　次：2018 年 9 月第 1 版　2018 年 9 月第 1 版第 1 次印刷
标准书号：ISBN 978-7-117-27277-3
定　　价：109.00 元

打击盗版举报电话：010-59787491　E-mail：WQ @ pmph.com
（凡属印装质量问题请与本社市场营销中心联系退换）

编委名单 （按姓氏拼音排序）

名誉主编 孙颖浩
主　编 黄　健
副主编 谢立平　孔垂泽　魏　强

边家盛　山东省肿瘤医院
陈　炜　中山大学附属第一医院
都书琪　中国医科大学附属第一医院
苟　欣　重庆医科大学附属第一医院
侯建全　苏州大学附属第一医院
纪志刚　北京协和医院
孔祥波　吉林大学中日联谊医院
黎　玮　河北医科大学第二医院
李长岭　中国医学科学院肿瘤医院
梁朝朝　安徽医科大学第一附属医院
林奕伟　浙江大学医学院附属第一医院
齐　琳　中南大学湘雅医院
沈朋飞　四川大学华西医院
王东文　山西医科大学第一医院
王共先　南昌大学第一附属医院
王林辉　上海长征医院
薛学义　福建医科大学附属第一医院
杨锦建　郑州大学第一附属医院
杨　勇　北京大学肿瘤医院
姚　欣　天津市肿瘤医院
叶定伟　复旦大学附属肿瘤医院
袁建林　空军军医大学西京医院
章小平　华中科技大学同济医学院附属协和医院
赵风进　中山医科大学孙逸仙纪念医院
周芳坚　中山大学附属肿瘤医院

3

序

我国恶性肿瘤的发病率正持续上升，无论从患者身体、心理还是经济方面，肿瘤均给患者及家属带来了极为沉重的负担。近年来虽然肿瘤早期诊断和治疗技术不断创新和改良，使得患者的生存率逐年提高，但由于没有整体的治疗规划，许多患者面临疾病本身与治疗带来的身体或心理症状，导致其生存质量下降，急需得到更多整体性的医疗服务。

目前，我国在肾癌的治疗上已经取得了长足的进步，不论是机器人辅助腹腔镜手术、微创消融方式，还是标靶药物的应用，皆能有效提高肾癌的生存率。但由于不同地区诊疗方式的差异，加上治疗方案众多，临床医生不易根据患者的具体情况选择合理的治疗方案，做到个性化治疗以减少不良反应、提高患者生活质量。因此，构建一套以患者及其家庭为中心、能有效连接各专业人员与患者的肾癌全程管理方法实在是一件刻不容缓的事情。让医院可以根据现有医疗资源，逐步建立多学科协作，开展外科、内科、放疗、影像、病理等多学科联合制订专业化综合治疗方案，以有效整合医疗资源，优化治疗，使患者的总体疗效得到进一步地提高。

为了落实这个目标，黄健教授邀请了中华医学会泌尿外科分会（CUA）的许多优秀成员，包含国内 20 多所顶尖医院权威专家，针对肾癌的全程治疗规划，将他们的临床经验及个案评析分享出来，从肾癌的诊断、分期、分型、治疗到随访，完整呈现每个阶段的治疗措施及疗效。总之，《肾癌全程管理与精选病例评析》是本探讨肾癌全程管理的书籍，实用性强，具有重要的临床参考价值，值得推荐给广大的泌尿外科及相关协同专科的临床医师参阅，深信读之将受益匪浅。

中国工程院院士
海军军医大学（第二军医大学）校长
中华医学会泌尿外科学分会主任委员
中国医师协会泌尿外科医师分会候任会长
2017 年 10 月

前　言

随着医学科学的进步与社会的发展，恶性肿瘤的诊疗技术与手段取得了巨大的进步，肿瘤患者的生存期较前明显延长，所以现在有一种观点认为，可以把恶性肿瘤当成一种慢性病来看待。慢性病的诊疗注重贯穿整个诊疗过程的全程管理，所以恶性肿瘤的诊疗也急需全程管理理念与模式的引入，使肿瘤患者获得最佳的生存受益与生活质量的改善。现有的肿瘤传统诊疗模式中，医生更多关注手术等治疗的实施，而忽视多学科联合治疗与治疗后的连续性、主动性的随访等患者管理及人文关怀。患者全程管理则将医疗诊治与医学人文精神紧密结合，注重对患者进行及时、有效的管理，使患者治疗与随访的依从性的提高，是推行肿瘤患者最优化、适度治疗的最佳体现。

近年来，肾癌的诊疗水平不断提高，新的诊疗理念不断涌现，从 1969 年 Robson 提出根治性肾切除术到保留肾单位手术的大量开展；从开放性手术到腹腔镜手术；从手术切除肾肿瘤到肿瘤消融治疗；从传统腹腔镜手术到机器人辅助腹腔镜手术。受益于以上进展，肾癌患者治愈率不断提高，即使是复发转移患者，生存期也不断延长，肾癌已成为疾病控制水平最高的恶性肿瘤之一，所以在肾癌的诊疗、康复过程中，同样需要慢性病全程管理的理念和策略。

在肾癌患者全程管理中，应自肾癌临床诊断的明确时刻起，医生为每一位患者制订长期、系统性的诊疗方案与计划。它建立在肾癌规范化诊疗的基础上，强调多学科相互协作，并且贯穿从疾病诊断到康复的全过程，包括诊断程序的优化、手术方式的选择、手术前后的辅助治疗、患者的随访、患者教育及依从性管理等。肾癌患者全程管理从患者实际情况出发，个体化精准管理（依据患者的分期、分型、病理类型、并发症、合并症等），应体现患者不同发病阶段、不同治疗手段的有机结合，早期病例最大可能地争取治愈，对晚期患者充分预测复发、进展的风险、及时发现疾病进展、及时介入处理。

由于我国各地区间发展不平衡，各专科医生对肾癌的认知不同，面对种类繁多的诊疗手段，在肾癌的临床诊疗中有时会出现诊疗方案选择不合理、不规范。并且，由于肿瘤患者流动性比较大，同一个患者接受不同专家诊治时往往不能得到相对一致的答复，患者在就医过程中常常感到迷茫、无助。我们希望通过系统的全程管理，根据肾癌的发病特点、不同发病阶段、患者自身特点，为每个患者量身定制诊治、随访的具体方案，达到肾癌患者治疗效果、生活质量最优化的同时，每位患者获得良好的就医、诊疗体验，也使医学专业人员在肾癌全程管理治疗模式中的治疗理念更为接近，这是我们引入肾癌全程管理模式的总目标。本书全面概括有关肾癌全程管理的专著，汇集了我国不同地区二十余家大型医院泌尿外科专家的临床经验，系统地介绍了目前肾癌的诊断、分期、分型、肾癌全程管理的新理念、治疗方法的选择以及患者教育及随访，并对肾癌典型病例的诊疗思路及手段进行细致的论证与剖析。本书主要面向泌尿外科一线医师，希望通过该书的编写向读者诠释肾癌全程管理的新理念，在从实践到理论、从理论到实践的循环往复中，不断提高泌尿外科临床医生对肾癌的诊治及管理水平。

最后，衷心感谢各位编委的大力支持，感谢他们在从事繁忙的临床工作之余，为本书的撰写所付出的努力与劳动。

叶　健

2017 年 10 月

目　录

理　　论

第一章　概述 …………………………………………………………………… 2
一、肾癌诊断的现状与发展 ……………………………………………… 2
二、早期肾癌外科治疗方式的变迁 ……………………………………… 4
三、晚期肾癌的治疗进入靶向治疗时代 ………………………………… 7

第二章　肾癌的诊断与分型 …………………………………………………… 10
一、肾癌的诊断 …………………………………………………………… 10
二、肾癌的分型 …………………………………………………………… 11

第三章　肾癌手术治疗 ………………………………………………………… 14
一、腹腔镜手术 …………………………………………………………… 15
二、开放性手术 …………………………………………………………… 23

第四章　肾癌的内科治疗与管理 ……………………………………………… 30
一、化疗 …………………………………………………………………… 30
二、免疫治疗时代 ………………………………………………………… 31
三、靶向治疗时代 ………………………………………………………… 31
四、免疫治疗新时代 ……………………………………………………… 34
五、靶向药物和免疫治疗在肾癌围术期的应用 ………………………… 35
六、其他治疗 ……………………………………………………………… 36

第五章　预后分析与随访 ……………………………………………………… 42
一、肾癌患者的预后分析 ………………………………………………… 42
二、肾癌患者的随访 ……………………………………………………… 45

第六章　患者教育 ……………………………………………………………… 49
一、患者教育的目的 ……………………………………………………… 49
二、围术期的患者教育 …………………………………………………… 49

三、出院后的患者教育 ·· 49

四、家属参与及同伴支持教育 ··· 50

五、晚期肾癌患者用药的依从性 ······································ 51

病 例

局限期肾癌,手术治疗 ·· 53

病例1 体检发现右肾肿瘤4个月余——局部早期肾癌 ············· 54

病例2 左腰部疼痛2年,间断无痛性肉眼血尿3个月——局限性肾癌 ······· 58

病例3 左腰痛7天——遗传性双肾多发肿瘤 ······················· 66

病例4 体检发现右肾占位10天——局限性肾癌 ···················· 71

病例5 囊性肾癌一例 ··· 75

病例6 体检发现右肾占位1个月余——肾窦内肿瘤 ················· 81

病例7 检查发现左肾占位13年,血尿10天——解剖型孤立肾肾癌 ·········· 86

局限期肾癌,手术治疗病例评析 ······································ 92

局部晚期肾癌,手术联合药物治疗 ·································· 93

病例8 新辅助联合手术治疗局限性肾癌 ··························· 94

病例9.1 发现右肾巨大肿物14个月余——新辅助联合手术治疗局部晚期肾癌 ······ 99

病例9.2 双侧嗜铬细胞瘤术后5年,发现双肾肿物1年——手术联合药物治疗
　　　　VHL综合征(遗传性肿瘤综合征) ···························· 106

病例9.3 肉眼血尿3个月,发现双侧肾占位2周——新辅助联合手术治疗双侧肾癌 ······ 113

病例10 体检发现右肾占位3天——局部晚期肾癌 ·················· 118

病例11 检查发现右肾肿瘤,手术联合药物肾癌伴癌栓 ············· 124

病例12 腹痛1个月余,发现左肾占位1周——局部晚期肾癌 ········· 129

病例13 体检发现双肾占位3天——双侧原发性肾癌 ················ 134

病例14 体检发现双肾占位7天——双肾多发肿瘤 ·················· 141

局部晚期肾癌,手术联合药物治疗病例评析 ························ 149

复发/转移性肾癌,药物治疗 ·· 150

病例15 肾癌术后13年,骨转移8年 ································· 151

病例16 肾癌术后孤立性肺转移 ····································· 156

病例17 肾癌术后多发肺转移 ······································· 162

病例18 肾癌术后腹部多发转移 ····································· 167

病例19 体检发现右肾肿物5天——肾癌术后肺转移 ················ 172

病例20 左肾透明细胞癌术后5年,发现肝胰占位2周——肾癌术后多发转移 ······ 177

病例21 右肾透明细胞癌术后4年,发现肺转移2周——肾癌术后肺转移 ······ 181

病例22 肾癌根治切除术后9年,体检发现纵隔肿物1个月——肾癌术后转移 ······ 186

复发/转移性肾癌,药物治疗评析 ···································· 192

复发／转移性肾癌，手术联合药物治疗 ··· 194

病例 23　发现左肾占位并右侧肱骨转移 7 天——肾癌合并单发骨转移 ············ 195

病例 24　手术联合药物治疗转移性肾癌 ··· 200

病例 25　肾癌合并癌栓及肺部转移 ··· 207

病例 26　间断无痛肉眼血尿伴左侧腰部不适 1 个月——转移性乳头状肾癌 ········ 214

病例 27　间断无痛肉眼全程血尿伴血块半个月余——转移性肾细胞癌 ············· 220

病例 28　肾癌术后多发转移 ·· 225

病例 29　乏力和左腰部疼痛加剧 2 个月余入院——多发转移性肾癌 ··············· 231

病例 30　间歇解无痛性全程肉眼血尿 1 个月——转移性肾癌 ······················ 237

复发／转移性肾癌，手术联合药物治疗病例评析 ···························· 241

理 论

第一章 概 述

肾细胞癌,简称为肾癌,是起源于肾实质泌尿小管上皮系统的恶性肿瘤,但不包括来源于肾间质的肿瘤和肾盂肿瘤。肾癌是最常见的肾脏实质性恶性肿瘤,占成人肾脏恶性肿瘤的80%~90%,约占成人类恶性肿瘤的2%~3%,位居发达国家恶性肿瘤前十位[1]。20%~30%的肾癌初诊时已发生远处转移[2],20%患者术后随访出现复发或转移[3,4]。转移性肾癌预后很差,已成为世界范围肿瘤卫生健康领域的重大问题。

世界范围内各国或各地区的发病率各不相同,总体上发达国家高于发展中国家,城市地区高于农村地区,男性多于女性,男女患者比例约为2:1,发病年龄可见于各年龄段,高发年龄50~70岁。我国肾癌发病率呈逐年上升趋势,居泌尿系统肿瘤的第二位。近年来,由于医学影像技术的进步、手术技术等的发展,肾癌诊断、治疗的理念发生了重大的变化。

一、肾癌诊断的现状与发展

由于健康体检意识的普及和影像学检查等诊断技术的进步,无症状肾癌在新发病例中所占比例明显增高,这类患者占肾癌患者总数的50%~60%以上,其中绝大多数都是早期肾癌。目前,临床出现"肾癌三联征"(血尿、腰痛、腹部肿块)的已经不到10%,这些患者诊断时往往为晚期,组织学上为进展性病变。有症状的肾癌患者中最常见的症状是腰痛和血尿,少数患者是以腹部肿块来院就诊。10%~40%的患者出现副瘤综合征,表现为高血压、贫血、体重减轻、恶病质、发热、红细胞增多症、肝功能异常、高钙血症、高血糖、红细胞沉降率增快、神经肌肉病变、淀粉样变性、溢乳症、凝血机制异常等改变[5]。20%~30%的患者可由于肿瘤转移所致的骨痛、骨折、咳嗽、咯血等症状就诊。

诊断肾癌往往需要进行实验室检查、影像学检查和病理学检查。实验室检查可以作为对患者身体一般状况与预后判定的评价指标,主要包括肝肾功能、全血细胞计数、血红蛋白、血钙、血糖、红细胞沉降率、碱性磷酸酶和乳酸脱氢酶等。目前,尚无公认的可用于临床诊断肾癌的肿瘤标记物。肾癌的临床诊断主要依靠影像学检查,确诊则需病理学检查。

目前,肾癌的临床诊断和疗效评价方法较前有了明显的变化,主要体现在影像学技术的进步。

1. B超 是肾癌筛查与诊断的首选的基本检查方法[6],具有无创、快速、简单、便宜的优点。B超检查在体检中的普及,使越来越多的无症状偶发癌和小肾癌(最大径<4cm)被发现。B超对直径1cm以上的肾癌诊断的准确率达90%以上。肾癌一般表现为中低回声,有时肿瘤边缘或区域内有强回声钙化表现。B超对鉴别肾脏囊实性肿块有重要意义,但是

复杂性囊性肾癌有时与复杂的肾囊肿很难鉴别。肾血管平滑肌脂肪瘤也是肾实质内实性肿瘤，其超声表现为脂肪组织的强回声，容易和肾癌相鉴别。在超声检查发现肾癌时亦应注意肿瘤是否穿透包膜，肾周脂肪组织有无肿大淋巴结，肾静脉下腔静脉内有无癌栓，肝脏有无转移等。

2. 计算机断层扫描（CT）　已经成为肾癌临床诊断和分期的标准影像学检查方法[7]。典型的肾癌表现为圆形、椭圆形、不规则形肿块。平扫病灶多呈稍低密度或等密度，边界清晰，可合并出血、坏死、钙化。增强扫描肿瘤可呈轻到中度强化，但强化程度往往低于肾实质，且可不均匀强化。膨胀性生长肿瘤可表现为肾脏局部突起，边界清，周围组织受压形成假包膜。浸润性生长者与肾实质分界不清，肾脏轮廓多无明显变化。肾动脉CT血管成像可在术前判断肾动脉分支的数量以及有无异位肾动脉，使保留肾单位手术更安全、有效，也为选择性肾动脉分支阻断技术提供了依据。对胸部X线片上显示肺部有可疑结节或临床分期≥Ⅲ期的肾癌患者应进行胸部CT扫描检查。对有头痛或相应神经系统症状的肾癌患者还应该进行头部CT或MRI扫描检查。

3. 静脉尿路造影（IVU）　可见肾盏肾盂不规则变形、狭窄、拉长、移位，但IVU对肾癌诊断价值有限，已经不再作为肾肿瘤必需的影像检查。CT增强扫描亦可评价对侧肾功能，核素肾图可以评价患侧及对侧的肾功能，CTU和MRU也可替代IVU进行尿路评价。

4. 肾动脉造影　肾癌肾动脉造影常见表现如下：①肾动脉主干增粗，肾动脉主干和（或）分支可受压弧形移位，部分可包绕肿块，形成"抱球征"。肾内动脉分支如被肿瘤包裹和侵蚀，表现为局限性变细或粗细不均。②肾癌常为多血管性占位病变（占92%，仅8%为少血性），表现为大量粗细不均，排列紊乱的肿瘤新生血管，可见血池及粗大肿瘤静脉早显。③实质期肿瘤染色明显，排空延迟，肿瘤染色大多均匀，部分不均匀与肿块内出血坏死及囊性变有关。肾实质染色可见肾轮廓不规则。④静脉期可见肾静脉主干早显及肾静脉内瘤栓。表现为肾静脉主干或其分支内充盈缺损或突然中断，阻塞以前的肾静脉排空延迟，常可见到侧支静脉显影。肾动脉造影可对肾占位病变进行定性诊断，了解其病理血管形态及病变分期均有实用价值，曾经是肾癌的重要影像检查之一。但由于是有创性检查，目前已被其他损伤更小、诊断率更高的无创影像学检查方法替代，如超声造影、螺旋CT肾动脉造影三维影像重建、MRI等。

5. 磁共振成像（MRI）　MRI对肾癌诊断的灵敏度及准确性与CT相仿[8]，但在显示肾静脉或下腔静脉受累、周围器官受侵犯及与良性肿瘤或囊性占位鉴别等方面优于CT，增强扫描、弥散加权、压脂信号等均有助于小肾癌的鉴别诊断和冷冻消融术后短期内疗效评估。肾门和肾周间隙脂肪产生高信号强度。肾外层皮质为高信号强度，其中部髓质为低信号强度，可能由于肾组织内渗透压不同，两部分对比度差50%，这种差别可随恢复时间延长和水化而缩小，肾动脉和静脉无腔内信号，所以为低强度。集合系统有尿为低强度。肾癌的MRI变异大，由肿瘤血管、大小、有无坏死决定。MRI不能很好地发现钙化灶，因其质子低密度。MRI对肾癌侵犯范围、周围组织包膜、肝、肠系膜、腰肌的改变容易发现查明，尤其是肾癌出现肾静脉、下腔静脉内癌栓和淋巴结转移。

6. 超声造影　对小肾癌的诊断灵敏度和特异度均高于增强CT，且没有电离辐射，可用于小肾癌的诊断；能敏感有效地反映肾脏囊性病灶的血供情况，已经成为诊断囊性肾癌的一种重要方法，也可以作为肾脏复杂囊性病灶的随访手段；可应用于射频消融或冷冻治疗后的疗效预测。但在很多医院没有开展。

7. 正电子发射计算机断层显像（PET-CT）　PET 或 PET-CT 检查因价格昂贵，一般很少用于诊断肾癌，多是用于晚期肾癌患者以便能发现远处转移病灶或用于对进行化疗、分子靶向治疗或放疗患者的疗效评定。

8. 核素骨显像检查　多应用于以下的肾癌者：①有相应骨症状；②碱性磷酸酶升高；③临床分期≥Ⅲ期。

9. 肾穿刺活检　由于影像学检查诊断肾癌的符合率高达 90% 以上，而通过肾穿刺活检病理检查诊断肾癌的价值有限，所以肾穿刺活检应用较少。近年来，随着影像学检查的发展使小的肾肿瘤被发现，能量消融治疗（如射频消融、冷冻消融等）微创手术已经取代了一部分肾癌切除手术，对肾肿瘤进行穿刺活检也日益受到关注。例如，对年老体弱或有手术禁忌证的肾癌患者或不能手术的晚期肾癌且需能量消融治疗或靶向药物治疗的患者，治疗前为明确诊断，可选择肾穿刺活检获取病理诊断。但穿刺活检用于肾肿物诊断尚有争议，部分医师认为行穿刺活检并不能明显提高诊断率及影响治疗方案的选择。事实上，随着影像引导下的穿刺技术和分子生物学—遗传学诊断技术的不断提高，肾肿瘤活检已取得良好的准确性和安全性[9, 10]。2017 版欧洲泌尿外科学会肾癌诊治指南中指出肾穿刺活检的适应证包括[11]：①影像学检查诊断不明确的肾脏实性占位；②适合接受观察随访的小肾癌；③在消融治疗前获得确切的病理诊断：④为转移性肾癌患者选择最合适的靶向治疗。复杂性囊性肾癌有时与复杂的肾囊肿很难鉴别，必要时可在超声引导下穿刺，穿刺液做细胞学检查并行囊肿造影，囊肿液常为清澈无肿瘤细胞、低脂肪造影时囊壁光滑可肯定为良性病变；如穿刺液为血性应想到肿瘤可能，在抽出液中找到肿瘤细胞、造影时囊壁不光滑，即可诊断为恶性肿瘤。

二、早期肾癌外科治疗方式的变迁

近年来，随着国内临床影像、手术器械和手术技术的不断改进，肾癌的外科治疗取得了很大的进展。一方面，现代医学影像技术使早期肾癌的发现明显增多，导致保留肾单位手术（包括开放性手术和腹腔镜手术）的开展比传统的肾癌根治术明显增加。另一方面，医疗设备和技术的发展导致了肾癌微创手术（包括射频、微波、高能聚焦超声、冷冻消融术等）对肾癌切除手术的挑战，显示出广阔的应用前景。

（一）由开放性手术到腹腔镜手术的趋势

1. 腹腔镜手术全面开展　腹腔镜技术目前是外科领域最为推崇的微创治疗手段之一。从 1987 年世界首例腹腔镜胆囊切除手术到现在，腹腔镜技术已在普外、妇产和泌外等外科领域得到广泛应用。现代泌尿外科腹腔镜手术的开展要回溯到 1991 年 Clayman 进行的第一例腹腔镜肾切除术[12]。经过近十余年的发展，泌尿外科腹腔镜手术已有了长足的进步，就手术范围和难度而言，它已经达到了与普外科、妇产科同等的水平。从单纯的器官毁损性切除术到复杂的器官功能保留和重建手术，从上尿路手术到位于盆腔深部的下尿路手术，从最初的经腹腔入路到目前的多种入路并存发展的格局的形成，从最初的个案报道的初探性研究到目前的大宗病例的长期随访研究，这四个发展历程充分反映了泌尿外科腹腔镜手术正逐渐走向成熟，趋于标准化和规范化。尽管仍有些争议，但人们对以腹腔镜手术为代表的微创手术将取代传统开放性手术的发展趋势已有了公认。越来越多的泌尿外科医生开始应用腹腔镜进行手术。随着技术的发展与成熟,现在腹腔镜已广泛应用于各类泌尿外科器官切除和重建手术,因其具有创伤小、患者术后恢复快等优点,已成为泌尿外科手术发展的必然趋势。

国内学者对腹膜后解剖更为熟悉,手术入路以腹膜后途径居多,术中能够尽早找到并阻断或结扎肾动脉确实对手术的成功有很大帮助。多数学者认为 Hem-o-lok 结扎夹在后腹腔镜下肾切除术中处理肾动静脉方便快捷、安全有效、价格适中,应作为后腹腔镜下肾切除术中处理肾动静脉的标准方法。此外,国内一些单位还尝试了对伴有肾静脉和(或)下腔静脉癌栓的 T3 期肾癌行后腹腔镜下根治术联合静脉癌栓取出术,发现也是安全可行的。

2. 单孔腹腔镜的改良应用 2007 年 Rane 等首次报道了 R-port 单孔腹腔镜手术[13]。2008 年,孙颖浩等完成了国内首例单孔腹腔镜下无功能肾切除术[14]。此后,单孔腹腔镜技术受到了国内外学者的广泛关注。

国内泌尿外科现阶段单孔腹腔镜下肾癌手术具有以下创新和改良:①自制单孔多通道装置。由于商业化的单孔多通道装置价格昂贵,国内术者自主研发了多种自制单孔多通道装置,这也是单孔腹腔镜手术在国内能够快速普及的重要原因之一。目前国内采用自制装置开展的根治性肾切除术比例约为 56.2%。②优化手术切口位置,改善术野暴露。脐孔虽然是单孔腹腔镜手术切口选择的最佳位置,但脐孔与肾脏距离远、角度小,大大增加了手术的难度和风险,并且国内多数泌尿外科医生对后腹腔镜手术入路和解剖特点更熟悉,因此可将切口移至患侧肋缘下或腋中线髂前上棘水平。

单孔腹腔镜技术虽然已在肾癌手术中得到初步应用,但由于技术经验不足和器械设备缺乏等原因,目前仍以非复杂手术为主。机器人辅助腹腔镜技术以其灵活的腔内操作和高清三维视野大大提高了复杂手术的安全性和临床疗效,被认为是单孔腹腔镜手术的发展方向。

3. 3D 腹腔镜的应用 由于机器人手术设备相当昂贵,超过 2～3 千万元／台,而且每做一台手术将会产生大约 3 万～5 万元的一次性手术耗材费,因此机器人手术在我国现阶段尚难以普及。相比之下,3D 高清腹腔镜的设备价格只有腹腔镜机器人的 1/10 至 1/5,而且没有额外的手术耗材费,不需要增加患者负担。

4. 机器人手术初步运用 徐阿祥[15]等于 2009 年报道了 6 例达芬奇机器人辅助的腹腔镜下保留肾单位手术,其中 1 例中转开放性手术、5 例成功机器人手术,平均手术时间(不包括术前机器人准备时间)130 分钟,肾动脉阻断时间 40 分钟,术中出血量 188ml。截至 2013 年 6 月 30 日,达芬奇机器人手术系统的装机情况为:中国大陆 16 台,香港地区 8 台,台湾地区 14 台。相信在不久的将来,国内会有越来越多的机器人设备,机器人手术在肾癌中的开展也将得到更好的推广。

(二)由根治性肾切除术到保留肾单位手术的趋势

1. 保留肾单位手术比重明显增加 肾癌患者术后出现肾功能不全将影响患者生存。随着临床对保护肾功能的日益重视,保留肾单位手术从原来的绝对适应证(孤立肾、对侧肾功能不全或无功能、双侧肾癌等)到目前的相对和选择适应证,应用于越来越多的患者,T1b期甚至 T2a 期的肾肿瘤均有可能行保留肾单位手术。根据 2010 年报道的全国 23 家医院肾癌患者资料,保留肾单位手术占所有肾癌病例的 17.6%。

一些新的辅助设备也为保留肾单位手术的开展提供便利。例如,在后腹腔镜下肾部分切除术中运用双向倒刺缝线,能够有效缩短缝合时间和热缺血时间,对保留肾功能也有一定帮助。

2. 新的血管阻断技术和理念   肾动脉分支(肾段血管)超选择性阻断。Shao 等[16]建立了术前三维 CT 重建肾动脉分支超选阻断的腹腔镜下肾部分切除手术方法,回顾性分析 82 例 T1a/T1b 期肾癌病例,中位手术时间 90 分钟,中位阻断时间 24 分钟,中位出血量 200ml。

6 例患者需要输血,5 例术后血尿经保守观察后好转,1 例术后血肿行选择性肾动脉栓塞。所有病例肿瘤切除完整,无切缘阳性,中位随访 20 个月未见复发转移。该技术已经比较系统和成熟,能使患者在术后保留更多的肾功能,值得在熟练开展腹腔镜手术的单位进一步推广。

零缺血概念。Zhao 等[17]报道了在不阻断肾血管的情况下,采用射频消融辅助的方法完成 42 例保留肾单位手术。其中 T1a 期 32 例,T1b 期 10 例,中位出血量 82.5ml。术后发热 4 例,漏尿 3 例。42 例切缘均为阴性,手术前后 GFR 无变化。3 年肿瘤特异性生存率为 100%,3 年无复发生存率 96%。说明射频消融辅助的零缺血保留肾单位手术是可行的,虽然漏尿的发生率可能略高,但对于保留患者的肾功能具有肯定的价值。

3. 保留肾单位手术的术中超声定位   肾肿瘤术中超声应用的主要作用有:①术中肿瘤定位;②检查肿瘤组织血供和术后肾脏创面出血;③探查目标肿瘤周围的卫星灶,确保切除的彻底性。

吴江涛等[18]采用 Aloka 4000 彩色超声诊断仪和腹腔镜专用超声探头进行 5 例术中超声定位,肿瘤直径 0.8～1.5cm,均局限于肾实质内,仅凭肉眼无法从肾脏表面确定肿瘤的具体位置,因此必须借助术中超声完成术中准确定位。手术医师能够准确定位包埋于肾皮质以下的微小肾癌,完整切除肿瘤,同时可有效减少术中和术后出血,提高手术安全性。

(三)由单一手术治疗到多学科综合治疗的趋势

1. 局限高危复发或转移肾癌的术后辅助治疗   靶向治疗的应用填补了晚期肾癌药物治疗的空白,但目前肾癌术后辅助药物治疗罕有报道,有多个国际研究正在进行中。国内 Zhao 等[19]回顾性分析 43 例高危复发 / 转移的局限性肾癌,在根治术后接受舒尼替尼(23 例)或索拉非尼(20 例)辅助治疗 1 年,与同中心 388 例未接受术后辅助药物治疗的高危局限性肾癌进行比较。

舒尼替尼组和索拉非尼组术后肿瘤复发率分别为 17.4% 和 15.0%,低于无治疗组的 38.7%。舒尼替尼组无疾病生存时间为(16.9±6.1)个月,索拉非尼组为(18.9±5.9)个月,均长于无治疗组的(13.3±7.2)个月。虽然该研究的病例数较少,且为回顾性历史对照研究,但结果仍有一定的临床参考价值,为后续开展更大样本的随机对照研究提供依据。

目前国内正在同步进行的肾癌术后辅助临床试验药物包括了索拉非尼、舒尼替尼、帕唑帕尼、阿昔替尼,研究结果值得期待,有望改变现有的肾癌术后辅助治疗模式。

2. 术前新辅助治疗   肾癌术前新辅助靶向药物治疗报道较少,初步研究发现靶向药物对缩小肾脏原发肿瘤的疗效有限,并且不良反应可能会影响后续的外科手术治疗,增加围术期的并发症发生率。赵菊平[20]等报道了 2 例肾癌患者在舒尼替尼治疗后接受根治性肾切除，其中 1 例合并腹膜后淋巴结肿大，1 例合并肾上腺转移，术后随访均无复发转移。

但根据现有临床观察，最有可能从术前辅助靶向治疗中获益的患者是那些在治疗后肿瘤显著缩小的患者，包括肾脏原发肿瘤、区域转移淋巴结、肾静脉或下腔静脉瘤栓，使原来无法手术切除的患者获得新的根治手术，甚至保留肾单位手术的机会。李春香[21]等报道了 1 例左侧孤立肾局部晚期中央型肾癌在接受舒尼替尼新辅助治疗后，肿瘤缩小较明显，肿瘤与结肠和肾蒂血管的关系改善，从而获得保留肾单位手术的机会。

（四）其他可替代外科手术的治疗手段的尝试

与肾癌的手术切除相比，微创的消融方法通过在原位直接作用于肿瘤使其变性坏死，主要方法包括冷冻消融、射频消融、高强度聚焦超声、激光热消融、微波热消融、放射外科射波刀等，具有创伤小、并发症少、患者恢复快、住院时间短的优点，许多无法耐受外科手术治疗的患者可通过这些替代治疗方法控制肾肿瘤。

目前国内很多中心都在开展肾肿瘤的冷冻消融或射频消融治疗，但国内相关文献报道不多，主要操作途径有开放、腹腔镜和经皮三种。

对于合并系统疾病而无法耐受手术的早期肾癌患者，可选择局麻下经皮消融治疗。

三、晚期肾癌的治疗进入靶向治疗时代

目前仍以单药治疗为主。肾癌的靶向药物种类多样，按作用靶点数量可分为多靶点药物和单靶点药物。多靶点药物包括索拉非尼、舒尼替尼、帕唑帕尼和阿昔替尼，这些药物既有抗血管生成的作用，又有直接抑制肿瘤细胞增殖的作用。单靶点药物主要包括贝伐珠单抗、替西罗莫司和依维莫司。贝伐珠单抗作用于 VEGF，而替西罗莫司和依维莫司则是 mTOR 抑制剂。

在国外的治疗指南中，舒尼替尼、索拉非尼多数被推荐为晚期肾癌一线治疗，而阿昔替尼及依维莫司被推荐为二线治疗。2012 年美国 NCCN 肾癌指南对复发或无法切除的Ⅳ期肾癌（透明细胞为主型），将舒尼替尼推荐为一线治疗，其证据水平为 1 类证据；对特定的透明细胞索拉非尼推荐为一线治疗，其证据水平为 2A 类证据；将依维莫司、阿昔替尼、索拉非尼推荐为二线治疗。对于非透明细胞为主型，推荐依维莫司、索拉非尼、舒尼替尼为一线治疗，其证据水平为 2A 类证据。

对于临床一线的富有经验的医生，一般来说除了从肿瘤的病理类型、药物的疗效副作用考虑外，还要结合患者合并症等方面来综合考虑，在取得疗效的同时，尽量避免减少药物副作用对患者生活质量的影响。例如甲状腺功能紊乱、LVEF 明显下降、慢性心脏疾病（慢性心衰、冠心病等）、严重高血压未控制等舒尼替尼应慎用；索拉非尼引起的手足皮肤反应和胃肠道毒副反应发生率高，不适用慢性消化道疾病的患者；对于肺功能较差、肺炎或其他活动性感染者，依维莫司应慎用。

总之，靶向治疗是目前治疗晚期肾癌最有效的方法；选择靶向药物时要综合考虑药物的疗效副作用、肿瘤的病理类型危险程度及患者合并症等诸多方面，才能实现治疗的个体化、患者受益的最大化。其中，需要强调的一点，靶向药物治疗是复杂的、循证的、不断发展的，对于每个个体，要具体问题具体分析。国内晚期肾癌患者接受靶向药物治疗的整体

疗效似乎优于西方国家的晚期肾癌患者,舒尼替尼、索拉非尼和依维莫司的中位 PFS 均长于国外研究报道,具体原因尚未明确。此外,国内有多个自主研发的一类新药正在进行Ⅰ～Ⅱ期临床试验。法米替尼是我国自主研发的一种多靶点酪氨酸激酶抑制剂,前期研究表明,法米替尼在体内、外的抗肿瘤作用均强于舒尼替尼。国内多家肿瘤中心正在开展法米替尼与舒尼替尼随机对照治疗晚期肾癌的Ⅱ期临床试验,该研究即将结束。

(黄 健 赵风进)

【参考文献】

[1] European Network of Cancer Registries. Eurocim version 4.0. 2001：Lyon，France.

[2] Lane BR，Kattan MW. Predicting outcomes in renal cell carcinoma. Curr Opin Urol，2005，15(5)：289-297.

[3] Capitanio U，Montorsi F. Renal cancer. Lancet，2016，387(10021)：894-906.

[4] Flanigan RC，Campbell SC，Clark JI，et al. Metastatic renal cell carcinoma. Curr Treat Options Oncol，2003，4(5)：385-390.

[5] Sacco E，Pinto F，Sasso F，et al. Paraneoplastic syndromes in patients with urological malignancies. Urol Int，2009，83(1)：1-11.

[6] Rossi SH，Hsu R，Blick C，et al. Meta-analysis of the prevalence of renal cancer detected by abdominal ultrasonography. Br J Surg，2017，104(6)：648-659.

[7] Raman SP，Fishman EK. Upper and Lower Tract Urothelial Imaging Using Computed Tomography Urography. Radiol Clin North Am，2017，55(2)：225-241.

[8] Sankineni S，Brown A，Cieciera M，et al. Imaging of renal cell carcinoma. Urol Oncol，2016，34(3)：147-155.

[9] Richard PO，Jewett MA，Bhatt JR，et al. Renal Tumor Biopsy for Small Renal Masses：A Single-center 13-year Experience. Eur Urol，2015，68(6)：1007-1013.

[10] Tomaszewski JJ，Uzzo RG，Smaldone MC. Heterogeneity and renal mass biopsy：a review of its role and reliability. Cancer Biol Med，2014，11(3)：162-172.

[11] Ljungberg B，Bensalah K，Canfield S，et al. EAU guidelines on renal cell carcinoma：2014 update. Eur Urol，2015，67(5)：913-924.

[12] Clayman RV，Kavoussi LR，Figenshau RS，et al. Laparoscopic nephroureterectomy：initial clinical case report. J Laparoendosc Surg，1991，1(6)：343-349.

[13] Rane A，Rao P，Rao P. Single-port-access nephrectomy and other laparoscopic urologic procedures using a novel laparoscopic port(R-port). Urology，2008，72(2)：260-263；discussion 263-264.

[14] 孙颖浩，王林辉，杨波，等. 经脐单孔多通道腹腔镜下肾切除三例. 中华外科杂志，2009，47(22)：1709-1711.

[15] 徐阿祥，周秀彬，高江平，等. 机器人辅助腹腔镜保留肾单位肾部分切除术(附6例报告). 临床泌尿外科杂志，2009，24(7)：504-507.

[16] Shao P，Li P，Xu Y，et al. Application of combined computed tomography arteriography，venography，and urography in laparoscopic partial nephrectomy with segmental artery clamping. Urology，2014，84(6)：1361-1365.

[17] Zhao X，Zhang S，Liu G，et al. Zero ischemia laparoscopic radio frequency ablation assisted enucleation of

renal cell carcinoma: experience with 42 patients. J Urol, 2012, 188（4）: 1095-1101.

[18] 吴江涛,欧彤文,许建军,等. 腹腔镜超声在微小肾癌保留肾单位手术中的临床应用. 临床泌尿外科杂志, 2010, 25（2）: 85-86.

[19] Zhao J, Zhu Y, Zhang C, et al. Sorafenib or sunitinib as postoperative adjuvant therapy for Chinese patients with locally advanced clear cell renal cell carcinoma at high risk for disease recurrence. Urol Oncol, 2013, 31（8）: 1800-1805.

[20] 赵菊平,沈周俊,何竑超,等. 新辅助疗法在肾细胞癌综合治疗中的探索. 现代泌尿生殖肿瘤杂志, 2011, 03（3）: 132-135.

[21] 李春香,姚欣,杨庆,等. 第210例孤立肾局部晚期中央型肾癌 - 舒尼替尼新辅助治疗 - 肾部分切除术. 中华医学杂志, 2010, 90（26）: 1866-1868.

第二章　肾癌的诊断与分型

一、肾癌的诊断

肾癌的诊断主要依靠影像学检查，实验室检查作为对患者术前一般状况、肝肾功能以及预后判定的评价指标，确诊则需要依靠病理学检查[1]。

（一）临床症状和体征

血尿、疼痛和肿块为肾癌患者典型的"三联征"，但现在"三联征"表现的患者已经越来越少见（不到 10%），目前临床上 50% 以上的肾癌是因健康体检或其他原因体检而发现的，无任何症状或体征。这些肾癌绝大部分为早期病变，预后较好[3]，而出现"三联征"的患者诊断时往往为晚期，组织学上为进展性病变[1]。还有患者表现为转移灶引发的症状，如骨痛，淋巴结肿大和肺部症状（肺或纵隔转移引起）。其他症状有发热、体重减轻、贫血或精索静脉曲张。低龄肾癌患者（≤46 岁）有可能是 VHL 病（遗传性肿瘤综合征），建议前往门诊进行进一步的检查与评估[2]。

（二）影像学检查

肾癌的诊断主要依赖于影像学检查，包括 B 超、CT、MRI。腹部 B 超和腹部 CT 平扫及增强扫描是诊断肾癌的主要方法，而腹部 MRI 扫描对于肾功能不全、超声波检查或 CT 检查提示下腔静脉瘤栓或肾肿瘤终端不明时，具有重要的诊断和鉴别诊断价值[3]。目前临床上无症状肾癌绝大部分是由 B 超检查发现、经 CT 检查确定，因此每年一次肾脏 B 超检查，是早期发现肾癌最简单有效的方法[4]。

B 超检查一般可区分肾癌、肾血管平滑肌脂肪瘤（错构瘤）和单纯性肾囊肿。脂肪呈强回声，肾细胞癌不含脂肪，所以 B 超能很好鉴别肾癌和肾血管平滑肌脂肪瘤。但含脂肪少的血管平滑肌脂肪瘤很容易被误诊为肾癌。CT（平扫和增强扫描）对大部分肾癌能做出正确诊断，准确性与肿瘤的大小有关，当肿瘤在 4cm 以上，CT 诊断的准确性超过 95%，当肿瘤直径为 2～4cm 时准确性为 85%，小于 2cm 的准确性只有 70%～80%。CT 容易将出血性囊肿误诊为肾癌，MRI 则有助于鉴别诊断出血性囊肿。CT 和 MRI 对发现静脉癌栓和确定癌栓范围及肿瘤临床分期很有帮助[4]。

（三）实验室检查

肾癌患者须进行的实验室检查项目包括：血尿素氮、肌酐、肝功能、全血细胞计数、血红蛋白、血钙、血磷、红细胞沉降率、碱性磷酸酶和乳酸脱氢酶等[3]。血红蛋白、血钙、红细胞沉降率、乳酸脱氢酶等为转移性肾癌的预后影响因素[1,3]，而持续的碱性磷酸酶异常提示可能伴有远处转移[1]。

（四）肾肿瘤穿刺活检

穿刺活检一般不用于肾癌诊断，仅用于那些不能手术治疗的晚期病例，在采用全身治疗（如分子靶向药物治疗或化疗）或消融治疗前，为明确病理类型和选择治疗方案才选择穿刺活检[4]。穿刺可以在超声或 CT 引导下进行，对于较大的肿物穿刺应选择其边缘，以免穿出的组织为坏死组织。肾肿瘤穿刺活检具有极高的特异度和灵敏度，但无法准确判断其组织学分级。肾肿瘤穿刺活检发生种植转移的几率极低。常见并发症包括肾包膜下血肿或肾周血肿，无须特殊处理[1]。

（五）肾血管造影检查

肾血管造影对肾癌的诊断价值有限，对需要姑息性肾动脉栓塞治疗或保留肾单位手术前了解肾血管分布及肿瘤血管情况者可选择肾血管造影检查[3]。

二、肾癌的分型

（一）WHO 肾细胞癌病理学分类

2004 年版 WHO 肾脏肿瘤分类的应用已有十多年的时间，随着研究的不断深入，人们对肾脏肿瘤有了许多新的认识，基于这些变化，2016 年对 2004 年版肾脏肿瘤 WHO 分类进行了修订。

2004 年版 WHO 肾细胞癌病理分类一共分为 10 个类型：肾透明细胞癌（CCRCC，占 80%～90%）、乳头状肾细胞癌（PRCC，Ⅰ型和Ⅱ型，占 10%～15%）、肾嫌色细胞癌（CRCC，4%～5%）、低度恶性潜能多房性囊性肾肿瘤、Bellini 集合管癌、髓样癌、Xp11.2 易位相关性肾细胞癌、神经母细胞瘤相关性肾细胞癌、黏液管状及梭形肾细胞癌、未分类的肾细胞癌[3~4]。

2016 年版 WHO 分类在 2004 年版的基础上新增了遗传性平滑肌瘤病肾细胞癌综合征相关性肾细胞癌（HLRCC-RCC）、MiT 家族易位性肾细胞癌、琥珀酸脱氢酶缺陷型肾细胞癌、管状囊性肾细胞癌、获得性囊性肾疾病相关性肾细胞癌、透明细胞乳头状肾细胞癌等 6 种肾脏肿瘤类型。并增加了神经母细胞瘤相关性嗜酸细胞性肾细胞癌、甲状腺滤泡样肾细胞癌、间变性淋巴瘤激酶易位的肾细胞癌和伴平滑肌瘤样间质的肾细胞癌等 4 种暂定的肾脏肿瘤类型[5]。

（二）肾癌的分级

以往最常用的是 1982 年 Fuhrman 四级分类，但该分级系统仅仅是基于对 103 例肾癌进行分析的结果，其中只有 85 例获得随访，实际应用中存在判读困难及可重复性差等问题。因此，在 2016 版 WHO 肾脏肿瘤新分类中，该系统被 WHO/ 国际泌尿病理学会（ISUP）分级系统取代，WHO/ISUP 分级系统（表 2-1）已经被证实为肾透明细胞癌和乳头状肾细胞癌很好的预后指标，但肾嫌色细胞癌不适用于该系统[5]。

表 2-1　WHO/ISUP 分级系统

分级	核仁
G1	400 倍光镜下瘤细胞无核仁或核仁不明显
G2	400 倍光镜下瘤细胞可见清晰的核仁，但在 100 倍下核仁不明显或不清晰
G3	100 倍光镜下可见清晰的核仁
G4	明显多形性的核、瘤巨细胞、肉瘤样或横纹肌样分化

（三）肾癌的 TNM 分期

2010 年美国癌症联合委员会（AJCC）对 2002 年肾癌的 TNM 分期进行了修订，如今普遍采用 2010 年 AJCC 的 TNM 分期（表 2-2）和 AJCC 分期组合（表 2-3）。

表 2-2　2010 年 AJCC 肾癌的 TNM 分期

分期		标准
原发肿瘤（T）		
TX		原发肿瘤无法评估
T0		无原发肿瘤证据
T1		肿瘤局限于肾脏，最大径≤7cm
	T1a	肿瘤最大径≤4cm
	T1b	4cm<肿瘤最大径≤7cm
T2		肿瘤局限于肾脏，最大径>7cm
	T2a	7cm<肿瘤最大径≤10mm
	T2b	肿瘤局限于肾脏，最大径>10cm
T3		肿瘤侵及肾静脉或除同侧肾上腺外的肾周围组织，但未超过肾周围筋膜
	T3a	肿瘤侵及肾静脉或侵及肾静脉分支的肾段静脉（含肌层的静脉）或侵犯肾周围脂肪和（或）肾窦脂肪（肾盂旁脂肪），但是未超过肾周围筋膜
	T3b	肿瘤侵及横膈膜下的下腔静脉
	T3c	肿瘤侵及横膈膜上的下腔静脉或侵及下腔静脉壁
T4		肿瘤浸透肾周筋膜，包括侵及邻近肿瘤的同侧肾上腺
区域淋巴结（N）		
NX		区域淋巴结无法评估
N0		没有区域淋巴结转移
N1		有区域淋巴结转移
远处转移（M）		
M0		无远处转移
M1		有远处转移

表 2-3　2010 年 AJCC 肾癌分期组合

分期	肿瘤情况		
Ⅰ	T1	N0	M0
Ⅱ	T2	N0	M0
Ⅲ	T3	N0 或 N1	M0
	T1、T2	N1	M0
Ⅳ	T4	任何 N	M0
	任何 T	任何 N	M1

（谢立平　林奕伟）

【参考文献】

[1]　那彦群，叶章群，孙颖浩，等 . 中国泌尿外科疾病诊断治疗指南（2014 版）. 北京：人民卫生出版社，
　　　2014.

[2]　Helwick C. NCCN Clinical Practice Guidelines in Oncology（NCCN Guidelines®）Kidney Cancer，Version 2.
　　　2016.

[3]　孙燕 . 临床肿瘤学高级教程 . 北京：人民军医出版社，2011.

[4]　万德森 . 临床肿瘤学 . 第 4 版 . 北京：科学出版社，2014.

[5]　Moch H，Cubilla AL，Humphrey PA，et al. The 2016 WHO classification of tumours of the urinary system
　　　and male genital organs-part A：renal，penile，and testicular tumours. Eur Urol，2016，70（1）：93-105.

第三章　肾癌手术治疗

手术切除是治疗局限性肾癌和局部进展性肾癌的主要方法。肾癌手术治疗主要包括根治性肾脏切除术和保留肾单位手术（肾部分切除手术），虽然保留肾单位手术比例呈逐年升高趋势，但仍有相当一部分肾癌患者需行根治性肾脏切除术，其中包括肿瘤体积过大或部分中心型肿瘤无法保留肾单位手术等。

随着科学技术的发展以及人们微创理念的提升，肾癌的手术治疗历经从开放性手术到腔镜、微创手术的发展历程。

开放性手术是泌尿外科手术的基础。开放性手术具有视野大、暴露好、器官和组织辨认清晰等优点，较腔镜手术更易于处理体积较大和复杂的病变，是每个外科医生必须首先学习和掌握的技巧。早在 1887 年，Czerny 就为保留肾功能实施了肾部分切除治疗肾癌的手术方法。而单纯肾切除作为肾癌的治疗方法最早始于 1900 年。1948 年 Mortensen 发现13% 的肾癌病例有肾周围脂肪囊肿瘤浸润并首次采用包括肾周围脂肪囊、肾上腺在内的根治性肾切除术。1963 年 Robson 将根治性肾切除术扩大到清扫腹膜后淋巴结。自此，根治性肾切除术成为了治疗肾癌的标准手术方式。

腹腔镜一词来源于两个希腊文的组合，其意思分别为"侧腹部和内部"。1910 年，Jacobaeus 开始将腹腔镜用于诊断腹腔脏器疾病。但由于手术器械的限制，腹腔镜技术一直局限于诊断水平。直到 20 世纪 80 年代中期，随着光学、摄像、电子、计算机、材料技术的进步，才使腹腔镜的应用得到了长足的发展。1991 年，Clayman 等报道了第一例腹腔镜肾癌根治术。在术中，他将肾在腹腔内切碎，从穿刺通道将标本取出。经过十余年大量临床实践和经验的积累，已证实腹腔镜手术是一种创伤小、康复快、安全、有效的现代外科手术，并逐渐取代了大部分腹部、腹膜后开放性手术。在我国腹腔镜肾癌切除术已经在许多医院开展应用。与开放性手术相比，腹腔镜手术的优势包括：①患者创伤小、痛苦少、恢复快以及住院时间缩短；②腹腔镜图像可放大微小血管、神经，术中不易损伤，出血减少；③减少术后切口出血、肺部感染、深静脉血栓等并发症；④腹腔镜术后创口瘢痕较小，更加美观。因此，腹腔镜在肾癌外科治疗中的应用无疑是肾癌外科治疗的一种革命性进展。

医学的进步离不开科学技术的发展。传统的腹腔镜虽然具有诸多优点，但仍存在镜头不稳定、直器械自由度小、不符合术者人体工程学标准等不足。机器人时代的降临为肾癌手术治疗提供了一种新的选择，机器人手术是一项新兴的微创外科技术，是微创外科发展史上的一个里程碑。1989 年，英国帝国理工学院的机械工程学院最早将机器人用于泌尿外科手术中。1994 年，第一代持镜机器人（AESOP- 伊索系统）通过美国食品药品监督局批准应用于临床。1998 年，第一代操作机器人（ZEUS- 宙斯）面世，后来被达芬奇公司所收购。

2000 年 Klingler 报道了首例机器人肾脏根治性切除术,此后相关报道也显示它是一种安全、有效、可靠的治疗手段。先进的手术机器人系统进入 21 世纪后得到了长足的发展,在泌尿外科手术中具有明显的优越性。几乎所有需要手术治疗的肾癌都适合做机器人辅助腹腔镜下肾癌根治性手术,相较于传统腹腔镜手术适应证而言已更加宽泛。但其手术指征仍需视手术者熟练程度以及患者的具体情况而定。总之,虽然机器人手术系统的昂贵价格限制了其在国内的广泛开展,但随着技术的革新以及我国自主研发的推进,这一技术无疑将会得到更加广泛的应用,其费用也会日益降低。机器人手术是对传统外科手术及腹腔镜为代表的微创外科技术的进一步发展和挑战,它标志着人类将要跨进一个崭新的医学时代,必将开创一个机器人微创外科手术的新纪元。

一、腹腔镜手术

(一)手术入路及操作要点

外科手术是治疗局限性肾癌的最佳选择,也是目前唯一可能治愈肾癌的有效方法。肾癌根治术是治疗局限性肾癌的标准式式,而保留肾单位的肾部分切除术则是可选择的手术方法。腹腔镜手术相对于传统开放性手术而言,具有创伤小、康复快等显著优势,因此,肾癌腹腔镜手术已在我国得到广泛应用。腹腔镜治疗肾癌的手术途径可分为经腹腔途径和经腹膜后途径。每种途径的选择取决于肿瘤的大小、位置、术者的经验及习惯。

经腹腔途径:早期的泌尿外科腹腔镜手术均采用经腹腔途径。与经腹膜后途径相比,经腹腔途径具有视野好、操作空间大、解剖标识清楚等优点。其缺点为所需通道较多,而且存在着易损伤腹内脏器、污染腹腔、引起肠麻痹,甚至有肿瘤种植的危险。泌尿系统器官为腹膜后和腹膜外器官,经腹腔手术路径远,对腹腔干扰大。既往有腹部手术和腹部感染病史则不宜采用经腹腔途径。

经腹膜后途径:腹膜后间隙多为疏松组织,无重要血管神经组织。经腹膜后途径对腹腔内脏器的干扰小,并减少内脏损伤的可能,手术路径也较经腹腔路径直接,并且不受或少受腹腔内既往有手术、创伤、感染等病史的影响,因此国内多数泌尿外科医生皆采用此手术途径。与经腹腔途径相比,其主要缺点是:存在解剖标识不明确,操作空间受限、止血不便,工作通道间距较近,立体感欠佳等缺陷。

(二)根治性肾癌切除术

1. 适应证和禁忌证

(1)适应证:腹腔镜肾癌根治术主要适用于肿瘤局限于肾包膜内,无周围组织侵犯及以及无淋巴结转移、静脉瘤栓的局限性肾癌患者,即临床分期为 T1T2 期。国内多数手术者认为肿瘤直径在 10cm 以内时,手术过程较为安全,也易于施行。

(2)禁忌证:传统观点认为,腹腔镜肾癌根治术的绝对禁忌证为肾癌合并静脉癌栓。目前,随着对解剖认识的不断加深以及腔镜操作水平的不断提高,已有腹腔镜下成功取出肾静脉癌栓的多例报道,该情况已列入相对禁忌证。此外,肿瘤突破肾周筋膜、同侧肾手术史、肾周感染史、腹腔内大手术史等均属于该手术的相对禁忌证。

2. 术前准备与管理　术前实验室检查包括血常规、血清钙、碱性磷酸酶、尿常规、粪常规、肾功能、肝功能、电解质、血糖、血型等。影像学检查包括腹部 CT 或 MRI 平扫和增强了解肿瘤性质、位置、大小及范围,排除肾静脉和腔静脉癌栓。手术前应仔细评估对侧肾功能,对于肾功能有潜在损伤的病例需进行全面的肾脏功能检查和评价,如切除一侧肾脏有发生肾脏功能不全的高危患者,应考虑性保留肾单位的肾部分切除术。腹部 B 超或彩色多普勒超声和胸部 CT 平扫了解有无转移病灶。必要时行肾动脉 CTA 检查了解肾血管变异情况。

3. 手术步骤

（1）经腹腔途径

1）麻醉和体位:全身麻醉后,留置导尿管。患者成 70° 侧卧位,用抬高的托板支撑手术同侧的手臂,健侧下肢弯曲,患侧下肢伸展,肘部和双腿及踝关节等受压部位用衬垫保护。

2）手术过程

a. 制备气腹并放置套管:将手术台最大限度地向患侧倾斜,使患者身体接近仰卧位。于脐部或平脐水平腹直肌外缘处切开已深达腹直肌前鞘的 10～15mm 小口,在腹直肌前鞘 7 号丝线缝一针并将其提起,Veress 气腹针穿刺进入腹腔后行注水试验确认,然后开始注入 CO_2 建立气腹。充气时腹部应该对称性膨隆,叩诊呈鼓音,肝浊音区消失;若腹部不对称或局部膨隆,说明气腹针在腹膜外或粘连的腹腔内。气腹压力达到 15mmHg 时,穿刺置入腹腔镜初始套管。刺入时,均匀施力于套管稍作旋转,穿过腹膜时会有一定的突破感,打开套管的气阀会有气体排出。退出闭合器,经初始套管插入 30° 腹腔镜,仔细观察腹腔内有无穿刺损伤,在腹腔镜直视观察下,分别穿刺置入其他的腹腔镜套管。根据手术部位的不同,穿刺套管的位置略有不同。左侧肾脏手术一支套管选择在锁骨中线肋缘下,另一支位于腋前线髂嵴上平脐水平,一般在右手主操作套管要选取 10～12mm 腹腔镜套管,以便于术中置入钛夹钳等 10mm 操作器械。右侧肾脏手术时常需增加一支套管插入腹腔镜拉钩帮助抬起肝脏以利于肾脏的暴露,若助手站在患者腹侧,穿刺位置则应选在剑突下;若在背侧,则应选在腋后线肋缘下位置,以方便手术操作。穿刺套管的位置选择,应遵循腹腔镜手术的普遍原则,即穿刺套管之间尽可能呈三角形或菱形分布,以减少腹腔镜操作器械之间的相互干扰,影响手术操作。

b. 切开侧腹膜、游离降结肠:观察患侧升、降结肠,尽量将肠管推向健侧,暴露结肠旁沟。用电切钩或用剪刀进行操作,从肾脏下极的髂血管水平沿 Toldt 线切开侧腹膜。在右侧,切开右髂总动脉到结肠肝曲的侧腹膜。由于右肾前毗邻并非完全由升结肠覆盖。因此,切开过程中应尽量保留右肾前方腹膜,避免横向撕裂。分离至结肠肝曲时,需要沿肝脏及横结肠间隙游离整个升结肠,而后切开三角韧带及冠状韧带,将肝脏应用抓钳抬高。以超声刀或电钩分离右肾结肠韧带及致密的结缔组织,并将升结肠及横结肠肝曲以吸引器钝性推向中线。在左侧,切开左髂总动脉到脾曲的腹侧膜与右侧不同,左侧肾完全位于腹膜后区。在横结肠脾曲,完全切开膈结肠韧带和脾肾韧带,以超声刀或电钩分离左肾结肠韧带及致密的结缔组织,并将降结肠和横结肠脾曲以吸引器推向中线。

c. 分离生殖静脉、游离输尿管:在肾脏下方腰大肌表面,钝性分离疏松的结缔组织,确认生殖静脉,因左侧生殖静脉的前方一般没有血管分支并向上汇入左侧的肾静脉,可沿此分离平面向上游离并找到肾静脉。生殖静脉与输尿管并行,找到生殖静脉后,在其下面分离可找到输尿管,并将输尿管和生殖静脉一起向外侧牵开,然后沿着输尿管和生殖静脉向上分离至肾门。游离过程中凡肉眼可见的输尿管滋养血管均应用超声刀凝固、离断。

d. 游离肾下极：沿上一步分离出的肾盂输尿管连接部，在肾筋膜外，沿腰筋膜分离肾下极。分离肾筋膜的同时，不应过度游离肾周脂肪组织，借此保证肾周组织的完整性。

e. 游离肾蒂、保护周围重要脏器血管：沿输尿管及肾盂向上分离至肾门部位，术中减少损伤的原则在于左侧应靠近主动脉，右侧应靠近下腔静脉。分离过程中应远离中线的方向牵引肾使肾血管保持张力，以便分离；向中线方向牵引肠管以暴露肾门。要满意地暴露肾静脉，需用电钩或超声刀锐性切开肾静脉周围的淋巴及纤维结缔组织，以便能游离出足够长度的肾静脉主干。在生殖静脉汇入肾静脉处，有时可见腰静脉的升支，在肾静脉的上缘与生殖静脉对应的位置有左肾上腺静脉汇入到肾静脉，在用钛夹处理这些静脉的时候应尽量远离肾静脉，以避免在处理肾静脉时妨碍血管闭合器的使用。当肾脏静脉充分暴露后，向上牵开肾静脉的下缘即可暴露位于肾静脉后方的肾动脉。肾蒂的血管处理原则是先处理肾动脉，再处理肾静脉。用 Hem-o-lock 血管夹阻断肾动脉，保留腰静脉、肾上腺中央静脉、性腺静脉等。肾静脉的处理也可采用 Hem-o-lock 血管夹，当需要保留肾上腺时，在肾上腺中央静脉汇入肾静脉的远端切断肾静脉。

f. 游离肾上极和处理肾上腺：切断肾蒂血管后，沿肾脏内侧缘的肾筋膜，继续向上、向后游离直至肾脏上极。在右侧，常需经穿刺通道置入吸引器或扇形拉钩将肝脏抬起，暴露右肾上极；在左侧，需切开脾肾韧带，使脾脏退后到内上方。对于肾上腺的去留，传统的肾癌根治术要求切除患侧肾上腺。最新的观点认为如果患者同时满足：临床分期为 T1-2N0M0；肿瘤位于肾中部或下极；肿瘤最大径<8cm；术前泌尿系 CT 扫描提示肾上腺正常这四个条件，可保留患侧肾上腺。保留肾上腺有利于保证患者机体的应激储备，进而延长患者的生存期。但是，如果术中发现患侧肾上腺受累或可疑，则应予以切除后送病理检查证实。如果要保留肾上腺，则在肾上极内侧处打开肾筋膜，在肾脏与肾上腺之间进行分离。此时最需要注意的是保留肾上腺中央静脉。肾上腺的滋养动脉细小而众多，除肾上腺中央静脉外，肾上腺及周边组织附着处均需使用超声刀进行锐性分离，同时凝固止血。

g. 切断输尿管：输尿管游离至髂血管水平，用钛夹或 Hem-o-lock 血管夹夹闭输尿管并用超声刀或剪刀离断输尿管。提着上端输尿管继续游离肾脏后侧、外侧直至肾脏完全游离。

h. 取出患肾：取出患肾的方法主要有两种，一种是腔镜下将标本置入标本袋，通过扩大穿刺手术切口将组织完整取出；另一种是将标本置入标本袋中，采用粉碎机将组织在袋中搅碎，从较小的穿刺通道取出，该方法虽创伤较小，但肿瘤与正常组织关系被破坏，无法为确切的临床分期、病理分级提供依据。标本袋取出过程中应保持收紧袋口，防止肿瘤创面种植。

i. 留置创面引流管和缝合切口：将患肾取出后，要仔细检查创面止血情况，肾床处放置引流管，腹腔镜直视下逐个拔除腹腔镜套管，穿刺口有活动性出血的要用筋膜缝合器严密缝合止血。对于 10mm 大小以上的切口，均应用不可吸收的手术丝线，将腹膜、肌层、筋膜、皮肤等组织逐层缝合，防止术后切口疝的发生。而对于 5mm 的穿刺切口可直接缝皮肤及皮下组织。

（2）经腹膜后途径

1）麻醉和体位：气管插管麻醉，患者取健侧卧位，腰部置于腰桥之上，手术台应使用腰桥或弯曲成"折刀位"来扩大手术一侧肋缘与髂嵴间的距离。受压部位注意用衬垫保护。

2）手术过程

a. 穿刺部位的选择及放置套管：经腹膜后途径腹腔镜根治性肾切除术左右两侧腹腔镜穿刺套管的位置相同，一般 3 支腹腔镜套管即可满足手术需要。穿刺部位选在患侧腰部，用于置入腹腔镜的套管选在腋中线髂嵴上 2cm 处，腹腔镜手术操作的套管一般分别选在肋缘下腋后线、肋缘下腋前线处。

b. 建立腹膜后操作间隙：即在腹横筋膜与腹膜后脂肪间人为地制造一个操作空间。在腋中线髂嵴上方一横指处横切皮肤 12～15mm，用尖刀切开肌肉层，示指分离肌肉进入疏松的敷面膜后间隙。置入指套捆扎制成的双层水囊扩张导管，注水 300ml，维持 3 分钟以压迫止血。放出球囊内生理盐水，取出水囊导管，置入 10mm 腹腔镜套管，导入腹腔镜，充 CO_2 至压力 12～15mmHg，用腹腔镜检查腹膜后有无腹膜和脏器损伤，并辨别腹膜后几个重要的解剖标识，如腰大肌、腹膜返折线、肾周筋膜等。在腹腔镜的直视下，与肋缘下腋后线穿刺置入第一支腹腔镜操作套管，置入分离钳将腹膜返折推离肋缘下腋前线穿刺处，以免穿刺时损伤腹膜，然后在肋缘下腋前线处穿刺置入第二支腹腔镜操作套管。

c. 分离腹膜外脂肪、打开肾周筋膜：以超声刀将腹膜外脂肪从肾周筋膜表面分离，遇到滋养血管时以超声刀离断，将整个腹膜外脂肪自膈顶翻转到髂窝处。在腰大肌和肾周筋膜间以超声刀分离肾周筋膜的背侧面上至膈顶，下至髂窝，力求视野宽阔，打开肾周筋膜后暴露肾周脂肪。

d. 游离肾蒂血管：在肾周脂肪外向上分离至膈顶，下至髂窝，找到肾上下两极，以吸引器挑起肾，于肾中部背侧腰大肌表面向深面分离，一般可以见到搏动的肾动脉，右侧可见到下腔静脉，左侧可见到腹主动脉。此外，另一种寻找肾蒂血管的方法是在肾脏下极的下方、腰大肌的内侧钝性分离找到输尿管，然后沿输尿管向近肾端分离直达肾门。

e. 肾动、静脉的处理：用超声刀缓慢打开肾动脉鞘，直角钳游离出约 2cm 肾动脉，以 Hem-o-lock 血管夹钳夹肾动脉，钳夹时需保证 Hem-o-lock 血管夹尖端越过肾动脉，防止损伤肾动脉，然后以超声刀离断。肾动脉周围的小分支或淋巴管用超声刀离断，防止出血和淋巴瘘形成。先处理肾动脉有利于肾静脉的处理及控制术中肾的出血，离断肾动脉后继续向内侧分离暴露肾静脉。游离肾静脉及其属支，然后用 Hem-o-lock 血管夹或 Endo-GIA 夹闭肾静脉，切断肾静脉。在行右侧肾脏手术时，必须小心辨认肾静脉。因为右侧肾静脉直接汇入下腔静脉，处理时一定要暴露肾静脉入下腔静脉的夹角，防止误把下腔静脉当成肾静脉离断。

f. 游离腹膜与肾周筋膜腹侧面的间隙：剪断肾静脉后，再沿肾筋膜外游离切除肾和肿瘤。仔细辨认肾周筋膜腹侧面的腹膜返折线，钝性结合锐性分离腹膜和肾周筋膜腹侧面的间隙，完全切断肾脏内侧的所有结缔组织。

g. 游离肾脏：在肾上极处打开肾筋膜，沿着肾上极游离。若要保留肾上腺，将肾上极往下压，将肾上极和肾门之间的组织完全游离。分别沿肾周筋膜的背侧面和腹侧面向下游离肾的下极，在肾脏下方游离出输尿管和性腺血管，分别用钛夹或 Hem-o-lock 血管夹夹闭后切断。

h. 取出患肾、缝合切口：以抓钳钳夹标本袋底部，将标本袋自第一支套管处塞入腹膜后腔，打开标本袋将肾、输尿管放入标本袋内，收紧袋口线，将标本取出。降低气腹压至 5mmHg，检查有无活动性出血，出血可以超声刀或双极电凝止血。留置引流管，排出 CO_2，缝合切口。

4. 术中注意的问题

（1）肾蒂的暴露和处理：在腰大肌内侧深面，约平肾脏中部水平，可见隆起样结构，此为动脉鞘包绕肾动脉处，仔细观察常见肾动脉搏动。用超声刀将血管鞘切开，即可暴露肾动脉。游离肾动脉时，在靠近腰大肌侧，近肾动脉起始处游离，避免漏掉分支早的动脉分支。肾动脉周围有较多淋巴管，可用超声刀慢档来凝切或用 Hem-o-lock 血管夹夹闭后离断，防止术后的淋巴瘘。在游离肾动脉时，要沿着动脉的长轴游离，避免横向游离。

（2）寻找正确的解剖平面：肾脏的腹、背两侧存在潜在的相对无血管平面：腹侧位于肾前筋膜与腹膜之间，背侧位于腰肌与肾后筋膜之间，在分离上述平面时可见大量白色丝网状条带，连接于筋膜与深层组织之间，为相对无血管平面最重要的标志，在此平面内分离，可减少副损伤。

（3）肾上腺的处理：根据病情需要决定是否切除肾上腺。根治性肾切除术不常规行同侧肾上腺切除术，仅在术前 CT 检查发现肾上腺异常或术中发现同侧肾上腺异常考虑肾上腺转移或直接受侵。

5. 术中并发症及处理

（1）皮下气肿：皮下气肿是腹腔镜手术最常见的并发症，其造成的原因：气腹针没有穿透腹壁而误入筋膜前皮下组织；穿刺套管切口过大，缝合时仅缝合了皮肤，肌层和深筋膜层没有缝合严密；气腹压力过高等。轻度的皮下气肿可在穿刺套管周围出现肿胀、捻发音，并可通过筋膜层向上、向下蔓延。轻度的皮下气肿可自行吸收，暂不处理；严重的皮下气肿应终止气腹，必要时切开皮肤排出气体。

（2）气胸和纵隔气肿：气胸和纵隔气肿并不常见，主要原因：先天性膈肌薄弱或缺损；腹腔镜手术过程中损伤膈肌；严重的皮下气肿沿颈部的筋膜间隙蔓延至纵隔。主要表现为气道阻力增大，潮气量下降，血氧饱和度下降，二氧化碳分压上升等。术后一旦发现有纵隔气肿或张力性气胸，应行胸腔穿刺或闭式引流，排出胸腔内气体。

（3）高碳酸血症：腹膜内、外表面均可快速吸收 CO_2 而引起高碳酸血症，麻醉师应注意监测呼气末 CO_2，一般能够较早发现。纠正措施包括提高每分钟通气量，给予呼气末正压通气以及降低气腹压力至 10mmHg，一般可将血中 CO_2 维持在安全水平。

（4）气体栓塞：气体栓塞是腹腔镜手术中少见但危及生命的并发症，最常见的原因是气腹针直接将 CO_2 灌入血管。血管内充气的首先表现是急性心血管功能减退，通常麻醉师可及时发现，即表现为呼气末 CO_2 陡升伴血氧饱和度骤降，随后可出现呼气末 CO_2 降低，可闻及心旁区"车轮样杂音"。处理措施包括立即终止充气，迅速排尽腹腔内气体；准备心肺复苏，吸出右心室气体。将患者的体位调整为左侧卧位，给予存氧高压通气。

（5）出血：术中出血的主要原因是游离肾蒂时，损伤肾门附近血管，包括肾静脉及其属支、下腔静脉甚至肾动脉及腹主动脉等。动脉性出血后果较为严重，一旦发生常需及时中转开放性手术，静脉性出血可借助吸引器将积血吸除，找到出血点予以电凝或用钛夹夹闭。术后出血的常见原因有：结扎肾蒂后，钛夹脱落；缝合不严密，导致术后延迟出血；术后过早活动等。术中应充分止血，可用 Hem-o-lock 血管夹等夹闭肾蒂，较为可靠。

（6）邻近脏器损伤：术中损伤胸膜、十二指肠、胰尾、结肠、肝脏及脾脏等。对于此类并发症，术者应提高警惕性，仔细分离，熟悉解剖。此外，内镜电凝有时对脏器的损伤很大，原则上术前所有器械都应保证绝缘，避免电弧的存在，电凝电流应尽可能低。电灼时要在直视下进行，术中操作时应将烧灼区与周围组织分开。

（7）输尿管损伤：输尿管损伤不易发现，术后可出现腰痛，不明原因发热，腹膜后引流量较多，引流物经化验即可明确诊断。轻微损伤可经腹腔镜修补或留置输尿管支架管数周，严重者可考虑开放性手术。

（8）感染：常见原因包括：创口内部肌层缝合不严，导致出血、淤血，造成创口感染和延迟愈合；术后血肿形成，继发感染等。

6. 术后管理　患者术后第 2 天开始进流质饮食，并逐渐向正常饮食过渡。术后常规使用抗生素。观察引流管引流量及引流液性质，24 小时引流量少于 10ml 拔除引流管。术后保持导尿管引流通畅，术后 1 周拔除导尿管。

（三）肾部分切除手术

1. 适应证及禁忌证

（1）绝对适应证：肾癌发生于解剖性或功能性的孤立肾，如先天性孤立肾、对侧肾功能不全或无功能者、遗传性肾癌患者以及双侧肾癌等，根治性肾切除术将导致肾功能不全或尿毒症。

相对适应证：肾癌对侧肾存在某些良性疾病，如肾结石、慢性肾盂肾炎或如高血压、糖尿病等可能导致肾功能恶化的其他疾病。

可选择适应证：对侧肾功能正常，临床分期 T1a 期，肿瘤位于肾周边，单发的无症状肾癌患者。临床 T1b 期肿瘤也可选择实时肾部分切除术。

（2）禁忌证：绝对禁忌证包括局部或远处转移、伴有肾静脉血栓、多发肾肿瘤以及位置深在居于肾中央的肿瘤。同侧肾脏手术史及有出血倾向也属于禁忌证。原则上大于 4cm 的肾肿瘤不宜选择腹腔镜肾部分切除术。

2. 术前准备与管理　术前需完善各项检查以评估是否存在手术禁忌证及麻醉禁忌证，包括常规进行的血常规、尿常规、肝肾功能、凝血功能等。影像学检查如肝胆脾超声、肺部 CT 等了解是否发生远处转移。完善泌尿系超声、双肾 CT 增强或双肾 MRI 增强，了解肿瘤大小、位置以及与集合系统的关系等情况，术前明确肾肿瘤的临床分期。CTA 检查全方位了解肾动脉血管及肿瘤滋养动脉的情况，指导术者在术前更好地了解肾血管的分支、走行，减少术中出血量以及术后并发症。

3. 手术步骤

（1）经腹腔途径

1）麻醉和体位：气管插管麻醉。健侧卧位，手术床腰桥抬高，患者 70° 侧卧于手术台上。用抬高的托板支撑手术同侧的手臂，健侧下肢弯曲，患侧下肢伸展，肘部和双腿及踝关节等受压部位用衬垫保护。

2）手术过程

a. 制备气腹并放置套管：经腹腔途径腹腔镜肾部分切除术套管穿刺部位以及气腹的制备与根治性肾切除术大致相同。

b. 游离肾脏：用剪刀和双极电凝剪开 Toldt 白线，结肠及系膜向内下方游离后，将结肠向中线推移或翻转，暴露后腹腔。沿着肾包膜表面进行分离，肾脏游离要充分，以了解肿瘤周围有无卫星病灶。

c. 暴露肾蒂：打开肾门处肾周筋膜，处理肾门处脂肪，使整个肾门暴露。先将输尿管和肾蒂进行分离，输尿管和生殖腺静脉位于腰大肌的前外侧，提起并向肾门处游离。扩大游离肾静脉血管壁前表面，向肾窦方向尽量游离肾血管，存在副肾动脉时需同时游离出副肾动脉。

d. 暴露肿瘤和肾组织：进入肾筋膜后，分离肾脂肪并按照术前 CT 显示的肿瘤位置充分暴露肿瘤以及正常的肾实质周围。肾上极的内侧可通过肾上腺开始从腰大肌前方分离。

e. 确定肿瘤切缘：保持手术切缘阴性是保留肾单位手术成败的关键。根据腹腔镜下肉眼可见及腔内超声提供的信息，确定肿瘤的切除范围，一般为肿瘤边缘 5～10mm。

f. 阻断肾蒂：利用 Bulldog 血管夹或 Satinsky 钳阻断肾动静脉。阻断肾蒂的时间一般要控制在 30 分钟以内，热缺血时间超过 30 分钟术后容易出现肾功能不全。

g. 切除肿瘤：肾蒂阻断后，切开肾包膜，根据术前检查结果，对肿瘤进行冷切除，切除过程中，可夹持肿瘤表面肾周脂肪使肿瘤与肿瘤床分离，同时吸引器及时吸净创面渗血以充分暴露手术视野。完整切除肿瘤及部分正常组织后，迅速放入套袋中，置于腹腔内，远离术野。

h. 创面处理：仔细检查切除肿瘤后的创面，集合系统破损必须严密缝合，以防止松开肾蒂后发生肾集合系统内出血。部分很表浅的小肿瘤切除后可不缝合，但绝大部分的腹腔镜肾部分切除手术需要缝合切除肿瘤后留下的肾实质缺损。可用吸收缝线将肾实质缺损边缘行"8"字缝合数针，在肾实质缺损处用捆扎好的止血纱布填充，然后收紧缝线将纤维止血纱布块压在创面上，起到压迫止血和封闭创面的作用。

i. 解除肾蒂血管阻断：在解除阻断前注射甘露醇（12.5g）和呋塞米（10～20mg），并 2～3 分钟重复一次，松开肾动静脉的血管夹，记录热缺血时间。在腹部降压 5～10 分钟后再次确认有无出血。确认无明显出血后创面边缘喷涂生物蛋白胶以防延迟出血，缝合侧腹膜以固定肾。

j. 取出肿瘤：取出肿瘤后检查肿瘤包膜完整性以及切缘是否为正常组织包绕，于切缘随机取 3～4 块组织标本送快速冷冻切片。肾周围间隙常规放置引流管，拔除各套管，缝合手术切口，集合系统有损伤者置入双 J 管引流，并留置导尿管，保持引流通畅。

（2）经腹膜后途径

1）麻醉和体位：采用全身麻醉，患者取完全健侧卧位，升高腰桥。

2）手术过程：

a. 制备气腹并放置套管：常规采用三通道。常规清理腹膜后脂肪，辨认腰肌、腹膜返折和肾周筋膜等解剖标志。通道穿刺点选在十二肋下腋后线、肋缘下腋前线和髂嵴上腋中线。

b. 游离肾动脉：纵向剪开肾周筋膜后现在脂肪囊外锐性和钝性结合游离腰大肌和脂肪囊背侧间的间隙，用超声刀锐性分离肾门处脂肪组织，循动脉搏动打开血管鞘，充分游离保留肾动脉。

c. 游离肾脏和肿瘤：纵向切开肾脂肪囊，沿肾被膜表面钝性和锐性结合分离，充分暴露肿瘤和周围肾实质。

d. 阻断肾动脉：使用"Bulldog"血管夹阻断肾动脉，根据情况选择肾动脉主干或分支阻断。

e. 切除肿瘤：据肿瘤 5mm 处剪开肾被膜，采用见到锐性和钝性结合在肿瘤假包膜外进行分离，由浅入深将肿瘤完整切除。

f. 缝合：对于为切开肾集合系统的创面可采用肾实质单层缝合，对于切开肾集合系统的较深创面建议采用双层缝合。通常采用连续缝合，配合带倒刺的可吸收缝合线连续缝合创面。

g. 解除肾动脉的阻断：解除"Bulldog"血管夹，恢复肾脏血供。降低气腹压力至3～5mmHg，检查确认肾脏创面无活动性出血。

h. 取出肿瘤：用标本袋将切除物取出，腹膜后放置橡胶引流管，关闭切口。

4. 术中注意的问题

(1) 肾脏的游离：肾脏的游离程度取决于肿瘤的位置，外侧缘生长的肾肿瘤往往不需要全部游离肾脏即可切除肿瘤缝合创面。肾门部位以及肾脏上下极的肿瘤，操作角度不佳，常需将肾脏连同肿瘤完全游离，方便术中通过摆动甚至旋转肾脏来获得良好的操作角度。肾脏下极的肿瘤，为避免损伤输尿管，宜提前将输尿管清晰地暴露。

(2) 肿瘤的处理：确保肿瘤完整切除没有残留、防止术后肿瘤复发是手术的根本目的。因此要保证肾部分切除术切缘为阴性。传统观念认为对肾脏恶性肿瘤行肾部分切除术要保留5～10mm的正常肾实质边缘。目前多项研究成果表明对局限的包膜清晰的小肾癌，只要包膜完整就不影响手术效果，不完全追求所谓的安全距离。

(3) 热缺血阻断：腹腔镜肾部分切除术阻断肾动静脉最大的不足之处在其阻断肾血供而造成的肾缺血 - 再灌注损伤，从而损伤患肾功能。热缺血时间控制是该术式的重要任务之一，缩短肾热缺血时间是减少肾功能损害的关键。阻断热缺血时间一般应控制在30分钟以内，最好是20分钟以内。在特定的热缺血时间内，肾功能损伤是可逆的。为了缩短热缺血时间，防止缺血 - 再灌注损伤，术前应保护肾功能并制订周密的手术计划。可采用"早期松夹"技术，即在术中缝合肾实质时即开放肾血流，这样可以缩短肾缺血时间超过50%，同时也减少了并发症的发生。

5. 术后并发症及处理

(1) 出血：术后出血一般为肾创面出血，主要由创面止血不彻底引起。以下情况常提示术后出血：术后出现血压进行性下降，脉搏进行性加快，血红蛋白及血红细胞进行性下降；术后肾周引流管引流液颜色持续鲜红而量有增无减或反复阻塞引流管；肾周引流管血块阻塞伴患侧腰部肿胀疼痛；术后膀胱内发亮凝血块形成；拔除肾周引流管后血尿持续不退，尿液反复出现凝血块。术后出血保守治疗无效时，可考虑行肾动脉栓塞。

(2) 尿瘘：可能与术中误伤输尿管、破损的肾集合系统缝合欠佳或局部肾组织坏死等引起。当引流管内引流液增多、颜色变浅而导尿管内尿量减少时应考虑尿瘘可能，同时肾周引流液中可分析到肌酐成分，这是尿瘘的确诊证据。术前应明确肿瘤边缘与集合系统的关系，术中对集合系统仔细的修补是预防尿瘘的关键。对于不明确的集合系统损伤可应用亚甲蓝注水试验及术中超声检查以减少该并发症的发生。患者需留置输尿管支架降压并保持双J管及引流管引流通畅，尿瘘通常可自愈，必要时可行经皮肾穿刺造瘘引流术。

(3) 肾功能不全：多为短暂性，与热缺血、肾功能代偿等原因有关，也可能由肾集合系统损伤后导致的继发性狭窄引起肾的进行性衰竭。

(4) 动静脉瘘：动脉壁的不完全破坏可导致动静脉瘘形成，若动静脉瘘与收集系统相通可导致显著血尿。术中创面的精确缝合及调整进针深度可减少此类并发症的发生。

（5）肠道损伤：多为穿刺置管及电钩切割组织时发生，且术中不易发现。任何肠损伤一经发现均应及时处理。如果术后怀疑有小的肠道损伤，如穿孔或划破伤等，可先置胃管行胃肠降压并应用广谱抗生素，但如果病人症状不缓解，而有加重的情况，如出现腹膜炎、脓毒血症时，应及时行腹腔镜缝合破口或行开腹探查术；如果怀疑有较大的肠道损伤，应立即行开腹手术探查术；对广泛的肠管损伤，需切除损伤的肠管。腹腔镜手术前，若未做肠道准备的患者发生结肠损伤，应考虑先行结肠造瘘术，3个月后再行还纳术。

6. 术后管理 术后卧床休息1～2天，不需要绝对卧床，鼓励患者在床上活动四肢，并可在别人的帮助下翻身。常规预防性应用抗生素。患者下床活动后即可拔除导尿管。腹膜后引流管24小时引流量少于10ml、无漏尿及发热，下床活动后引流量无变化，可拔除引流管。

二、开放性手术

（一）手术切口及入路

手术切口及入路的选择取决于肿瘤的大小、周围毗邻脏器的受累情况、手术治疗目的、方法以及医生的手术经验。每种手术切口各有其优缺点，且一种术式不可能适用于所有情况，因此术者应熟练掌握每种手术切口的操作。肾癌开放性手术常用的手术切口包括侧腹、胸腹联合、腹部和腰背部四种。

1. 侧腹切口及入路 侧腹切口是肾部手术最常用的切口。经侧腹切口能直接抵达腹膜后腔和肾脏，通常能够在胸膜外及腹膜外完成整个手术；其次，由于可在腹膜外进行手术，避免腹腔内器官和重要血管的损伤，减少了腹腔内感染的危险，对意外发生胸膜和腹膜损伤也易于修补。该切口的缺点主要是需要切断大的肌肉，所作的切口较长；切口暴露的为肾脏外侧缘而肾蒂位于肾脏内侧，在处理肾血管时有一定的危险性。

2. 胸腹联合切口及入路 胸腹联合切口能很好地暴露体积较大的肾脏肿瘤以及肾上极肿瘤，尤其是左侧肿瘤者。采用右侧联合胸腹切口多于左侧，可解决肝脏及其静脉对右侧肾脏的掩盖，有利于肾血管的暴露及结扎。此切口亦适用于下腔静脉瘤栓的手术。虽然胸腹联合切口暴露良好，但损伤较大。因此，在开胸之前最好先经腹部探查之后，确定病变的切除必须联合开胸时，再打开胸腔以减少不必要的损伤。

3. 腹部切口及入路 腹部切口包括前肋缘下切口、经腹直肌切口及腹部"L"型切口，均能很好地暴露肾蒂、所有腹腔内结构及健侧后腹腔，提供开阔的手术视野。该手术切口及入路较侧腹切口及入路操作困难，并有内脏损伤及远期脏器粘连而导致肠梗阻的危险。

4. 腰背部切口及入路 腰背部切口及入路也是肾脏手术较为常用的入路，优点为更加快捷且并发症少，可避免切断较大肌肉，愈合快、疼痛轻。缺点是手术野较小，肾脏和肾蒂血管暴露受限。如手术发生肾的大血管意外损伤出血等复杂情况，该手术切口及入路则很难处理。因此适用于肿瘤位置较高且操作较为困难的肾脏上极的肿瘤、肾上腺手术或肥胖病人。

（二）术前准备与管理

1. 常规检查 完成术前实验室检查，包括血常规、血清钙、碱性磷酸酶、尿常规、粪常规、肾功能、肝功能、电解质、血糖、血型等，充分评价患者全身状况，针对心脑血管疾病、高血压等慢性疾病，积极予以评估及处理。

2. 影像学检查　腹部 CT 或 MRI 平扫和增强了解肿瘤性质、位置、大小及范围，排除肾静脉和腔静脉癌栓。对于有骨骼疼痛或血碱性磷酸酶升高者则应进行全身核素扫描以除外骨转移。

3. 常规准备　根据肿瘤大小，肿瘤局部情况，一般备血 400ml；术前灌肠；抗生素预防治疗；充分评估对侧肾功能。

（三）手术方式

1. 保留肾单位手术

适应证：保留肾单位手术的总体原则包括以下 4 项标准：①外向性生长的孤立性 T1a 期、肾癌的肿瘤直径≤4cm；②肿瘤位于肾脏一极或肾周缘皮质表层以及未累及集合系统；③无多中心癌灶、局部淋巴结浸润或远处转移；④预计术后留存肾至少能保留 25%～30% 以上的肾功能。保留肾单位手术的适应证包括绝对适应证、相对适应证及选择性适应证。

1）绝对适应证：孤立肾恶性肿瘤、双侧肾恶性肿瘤；肾肿瘤伴有对侧肾功能不全；肿瘤较小、局限、外向性生长、未累及集合系统的小肾癌患者。

2）相对适应证：患肾肿瘤较小，对侧肾因良性疾病如肾铸型结石、肾结核、肾积水等已造成对侧肾功能损伤，实施根治性肾切除术后留存肾有发生肾衰竭风险，可作为相对适应证。

3）选择性适应证：单侧肾癌，肿瘤小于 3cm，位于肾脏两极或肾脏外周部的表浅、低分期、外向性生长的肾脏偶发癌或囊实性占位，经多种影像学检查难以定性者，可视为保留肾单位手术的选择性适应证。

4）手术方法

A. 肾极切除术

a. 手术操作要点

Ⅰ. 肾脏准备：充分松解整个肾脏。手术通常选择第十一肋间腹膜外入路，逐步切开各层组织，充分游离肾脏和肾蒂。用心耳钳或腔静脉钳阻断肾蒂，用无菌生理盐水制成冰泥外敷肾脏，作局部低温，以保护缺血肾脏。

Ⅱ. 肾脏的切开和切缘的控制：肿瘤靠近或达到肾表面者，需连同覆盖肾极的肾包膜一并切除，切除平面为距离肿瘤 1cm 处。若肿瘤远离肾包膜时，可在肿瘤凸起部位切开肾包膜，钝性分开并将肾包膜向下翻开，于距离肿瘤 1cm 处横断肾脏。

Ⅲ. 创面缝合：若采用水平切断肾脏，其创面止血用 4-0 肠线 U 形缝合。对皮髓交界的弓形血管做 U 形缝合结扎时，应在较坚实的髓质处打结。对叶间血管缝合结扎时，应穿过附近的肾盏或肾盂，以增强对缝线的支持力度。肾盏漏斗部断端应用高位连续缝合。

Ⅳ. 开放肾蒂血流后，应进一步结扎活动出血点，创面渗血可用纱布加压数分钟或用各种生物止血剂如明胶基质凝血酶封闭剂、氧化纤维素等止血，通常能达到满意的止血效果。若肾创面仍有渗血，可用丝线水平褥式间断缝合肾实质肾包膜以达到止血效果。若肾包膜被切除则可以在创面用肾周脂肪或游离腹膜片覆盖创面，间断缝合。

b. 注意的问题：肾极切除术仅适合小于 3cm 肿瘤，肾癌累及范围不超过肾尖段或基底段的无症状小肾癌。

B.肾楔形切除术

a.手术操作要点

Ⅰ.充分游离肾脏,在阻断肾动脉血流前,将无菌生理盐水制备的冰泥放置在肾脏周围降低肾脏温度,阻断肾蒂。

Ⅱ.在肾脏肿瘤边缘约 1cm 的肾实质处楔形切开肾包膜并向外翻开,并楔形切除肾肿瘤。若肿瘤位于肾脏中央部位亦可选择在肿瘤边缘环形切开肾包膜并钝性游离,距离肿瘤边缘 1cm 的肾实质处楔形切除肿瘤。若切除的组织与肾盂相连,需分离肾盏并在漏斗部将其横断切开。

Ⅲ.开放肾蒂血流,创面应仔细止血,活动性出血应用 4-0 肠线做 U 形缝合结扎,肾盏或肾盂切缘用 4-0 肠线连续缝合关闭。

Ⅳ.可用稀释的亚甲蓝溶液直接注入肾盂,检查有无标记液漏出。若轻微渗出,可不作处理;若漏出较多,可进行间断缝合修补。

Ⅴ.肿瘤切除后,若创面缺损较小,对合无张力,先在创面内留置氧化纤维素或明胶海绵片,再用 3-0 肠线间断缝合;若缺损较大,关闭困难,可用肾周围脂肪组织填入创面基底,再用 3-0 肠线间断缝合创缘。

b.注意的问题:肾楔形切除术适合位于肾脏周缘的浅表、外向性生长、低分期、未累及集合系统和无完整包膜的肿瘤。

C.肾横断半肾切除术

a.手术操作要点

Ⅰ.充分游离肾脏,在阻断肾动脉血流前,将无菌生理盐水制备的冰泥放置在肾脏周围降低肾脏温度。尽可能先结扎已被确认的供应肿瘤营养的主要动、静脉分支。阻断肾蒂。

Ⅱ.在距肿瘤边缘 1cm 的肾实质处,环绕肿瘤边缘锐性切开肾包膜并向下翻开,采用锐性和钝性结合分离肾实质,水平横断切除肿瘤。

Ⅲ.开放肾蒂血流,肾创面血管缝扎止血,肾盏、肾盂切缘的处理同肾极切除术及肾楔形切除术。

Ⅳ.仔细检查肾蒂血管有无扭曲,恢复肾脏的解剖位置。

b.注意的问题:肾横断半肾切除术适合治疗上半肾或下半肾较大的肾肿瘤,尤其适合较大的孤立肾肾癌、双肾癌和遗传性肾癌患者。手术的关键在于低温保护下阻断肾动脉血流实施手术,并在阻断肾动脉前应准确判定、结扎供应肿瘤血液的肾动、静脉分支。

D.肾肿瘤剜除术

a.手术操作要点

Ⅰ.患者取侧卧位,经 12 肋或 11 肋间切口,逐层切开各层组织,充分游离肾脏,注意保持肿瘤外表面的肾包膜、肾周脂肪及肾筋膜的完整性。充分暴露肾蒂,并在肾蒂的下方预留一根导尿管,以便在必要时阻断肾蒂,控制出血。

Ⅱ.使用小圆刀环绕肿瘤凸起的边缘处,环形切开肾周脂肪、肾包膜和薄层的肾实质,用刀柄或脑膜剥离器钝性分离覆盖肿瘤的肾皮质,沿包膜外剜除肿瘤。

Ⅲ.若分离肿瘤周围或肿瘤基底处组织时,遇到阻力,常提示有肿瘤营养血管或纤维束,应给予钳夹、切断、结扎或缝扎处理。

Ⅳ.仔细检查创面出血情况,用 4-0 肠线缝扎明显的活动性出血处,对于较小的渗血或出血点可用纱块或明胶海绵止血。用大分子的抗癌药物浸泡创面 5 分钟，然后用生理盐水冲洗 2 次，用肠线 U 形间断缝合创面。

Ⅴ. 复位肾脏，清洗创口，放置多孔乳胶或硅胶引流管，逐层缝合各层组织，关闭切口。

b. 注意的问题：肿瘤剜除术适用于直径小于 3cm 的肿瘤，肿瘤位于肾脏上、下两极浅表、单发、低分期、外向性生长、肿瘤局限在完整的纤维包膜内的小肾癌，尤其是孤立肾肾癌、双肾癌和家族遗传性肾癌患者。对散发性肾癌不主张采用肿瘤剜除术治疗。

2. 肾癌根治性切除术

（1）适应证和禁忌证

1）适应证：①局限于肾周筋膜内的肾癌且对侧肾正常，无明确远处转移者。②肿瘤瘤体较大，不宜进行肾部分切除术者。③肿瘤侵犯邻近器官，无远处转移，估计局部肿瘤可彻底切除者。④单发远处转移灶易切除，原发肿瘤可切除，无明确淋巴结转移者。

2）禁忌证：①全身广泛癌转移者。②肿瘤侵犯邻近器官，估计手术无法彻底切除肿瘤者。③晚期肿瘤患者，如有多器官功能障碍，全身营养状况差或有严重出血倾向等严重疾病，估计不能耐受手术者。

（2）切除范围：根治性肾切除术的切除范围包括肾周筋膜、肾周脂肪、肾脏、同侧肾上腺及局部淋巴结。其优点包括：①完整地切除肾周筋膜、肾周脂肪和可能存在的癌细胞；②切除同侧肾上腺可避免肾上腺转移癌的残留；③局部淋巴结清扫可以避免可能存在的淋巴结转移，同时可以明确分期，为预后的评估以及术后治疗方案提供指导。

（3）腹膜后淋巴清扫术：肾脏的淋巴引流主要由三条互相平行的淋巴链构成，分别是主动脉周围淋巴结、腔静脉周围淋巴结、主动脉和腔静脉间淋巴结。其中，左肾主要包括主动脉旁、主动脉表面以及主动脉后淋巴结；右肾则是腔静脉表面、腔静脉后以及主动脉腔静脉间淋巴结。上述腹膜后淋巴结引流汇入腰淋巴干，最后经胸导管进入血液。近年来的研究发现，肾癌的淋巴结转移未必最先到达肾门淋巴结，肾周直返囊以及肾周筋膜的淋巴结引流变化更发，一旦肾癌突破肾包膜，淋巴转移的途径则会变得很难预测。因此，肾癌根治术中腹膜后淋巴结清扫术的范围一直存在争议，按照清除的范围可分为肾门淋巴结清扫、区域淋巴结清扫及扩大淋巴结清扫。腹膜后淋巴结清扫术一方面可以减少肾癌的复发，另一方面也可以更加准确地进行临床分期，为肾癌治疗方案的制订提供有效信息。

清扫范围：①肾门淋巴结清扫：肾门淋巴结清扫主要包括肾蒂周围的淋巴脂肪组织，左肾至左肾动脉根部，右肾至右肾静脉汇入下腔静脉处。②区域淋巴结清扫：区域淋巴结清扫是指从肠系膜上动脉根部至主动脉分叉水平，左肾包括主动脉旁、主动脉表面以及主动脉后淋巴结，右肾包括腔静脉表面、腔静脉后、主动脉腔静脉间以及主动脉前淋巴结，外侧界均为输尿管。③扩大淋巴结清扫：扩大淋巴结清扫范围是从膈肌脚至主动脉分叉水平，双侧输尿管之间的广泛腹膜后区域。

清扫意义：随着影像学技术的发展，CT、MRI 等技术可以检测 1cm 大小的腹膜后淋巴结，但是淋巴结肿大并不意味着淋巴结转移。因此，淋巴结清扫术后对淋巴结进行病理检查有利于对肿瘤的正确分期提供信息。历时 20 年的欧洲癌症治疗研究组织 EORTC 的 30881 号三期随机临床实验，对 772 例临床局限性肿瘤患者进行了前瞻性随机研究，分别进行单纯的根治性肾切除术和肾切除术同时进行标准淋巴结清扫术，结果显示未行淋巴结清扫组患者和淋巴结清扫组患者的生存情况并没有显著性差异。但有学者提出上述研究存在不足之处，该研究入组患者的临床分期较低，而且没有将局限性肾癌与局部进展性肾癌患者的生存时间区分开来，因此淋巴结清扫对肾癌患者生存率的影响仍进一步研究。然而，对于淋巴结阳性的患者切除淋巴结可改善患者预后并提高对免疫治疗的反应。淋巴结清扫仍然是淋巴结高危转移或已知淋巴结病变的选择，一方面是因为肾癌区域性淋巴结转移的阳性率比较高，一般在20%～25%之间；另一方面是因为仅有淋巴结转移而无其他转移，切除淋巴结后5年生存率为42%～52%，10年生存率为26%。

（4）手术步骤要点

1）取正中切口，腹膜后探查，若预期清除范围内触不到或只触及少数肿大的淋巴结，可施行保存神经的腹膜后淋巴结清扫术。若发现有较广泛的淋巴结转移，则须施行传统的双侧腹膜后淋巴结清扫术，不应尝试保留交感神经纤维。充分暴露上至膈肌脚下至髂窝，内侧越过中线的手术野。

2）右侧淋巴结清扫术：从右侧膈肌脚开始切开血管鞘，沿腔静脉向下至腔静脉分叉处。从左向右依次分离腹主动脉前、腔静脉前和右肾静脉下残留的淋巴结及其淋巴结周围的脂肪组织与血管鞘　并整块切除。清扫腔静脉与腹主动脉之间的淋巴结和腔静脉后淋巴结群，再充分暴露腔静脉与腹主动脉间的淋巴结，由上至下逐步清扫至腹主动脉分叉处。再从腹主动脉右侧分离腔静脉后淋巴结直至腔静脉分叉处。

3）左侧淋巴结清扫术：从左侧膈肌脚开始切开血管鞘，然后清扫腹主动脉前和侧面的淋巴结。在肾动脉以上，左膈肌以下进行清扫时，注意乳糜池和胸导管的损伤。当分离至肠系膜下动脉时应绕过肠系膜下动脉继续向下分离至腹主动脉分叉处，然后向上沿腹主动脉内侧分离并清扫左肾静脉下残留的淋巴结。

4）在淋巴结清扫过程中，遇到纤维条索或淋巴管时必须钳夹、切断、结扎。若遇到腰干和肠干淋巴管破裂，应及时结扎，避免引起淋巴漏或乳糜漏。应观察肠管的血液循环情况，防止过度牵拉肠系膜上动脉及胰脏。吸净积存在腹腔的淋巴结，因创面渗液和肠腔内液体蓄积，会导致血容量降低，肾灌注不足及少尿。应补充足够的液体并注射呋塞米。

5）仔细检查有无出血，有无脏器损伤，用稀释氮芥溶液或蒸馏水浸泡创面及腹腔，以杀灭脱落的癌细胞。术后可在腹主动脉分叉处、肾蒂根部、腹主动脉旁或腔静脉旁放置银夹，以便术后放疗。

（5）并发症：腹膜后淋巴结清扫术的主要并发症是射精功能障碍、淋巴瘘、出血（主要是下腔静脉，腰动、静脉）、十二指肠损伤、下肢淋巴水肿等。

（6）术后管理

1）需禁食、持续胃肠降压和静脉输注水、水电解质及营养物。待3～4天肠蠕动恢复后才进食，在大量补液期间需密切观察心脏功能。

2）使用抗生素预防感染，留置导尿管2～3天。

3. 下腔静脉癌栓取出术

（1）适应证：局限性肾癌伴腔静脉癌栓患者，只要总体状况能够耐受手术创伤、重要器官无严重疾病的，如果肾癌无局部浸润和远处转移的Ⅰ～Ⅱ级癌栓，适合根治性肾切除加下腔静脉癌栓取出术。若癌栓蔓延至膈肌或肝静脉以上，或者右心房Ⅲ～Ⅳ级腔静脉癌栓患者，手术风险大，技术难度高，通常适合在心血管外科的医疗中进行肝上腔静脉癌栓手术。如果癌栓已浸润腔静脉血管壁且累及范围较长，则原则上不宜手术治疗。

（2）肾静脉癌栓五级分类法：肾癌的特征是肿瘤常向壁内生长而侵入肾静脉系统，而形成静脉癌栓。肾静脉癌栓分级有助于手术入路的选择、癌栓摘除的方法判定以及预后的评估。先前常沿用美国梅奥医学中心的肾静脉癌栓五级分类法：

0级：癌栓局限在肾静脉内。

Ⅰ级：癌栓侵犯至下腔静脉内，癌栓上端距肾静脉开口处≤2cm。

Ⅱ级：癌栓侵犯至肝静脉水平以下的下腔静脉内，癌栓上端距肾静脉开口处>2cm。

Ⅲ级：癌栓生长达肝后下腔静脉水平，膈肌以下。

Ⅳ级：癌栓上端侵入膈肌以上下腔静脉内或右心房。

（3）手术方式

1）手术路径的选择：根据患者体型和原发肿瘤及腔静脉癌栓的位置选择适宜的手术路径。胸腹联合切口、腹正中切口或双肋缘下切口是肾癌伴腔静脉癌栓常用的手术路径。对于未侵犯下腔静脉者，可做第 11 肋上肋间切口或标准胸腹联合切口加肋骨切除术；对于左侧肿瘤以及存在广泛腔静脉癌栓者，通常选择前腹壁切口；对于右侧肿瘤以及肝以上及膈肌以上腔静脉癌栓者，可悬着胸腹联合切口；对于腔静脉癌栓超过肝水平以上，并需体外循环者，可选择胸骨中线切开并联合腹中线切口或肋缘下切口。

2）手术方法：首先处理肾脏原发肿瘤。进入腹腔后，首先切开结肠旁沟腹膜，切断韧带，游离结肠，暴露肾脏。松解完肾脏后侧后，先夹闭肾动脉，有助于减少出血。夹闭肾动脉后可立即造成静脉反流压降低，使静脉塌陷，借此可辨认静脉中的癌栓。暴露腔静脉，对肾上腺以上进行分离，结扎肾上腺静脉；在下方结扎性腺静脉和输尿管，最后仅保留患肾静脉与下腔静脉相连。

a. 癌旁栓塞：若癌栓仅略微超出肾静脉在腔静脉上的开口，通常可以将癌栓推挤回肾静脉内并留出结扎切断肾静脉的空间，无需阻断下腔静脉。若不能将癌栓推挤回肾静脉内，则可以用 1 把 Satinsky 血管钳在癌栓上方夹闭腔静脉，在患肾静脉根部纵向环形切开下腔静脉壁，连同肾脏标本一起切除取出，然后用 4-0 聚丙烯缝线缝合腔静脉壁受损。

b. 肝下腔静脉瘤栓：若癌栓侵入下腔静脉并到达肝门以下水平，应完全游离下腔静脉，上至肝门水平，下至肾静脉水平，包括对侧肾静脉，关键是能够在癌栓近心端以上控制腔静脉。通常需要对肝脏进行适当分离牵引，更好地暴露腹腔上部和胸腔下部的腔静脉。暴露肝静脉主干和肝门，必要时可以使用 Rummel 止血带将其暂时夹闭。在下方，用 Rummel 止血带绕过癌栓下方和肾静脉，较松弛地扎住。在腔静脉癌栓以上水平用 Rummel 止血带较松弛地扎住腔静脉，可避免发生意外栓塞。分离腔静脉癌栓上方及下方的腔静脉，并结扎各腰静脉，确保各血管夹或止血带固定完好。在患肾根部纵向环形切开下腔静脉壁，通常癌栓与腔静脉壁无粘连，可纤柔将患肾和癌栓一并取出。取出后，可用 4-0 或 5-0 聚丙烯缝线缝合腔静脉缺损。在关闭缺损前，应松开下腔静脉远心端的阻断，使血液充满腔静脉并排除空气，避免气栓进入心房。若切除的腔静脉壁超过整个管壁的 50%，应考虑进行腔静脉重建手术，以避免腔静脉血栓的发生。

c. 肝上腔静脉癌栓：如果癌栓到达肝后或肝上腔静脉，手术难度增大，需联合心外科医生一起完成手术。可应用静脉流转技术保持血压稳定并使手术野保持相对无血状态。腔静脉与心房建立流转通路后，暂时阻断近心房的下腔静脉、肾静脉以下的下腔静脉以及对侧肾静脉。为减少肝充血和肝静脉出血，建议暂时阻断肝门。

　　d. 膈上腔静脉癌栓：处理膈肌以上水平的腔静脉癌栓时，需进行体外循环。在进行体外循环之前，应尽量松解肾脏和腔静脉。体外循环、低温保护和暂时性心跳停搏对膈上腔静脉癌栓的切除有利。绕肾静脉入口在腔静脉上做一椭圆形切口，并沿腔静脉向上划开，至右心房或心室。由于患者此时已处于循环停滞状态，可在无出血的视野下取出癌栓。癌栓可能与内皮存在一定程度的粘连，可以从腔静脉或心房中，将癌栓连同内皮层一并切除，随后进行腔静脉的修补和重建。

　　（4）术中注意的问题：摘取癌栓涉及腔静脉和相关静脉的阻断，产生血流动力学的改变，处理不当可能导致相关器官功能一过性丧失。严重时可发生血流循环功能衰竭，甚至在术中或术后出现瘤栓或气栓导致肺梗死。

　　1）根据腔静脉癌栓的位置决定分离腔静脉的长度，分离时应注意紧贴腔静脉进行，避免癌栓滑脱。

　　2）恶性肿瘤患者的手术中应用体外循环技术和血液回收一直存在争议，主要担心体外循环是否加快甚至促进肿瘤细胞的播散。可在肿瘤或癌栓已完整暴露并切除时，暂停血液回收，待肿瘤及癌栓完整切除后，充分冲洗手术视野，再恢复血液回收。

　　3）在分离切除瘤栓和下腔静脉重建的手术中可考虑使用抗凝药，肾静脉以下放置血管夹，减少术后肺动脉栓塞的发生。在关闭缝合下腔静脉之前，首先放开腔静脉下端的控制，清除下腔静脉远端的血块。然后放开肾静脉的阻断。在完成缝合，开放近端下腔静脉的阻断前应排除静脉内的空气，避免造成肺栓塞。

　　4）当主要的手术操作完成后，可在肾静脉水平以下的下腔静脉内放置静脉滤网，以防止腔静脉远端可以残存的血栓脱落造成术后肺栓塞。

　　（5）并发症

　　1）出血：出血是腔静脉癌栓取出术的主要并发症之一。癌栓的水平越高，手术并发症发生的风险越大，平均出血量越多。左侧肾癌的平均出血量多于右侧，这可能由于左侧的侧支循环静脉较为丰富。在腔静脉分离过程中，应在直视下分离结扎腰静脉、肾上腺静脉、性腺静脉，避免盲目操作，以减少这些静脉损伤引起的出血。

　　2）凝血功能障碍：凝血功能障碍多发生于体外循环时间和心跳停搏时间过长。术中应常规输注红细胞、血小板、新鲜冰冻血浆以及氯化钙。

　　3）低血压：夹闭腔静脉时可发生暂时性低血压，特别是高位阻断时，因患者侧支循环系统未建立或建立不完全，回心血量不足，而导致术中低血压的发生。然而对于癌栓完全梗阻性腔静脉者，由于通常以自发建立静脉侧支循环，一般不容易导致严重的低血压。

　　4）肺栓塞：肺栓塞是最严重的急性并发症，通常发生在手术操作时癌栓断裂、块状癌栓脱落或切开腔静脉时近心端腔静脉未控制或控制不严，大量气体进入血流发生肺梗死。

　　5）其他并发症包括肾衰竭、败血症、肝功能异常等。

　　（6）术后管理：术后保持尿管、引流管等引流通畅，防止受压、扭曲、阻塞，注意观察引流液的量、颜色、性质。患者卧床过程中，鼓励患者在床上适当活动四肢，防止下肢深静脉血栓形成。

（黄　健　赵风进）

29

第四章　肾癌的内科治疗与管理

晚期肾癌面临多重挑战，靶向药物改变治疗格局

肾细胞癌（renal cell carcinoma，RCC）早期一般无明显症状，约25%～30%患者在诊断时已错失了手术机会。进展性或转移性肾癌患者采取手术切除的治疗方式仅能起到姑息作用。而肾癌是免疫原性的肿瘤之一，对传统的放化疗灵敏度低，既往20余年间以白介素-2（interleukin-2，IL-2）和α干扰素（interferon-alpha，IFN-α）等为主的细胞因子治疗一直是晚期肾癌基础治疗方式，但仅能缓解约10%的晚期肾癌患者的病情，中位总生存期仅为13.3个月，临床疗效局限且具有明显的不良反应。

随着现代分子生物学发展，肾癌发病机制及细胞信号通路研究不断深入，以von Hippel-Lindau（VHL）基因通路和P13K/Akt/mTOR信号转导通路的发现，颠覆了晚期肾癌及转移癌的治疗格局。一项全球范围多中心的Ⅲ期随机临床实验证实了舒尼替尼代替IFN-α作为晚期肾癌一线治疗的疗效，其中位PFS明显长于IFN-α组（11 vs 5个月；HR 0.42；$P<0.001$），ORR也显著提高（47% vs 12%，$P<0.000\ 001$），OS显著延长（26.4 vs 21.8个月，$P=0.051$）。故2011年NCCN肾癌指南将舒尼替尼作为复发或无法切除的Ⅳ期肾癌（透明细胞型1类证据，非透明细胞型2A类）的一线治疗推荐，并一直沿用至今。

目前临床常用的治疗晚期肾癌的靶向治疗药物有抗VEGF/VEGFR类药物索拉非尼、舒尼替尼、贝伐珠单抗、帕唑帕尼与抑制mTOR途径药物替西罗莫司、依维莫司等。EAU、AUA及CUA指南均推荐靶向药物应用治疗转移性肾癌。

一、化疗（Chemotherapy）

肾细胞癌起源于近端肾小管，而近端肾小管能表达对多种化疗药物有抵抗的蛋白质，对于未经任何药物治疗的转移性肾细胞癌（metastatic renal cell carcinoma，mRCC）而言，化疗也仅在氟尿嘧啶联合以细胞因子为代表的免疫治疗才能获得中等治疗效果。在一项前瞻性的随机对照试验中，氟尿嘧啶、IL-2、α干扰素三联方案治疗mRCC与单独使用α干扰素的疗效相当，但对于患者生存获益均不显著。因此，化疗通常不作为转移性肾细胞癌患者主要治疗选择。

另一项关于局部晚期肾癌（T3）术后辅助治疗的研究提示，氟尿嘧啶联合细胞因子可明显延长患者的无疾病进展期，但总体生存期无明显提高。但目前关于局部进展期肾癌术后采用辅助化疗/联合细胞因子的治疗方案尚缺乏高质量研究。

二、免疫治疗时代（Immunotherapy，1985—2006）

由于肾癌对化疗、放疗不敏感，自 20 世纪 90 年代至 2006 年的近 20 年以来，以细胞因子为代表药物的非特异性免疫治疗一直是 mRCC 的可行方案，并被认为是当时的标准治疗。然而，由于其有效率较低，客观反应率（objective response rate，ORR）基本低于 20%。经证实对转移性肾癌有效的细胞因子免疫治疗药物主要有两种，即 α 干扰素和白介素 -2（IL-2）。α 干扰素对 T 细胞增殖和分化有很强的刺激作用，从而促进抗原的呈递和树突状细胞的成熟。IL-2 具有抗血管生成活性，继而产生抑制细胞增殖的抗肿瘤活性。然而，目前还尚不明确这两种药物抗肿瘤的具体作用机制。但是根据目前已有的临床研究来看，无论是 α 干扰素和白介素 -2 治疗转移性肾细胞癌的效果均有限，通常也不作为此类患者的首选治疗方案。

1. INF-α　INF-α 具有抗病毒、抗增殖和调节免疫的活性，通过激活机体免疫细胞调节免疫监视发挥抗肿瘤活性，此外，INF-α 亦可通过抑制细胞增殖和直接细胞毒作用而杀伤肿瘤细胞。INF-α 单药治疗转移性肾癌的 ORR 在 6%～20% 中位总体生存期（overall survival，OS）约为 17 个月。但是 INF-α 的不良反应发生率较高，主要有发热、寒战、头痛、疲乏、厌食、恶心、呕吐、肝肾功能损伤等。

2. IL-2　自 1985 年开始，IL-2 便开始用于转移性肾癌的治疗，高剂量的 IL-2 于 1992 年被批准用于治疗 mRCC。2000 年 Fisher RI 等开展的Ⅱ期临床试验表明，255 例 mRCC 患者中，高剂量 IL-2 的 ORR 为 15%（其中完全缓解率为 7%），中位生存时间为 16.3 个月。IL-2 的治疗剂量在 600 000～720 000IU/kg 不等，通过静脉注射给药。其他研究提示，IL-2 单药治疗体能状态较好的透明细胞癌患者，且仅有肺转移时，其效果稍好。多数相关研究建议采用 IL-2 治疗 mRCC 时应采用高剂量。但 IL-2 副作用方面也比较明显，主要表现为低血压、肺水肿、肾功能受损，发热、寒战、疲乏不适等。IL-2 也被用于局部进展期肾癌术后的辅助治疗，但临床研究表明单纯使用 IL-2 时并不能改善患者的疾病进展以及生存情况。

3. INF-α 联合 IL-2 治疗 mRCC　由于 INF-α 或 IL-2 单药治疗的疗效并不明显，加上副作用均比较大，遂有学者研究了二者均用小剂量的联合方案对 mRCC 的治疗效果，结果不尽如人意，联合方案的中位 PFS 仅有 10.4 个月，同时 3～4 级不良反应率却有所增加。故不推荐对小剂量 INF-α 联合小剂量 IL-2 用于 mRCC 的治疗。治疗局部进展性肾癌的研究较少，一项前瞻性研究提示，氟尿嘧啶联合细胞因子治疗局部晚期肾癌可明显延长患者的无疾病进展期，但总体生存期无明显提高。

三、靶向治疗时代（targeted therapy）

随着分子靶向药物的突破性进展，mRCC 的治疗即步入小分子靶向药物治疗的新时代。肾透明细胞癌的发生通常与 VHL 抑癌基因的功能缺失相关，从而导致低氧诱导因子（HIF）及其他血管内皮生长因子（VEGF）在细胞内的上调，促进肿瘤血管的生成及肿瘤细胞的增殖、扩散与转移。酪氨酸激酶抑制剂（TKI）通过抑制以上途径而发挥抗肿瘤作用，该类药物主要包括舒尼替尼（Sunitinib）、索拉非尼（Sorafenib）、帕唑帕尼（Pazopanib）和阿昔替尼

（Axitinib）等。TKI 药物亦可抑制 Raf 激酶、血小板来源生长因子受体、c-kit、Flt-3 以及 ret 而发挥抗肿瘤作用。

HIF 的表达亦受 PI3Ks-AKT-mTOR 信号通路的调节，mTOR 受体抑制剂可通过抑制该信号通路而发挥治疗作用。该类药物主要包括替西罗莫司、依维莫司等。mTOR 抑制剂主要抑制肿瘤细胞增殖，而非促进肿瘤细胞凋亡。故该类药物抗肿瘤活性主要表现为肿瘤稳定，肿瘤体积缩小的比例相对 VEGFR 抑制剂小[1]。

1. TKI 抑制剂

（1）索拉非尼（Sorafenib）：也是第一代 TKI 药物，是一种多靶点酪氨酸激酶抑制剂，通过拮抗 Raf、VEGFR-2、PDGFR、FLT-3、RET 和 c-KIT 而发挥抑制肿瘤细胞增殖和血管生成作用。一项Ⅲ期随机对照试验表明，对于全身免疫治疗失败或不适宜全身免疫治疗的晚期肾癌患者，索拉非尼与安慰剂相比，具有明显的生存获益，索拉非尼无疾病进展生存时间（PFS）和总生存时间（OS）均显著长于安慰剂。同时，Escudier 及其同事的一项Ⅱ期随机对照试验表明，对于未经过治疗的晚期肾癌患者，索拉非尼疗效优于 α 干扰素。

随后，多个随机对照试验比较了索拉非尼与其他靶向药物的疗效。其中，Hutson 比较了索拉非尼与替西罗莫司作为二线药物在初始舒尼替尼治疗失败的晚期肾癌患者中的疗效，并得出两种药物在 PFS 上无明显差异，但索拉非尼较替西罗莫司有较明显的 OS 生存获益（HR 1.31；95%CI 1.05～1.63）。与阿昔替尼相比，服用索拉非尼的患者的 PFS 要差于阿昔替尼，但两者在 OS 上无明显差异。

（2）舒尼替尼（Sunitinib）：为第一代 TKI 药物，通过选择性抑制 PDGFR、VEGFR、c-KIT 及 FLT-3 而发挥抗肿瘤活性。舒尼替尼为目前国家批准的治疗 mRCC 一线药物。舒尼替尼标准治疗方案（4/2 方案，服药 4 周，停药 2 周）与持续方案（37.5mg/d 口服）相比无明显统计学差异[2]。Motzer 等通过 750 例晚期转移性肾癌患者的Ⅲ期临床实验研究证实，接受舒尼替尼治疗的转移性肾癌患者肿瘤客观缓解率达 47%，中位无疾病进展生存时间（PFS）达 11 个月，中位总生存时间（OS）首次超过 2 年（OS：26.4 个月）。其他多项临床研究也表明，舒尼替尼治疗 mRCC 可明显延长患者的无疾病进展生存期及总体生存期。基于该药物的卓越疗效，FDA 免上市临床研究就立即批准舒尼替尼成为治疗晚期肾癌的第二个靶向药物。此后，先后有多达 7 种靶向药物陆续为 FDA 批准，但依据充分的循证医学证据，NCCN、EAU、CUA、JUA 等各国各地区肾癌指南仍将舒尼替尼推荐为治疗晚期（转移性）肾癌的标准一线药物。

Ⅲ期临床试验表明，与 α 干扰素相比，舒尼替尼可明显延长无疾病进展生存时间。与其他靶向药物相比，舒尼替尼和帕唑帕尼疗效相当，但其安全性和生活质量方面相对较差[3]。对于未经过治疗的晚期转移性肾癌，舒尼替尼疗效优于贝伐单抗联合替西罗莫司治疗[4]。

（3）帕唑帕尼（Pazopanib）：是第三个被 FDA 批准用于治疗晚期肾癌的第一代 TKI 靶向分子药物，通过作用于 VEGFR、PDGFR 和 c-KIT 抗血管生成而产生抗肿瘤生长作用。在一项前瞻性随机对照试验中，共纳入 435 例局部晚期或转移性肾癌患者，结果表明，与安慰剂相比，帕唑帕尼显著提高了肿瘤治疗反应率和 PFS[5]。虽然有两项Ⅲ期随机对照试验均表明帕唑帕尼的疗效与舒尼替尼相当，但帕唑帕尼具有相对较好的安全性与生活质量的优点。该药的主要副作用为胃肠不良反应，如恶心、呕吐和腹泻等。

（4）阿昔替尼（Axitinib）：作为第二代 TKI 靶向分子药物，阿昔替尼的主要作用为高选择性的抑制 VEGFR-1、VEGFR-2、VEGFR-3，其在治疗浓度相对较小的情况下便能达到抗肿瘤血管生成的作用[6]。由于 2011 年 Brian I Rini 等完成的Ⅲ期临床试验（AXIS 试验）表明阿昔替尼相较于索拉非尼能有效延长经一线治疗失败的晚期肾癌患者的 PFS 时间（6.7 vs 4.7 个月；HR 0.665；95%CI 0.544～0.812），但随后其长期随访结果发现两种药物在 OS 上并无明显差异[7]。Thomas E Hutson 等同样对两种药物进行了比较，但纳入对象为未经过治疗的晚期转移性肾癌，结果表明两者的抗肿瘤疗效相当。阿昔替尼的主要不良反应有手足综合征、腹泻、高血压等。

其他 TKI 靶向分子药物还有 Tivozanib、Dovitinib、Regorafenib 和 Cediranib 等，由于这些药物尚处在研究阶段，目前还没有被批准用于治疗晚期肾癌。

2. mTOR 抑制剂

（1）替西罗莫司（Temsirolimus）：为哺乳动物类雷帕霉素靶蛋白（mTOR）的特异性抑制剂，是雷帕霉素的前体药物，通过肝脏中的细胞色素快速代谢成活体形式，相比雷帕霉素有较好稳定性和溶解性。替西罗莫司的抗肿瘤活性最早在一组晚期实体瘤患者的Ⅰ期临床试验中得到证实[8]。随后，其在高危转移性肾癌的抗肿瘤活性也在Ⅱ期临床试验中得到验证[9]。Gary Hudes 等于 2003—2005 年开展的一项Ⅲ期随机对照试验共纳入 626 例初始未经过治疗的转移性肾癌患者，随机分为替西罗莫司、α 干扰素及二者联合治疗三组，研究结果表明，替西罗莫司单药治疗的中位 OS 时间为 10.9 个月，而 α 干扰素仅 7.3 个月，替西罗莫司显著延长患者的 OS。二者联合治疗疗效与 α 干扰素单药治疗无明显差异。该药的主要 3～4 级不良反应为乏力、贫血及高糖血症等，服用替西罗莫司的患者较常出现高糖、高脂及高胆固醇，提示与替西罗莫司抑制受 mTOR 调节的糖脂代谢过程相关[10]。

（2）依维莫司（Everolimus）：是另一种经口服使用的新型 mTOR 抑制剂，O'Donnell 等在 2008 年第一次发现其对包括肾细胞癌在内的实体瘤的抗肿瘤活性[11]。Ⅱ期临床试验证实其有较好的肿瘤反应率和令人满意的肿瘤控制时间。由于有不少患者在经过以舒尼替尼为代表的 TKI 药物治疗后出现耐药，二线药物的选择需求比较大，2008 年 Motzer RJ 等研究者纳入了 410 例舒尼替尼、索拉非尼单药或联合治疗失败的转移性肾细胞癌患者，并随机分为依维莫司或安慰剂两组，结果表明两组的 PFS 有明显的统计学差异（4.0 vs 1.9 个月，P<0.0001），尽管该研究长期随访结果表明两组 OS 无明显统计学差异（14.8 vs 14.4 个月，P=0.162），该研究仍表明依维莫司作为二线药物对 TKI 治疗失败的转移性肾癌患者有效[12, 13]。依维莫司的不良反应主要表现为胃炎、感染（非细菌感染性肺炎）、乏力、疲劳、腹泻、咳嗽、皮疹等，3～4 级不良反应发生率也较低。依维莫司的药物副作用与 TKI 类药物有明显不同，这可能为不能耐受 TKI 类药物的患者选择依维莫司而提供有利因素[13]。

3. 抗 VEGF 单克隆抗体 贝伐单抗（Bevacizumab）：是一种作用于 VEGF-A 的人工重组的单克隆抗体，能竞争性抑制 VEGF 与受体结合，其在转移性肿瘤中的活性首次由 Gordon 等报道（Gordon J. Clin Oncol, 2001）。随后的Ⅱ临床试验表明贝伐单抗治疗 mRCC 比安慰剂能延长肿瘤进展时间 2.55 倍[14]。同时Ⅲ期临床试验早期结果显示，贝伐单抗与 α 干扰素联合使用治疗 mRCC 比单独使用 α 干扰素有效（中位 PFS：贝伐单抗 +α 干扰素 8.5 个月 vs α 干扰素 5.2 个月），而最终随访结果表明两者治疗方案对中位 OS 无明显影响（18.3 vs 17.4 个月）[15, 16]。另一项Ⅲ期随机对照试验亦证实了以上结果[17, 18]。疲劳、乏力、蛋白尿及高血压等是贝伐单抗的常见不良反应。

四、免疫治疗新时代（Immunotherapy，2013 年至今）

1. 免疫检查点抑制剂（immune check point inhibitor，CPI）　CPI 通过抑制细胞毒 T 细胞上的免疫检查点受体（CPRs），从而阻断免疫激活各个阶段中 CPRs 与配体结合后产生的共刺激信号，进而抑制 T 细胞免疫效能的失活与免疫耐受。目前研究较为成熟的 CPRs 包括细胞毒 T 淋巴细胞抗原（CTLA-4）、程序性细胞死亡受体 1（PD-1）及其配体（PD-L1、PD-L2）。

（1）依匹木单抗（Ipilimumab）：是目前唯一被批准上市的 CTLA-4 抑制剂，通过抑制 CTLA-4 与抗原呈递细胞上的 B7 分子（CD80 和 CD86）结合而阻断 T 细胞增殖信号通路，同时依匹木单抗亦可阻断 CTLA-4 对 T 细胞增殖及其功能抑制作用。Ⅱ期临床试验表明，对于 IL-2 治疗无效的 mRCC 患者，依匹木单抗通过不同静脉给药剂量（3mg/kg 后调整为 1mg/kg，或持续 3mg/kg，每三周一次）的总体反应率分别为 5%、12.5%。但目前尚无临床试验研究单药用于 mRCC 的治疗。

（2）替西木单抗（Tremelimumab）：是另一种 CTLA-4 抑制剂，通过与表达于活化 T 淋巴细胞表明的 CTLA-4 受体结合而阻断免疫检查点的信号通路，打开机体免疫系统对肿瘤细胞发起攻击的"闸门"。Rini 等实施的Ⅰ期临床试验表明，替西木单抗联合舒尼替尼治疗 mRCC 的部分反应率为 43%，且不推荐剂量大于 6mg/kg 的替西木单抗联合舒尼替尼对 mRCC 进行治疗。

（3）Nivolumab：该抗体通过竞争性抑制 PD-1 与其配体 PD-L1 及 PD-L2 结合，刺激肿瘤中的效应 T 细胞和肿瘤微环境而增强免疫反应。Ⅱ期临床试验表明，Nivolumab 治疗 mRCC 的客观反应率为 27%[19]。另一项Ⅱ期临床试验将 168 例 mRCC 分为三个不同剂量组，分别为 0.3、2.0、10mg/kg，静脉注射，每 3 周一次，三组的 ORR 分别为 20%、22%、20%，中位 PFS 为 2.7、4.0 和 4.2 个月，中位 OS 分别为 18.2、25.5 和 24.7 个月。最常见的不良反应为疲劳（22%～35%）。该药已于 2015 年被 FDA 批准用于 mRCC 的治疗。

（4）其他 CPI：包括 MPDL3280A、Cabozantinib、pembrolizumab 等，尽管尚未被 FDA 批准用于 mRCC，但是目前还在临床试验阶段的初步结果显示了良好的疗效。2016 年 *ASCO* 上发表的一篇随机对照试验，该项研究共纳入了 20 例晚期肾癌，一组为 Pembrolizumab（2mg/kg Q3w）联合 Ipilimumab（1mg/kg Q3w），四个疗程后 Pembrolizumab 单药治疗；另一组为 Pembrolizumab 联合 PEG-IFN[1～2μg/（kg·w）]。Pembrolizumab 联合 Ipilimumab 组的中位随访时间为 13.8 个月，部分缓解率和疾病稳定均达到了 30%，客观缓解率为 60%。而 Pembrolizumab 联合 PEG-IFN 的中位随访时间为 13.2 个月，部分缓解率为 0，60% 的患者为疾病稳定，客观缓解率为 60%，其中有 57% 的患者出现了 3～4 级的不良反应。由此可见，Pembrolizumab 联合 Ipilimumab 有较好的抗肿瘤效应和安全性。目前该项临床试验仍在进行中。

目前正在进行的另外一项随机对照试验旨在关注晚期肾癌患者在接受 Nivolumab 治疗出现疾病进展后，继续 Nivolumab 是否获益。该项研究纳入了 406 例Ⅲ期临床试验 CheckMate 025 中接受 Nivolumab 治疗并出现疾病进展的患者，随机分为两组，一组继续接受 Nivolumab≥4 周，一组停止治疗。初步结果显示，两组客观缓解率分别为 20%、14%，出现治疗反应的时间分别为 1.9 个月和 3.7 个月，治疗反应持续时间分别为 5.6 个月和 7 个月，治疗相关的不良反应分别为 71% 和 70%。故对于部分对 Nivolumab 出现第一次疾病进展的患者,继续 Nivolumab 治疗可能获益,评估进展的时患者的疾病特征将有助于筛选出这部分病人。

同时,其他研究 CPI 联合 TKI 或 mTOR 的联合方案亦在临床试验阶段。一项研究 anti-PD-1/TKI 联合疗法的开放、多中心的 I b 期临床试验旨在发现 avelumab(10mg/kg 或 5mg/kg,1h,静脉注射,每 2 周 1 次)联合阿昔替尼(5mg 或 3mg,口服,每日 2 次)作为晚期肾癌一线治疗的最佳剂量,以期开展三期临床试验对比 avelumab 联合阿昔替尼和舒尼替尼在晚期肾癌中的疗效。目前该研究正在招募受试者,尚无具体研究结果。

2. 嵌合抗原受体 T 细胞疗法(chimeric antigen receptor therapy,CART) CAR 治疗最早于 1992 年用于 mRCC 的治疗。主要通过基因工程修饰患者的 T 细胞,加上一个嵌合蛋白,形成具有抗肿瘤活性的基因修改的 T 细胞后再回输到病人体内达到治疗效果。由于目前的临床试验结果有争议,该项技术花费高,且制备过程复杂,目前在肾癌治疗领域发展空间有限。

3. 免疫疫苗(immune vaccine) 疫苗通过载体携带肿瘤抗原来增强机体的先天或获得性免疫,该载体可以是细胞、蛋白或其他形式。目前的疫苗包括自体肿瘤细胞疫苗、树突状细胞(DC)疫苗和多肽疫苗。目前最有前景的疫苗为 DC 疫苗。Amin A 等人于 2015 年发表的 II 期临床试验表明,AGS-003 联合舒尼替尼治疗 mRCC 的 ORR 为 42.9%,中位 PFS 和 OS 分为 11.2 和 30.2 个月。目前 III 期临床试验正在进行中。

五、靶向药物和免疫治疗在肾癌围术期的应用

1. 新辅助治疗的临床应用 在靶向药物问世前,减瘤性肾切除术(CNT)后接受细胞因子治疗曾作为晚期肾癌患者的标准治疗方式。但进入精准医学时代后,由于靶向药物良好的耐受性及确切的临床疗效,CNT 术前使用靶向药物即新辅助治疗逐渐广泛应用于临床。因为肾癌肿瘤生长速度缓慢,手术延迟对肿瘤学结局产生的负面影响可能性很小,术前靶向治疗能在较短的治疗周期内取得缩小肿瘤的疗效,从而能改善手术过程中肿瘤切缘的处理方式,减少手术副损伤及并发症。此外,如应用舒尼替尼产生的抗血管生成及血管重建作用可降低手术出血风险。多个临床研究结果显示较高的原发病灶反应率(肿瘤缩小)和安全性为靶向治疗应用于肾癌的新辅助治疗奠定了临床基础。以靶向药物为基础的肾癌术前新辅助治疗能够降低肿瘤分期,降低手术难度,增加晚期肾癌根治性切除率,也使部分局部进展型肾癌患者获得肾部分切除术的机会。

对于不可切除的伴或不伴有转移的局部晚期肾癌需进行原发病灶手术的患者而言,van der Veldt 等于 2008 年第一次报道了使用 TKI 类靶向药物进行术前新辅助治疗的病例。该项回顾性研究纳入了 10 例不可切除原发病灶的病例以及 6 例转移病灶多于原发病灶而无法切除的病例,经过舒尼替尼治疗后,4 例患者疾病部分缓解,12 例患者疾病稳定,仅有 1 例患者出现进展;总体来看,患者的肿瘤平均体积下降达 31%。随后一些研究也证实了 TKI 类药物(包括舒尼替尼、索拉非尼、帕唑帕尼及阿昔替尼)对此类患者的术前新辅助治疗具有良好的疗效,可以明显减少肿瘤的体积。同时,这些研究也对术后并发症进行了观察,使用靶向药物新辅助治疗后并不会增加术后手术并发症的风险。因此,对于不可切除

的伴或不伴有转移的局部晚期肾癌需进行原发病灶手术的患者而言，术前采用新辅助靶向药物治疗可以作为一项治疗选择，以期减小肿瘤体积，降低手术难度；但其对于预后的远期效果尚不明确。

手术切除是治疗肾癌伴有腔静脉瘤栓的主要治疗方法，尽管手术效果较好，但其风险也往往极大，围术期死亡率极高。目前，已有研究报道了靶向药物作为新辅助治疗措施治疗局部晚期肾癌伴有腔静脉瘤栓。Cost 等于 2011 年回顾性分析了 25 例伴有腔静脉瘤栓的局部晚期肾癌新辅助靶向治疗效果（包括舒尼替尼、索拉非尼、替西罗莫司及贝伐单抗等），结果显示：84% 的患者腔静脉留栓平面无明显变化，12% 的患者腔静脉留栓平面有所降低，仅 4%（1 例）患者出现明显下降。Bigot 及 Kwon 等的研究也有类似的结果。因此，靶向药物作为新辅助治疗措施治疗局部晚期肾癌伴有腔静脉瘤栓仅能使部分患者的瘤栓高度出现下降，临床分期降级。

2. 术后辅助治疗的临床应用　通常情况下，局部晚期肾癌通过根治性手术治疗后 70% 的患者可以治愈，但仍有 35%～65% 的患者将会出现复发及转移。然而，由于肾癌缺乏有效的辅助治疗手段，患者往往在术后仅能进行密切随访观察。包括细胞因子治疗、放射治疗和激素治疗等肾癌辅助治疗策略的临床获益尚无定论，靶向药物能否降低局限性 RCC 患者术后复发风险亦是肾癌靶向治疗的临床争议热点之一。

目前仅有一些临床研究进行了相关的探索。Zhao 等于 2013 年总结了一项临床对照研究，比较了索拉非尼与舒尼替尼术后辅助治疗局部晚期肾癌的疗效。该项研究提示，与对照组（38.7%）相比，索拉非尼（15.0%）与舒尼替尼（17.4%）均能有效降低术后肿瘤复发率（P <0.05）；与对照组（38.7%）相比，索拉非尼（18.9±5.9 个月）与舒尼替尼（16.9±6.1 个月）同样能明显提高患者无疾病生存期（P<0.05）；但两种药物之间的差别无统计学意义。另外一项 Ⅱ 期临床随机对照研究也证实了舒尼替尼作为一线治疗药物治疗局部晚期肾乳头状细胞癌的效果，可明显使患者生存获益。而在其他的临床 Ⅱ 期及 Ⅲ 期临床研究中也证实了帕唑帕尼作为局部晚期肾癌术后辅助治疗药物可使患者明显生存获益，且不良反应在可控范围内。

2016 年 ESMO 大会上发布的随机、双盲 Ⅲ 期临床试验 S-TRAC 研究结果填补了该项临床数据的空白，其结果证实在肾细胞癌根治性手术处于高复发风险的患者中，舒尼替尼相较于安慰剂可使患者的无病生存期延长一年（HR 0.761；95%CI 0.594～0.975；P=0.030），这是首次在临床试验中显示出辅助治疗可延长肾细胞癌患者的无病生存期，降低肾癌完全手术切除术后复发风险。该研究结果将延长晚期肾癌患者从靶向治疗中取得的生存获益，也掀开了肾癌靶向治疗全程管理的新篇章。

因此，局部晚期肾细胞癌术后的靶向药物辅助治疗具有良好的效果，可在临床中进行一定患者的尝试治疗；但目前相关的高质量研究尚缺乏，需要大量的研究进一步证实其效果及安全性。

六、其他治疗

随着影像学技术的发展，越来越多的早期肾癌被发现。传统的肾癌治疗以根治性肾切除术及保留肾单位手术为主，其创伤大、并发症多[20]。对于一些不愿意手术或者不适合手术的患者，可对其进行密切随访，但这种方法有转移的风险。消融技术被认为是介于手术切除和密切随访之间的一种治疗手段，它在肾癌积极治疗的同时将治疗的并发症降到了最低[21]。目前已有临床研究证实，对于一些小肾癌（small renal massed，SRMs）患者采用消融治疗的方法取得了较好的临床疗效，尤其是对于身体虚弱、手术风险高、肾功能损害、遗传性 RCC 以及双侧肿瘤的患者[22]，可作为肾癌外科治疗、内科治疗（靶向治疗和免疫治疗）的有效补充。

目前肾癌消融治疗的方法有冷冻消融（cryoablation，CA）、射频消融（radiofrequency ablation，RFA）、微波消融（microwave ablation，MWA）、激光消融（laser themal ablation，LTA）、立体定向放疗（stereotactic radiosurgery，SRS），体外高强度聚焦超声消融（high-intensity focused ultrasound ablation，HIFUA）[23]，其中报道最多的是冷冻消融（CA）和射频消融（RFA）两种方法。

（一）冷冻消融（CA）

在目前肾癌治疗的众多消融技术中，CA 的研究最为深入，报道的结果也最多，其术后 5 年和 10 年肿瘤特异性生存率分别达到 93% 和 81%，疗效显著[20]。

1. 基本原理　CA 通过通过快速的细胞冷冻使肿瘤细胞坏死，从而达到治愈肿瘤的目的。杀灭肿瘤细胞的原理包括细胞死亡、蛋白质变性、细胞膜破裂、细胞脱水以及引起的继发细胞缺血、缺氧改变。

CA 使用单一或多个制冷系统，例如一氧化氮或在高压下工作的氩气制冷系统，获得 −80〜−150℃ 的低温，通过在肿瘤内植入 1〜8 个发生器从而完成冷冻过程。CA 由 2 个冻结过程（每个有 10〜20 分钟）构成的冷冻循环组成。与射频消融相比，CA 的优点是在治疗时间内其冷冻坏死地带可以通过 CT 上出现的冷冻化冰球来鉴别[24]。

2. 消融方式　冷冻消融可由开放、腹腔镜及经皮途径进行，其中以腹腔镜及经皮途径占多数。

腹腔镜下冷冻消融（laparoscopic cryoablation，LCA）可以精确地定位肿瘤，并可在直视和使用可控超声探针的情况下监测冰球的形成，能使冰球精确的超出肿瘤边缘 1cm 以保证病灶的完全坏死。

相比之下，经皮冷冻消融（percutaneous cryoablation，PCA）主要在 CT、MRI 或超声的监测下进行，尤其适用于位置偏后的肿瘤。其优点除了微创外，还有住院时间短，止痛药的需求少和性价比高[20]。

3. 主要适应证和禁忌证　CA 可以用于不适合手术的小肾癌患者的治疗，但应按适应证慎重选择：不适于开放性外科手术者、需尽可能保留肾单位者、有全身麻醉禁忌者、有严重合并症、肾功能不全者、遗传性肾癌、双肾肾癌、肿瘤最大径<4cm（特别适合≤3cm）且位于肾周边的肾癌患者。在治疗前应常规行肿瘤穿刺活检以明确病理[25]。

绝对禁忌证包括不可纠正的凝血功能障碍。相对禁忌证：直径>4cm 的中心性或肾内部肿瘤（接近肾蒂血管或集合系统），年轻且伴有不稳定的心血管疾病或感染的肾脏肿瘤患者[26]。

4. 肿瘤学疗效　CA 在肾癌的治疗应用上现已较为成熟，近期效果上肿瘤能得到很好的控制，而且在中长期疗效随访中也能达到较好的疗效，5 年肿瘤特异生存率达 92%〜100%，10 年肿瘤特异生存率达 83%[27]。

冷冻消融术另一个重要优势在于能保留较多正常的肾实质，这一点对于小肾癌合并慢性肾功能不全甚至独肾的患者尤为重要。冷冻消融术在一些经过选择的患者上明显达到了理想的治疗效果[27]。

5. 常见并发症及其处理　CA 与其他消融治疗手段相比表现出更好的手术风险控制，术中疼痛感更轻，出血量更少，术后并发症更低等优点[27]。

（1）手术期间的并发症：随着冷冻技术的发展，微小探针（17G 探针，1.47mm）的出现、氩氦冷冻系统的应用可以在保持疗效的同时降低术中并发症[27]。此外，将冷冻探针垂直插入肿瘤及避免放置 3 根以上探针也可以在术中降低并发症。治疗时冰球达到集合系统 5mm 时也不会引起尿性囊肿等并发症，这一点可以被看作 CA 较其他消融技术在治疗中央型肿瘤时的优势[20]。

（2）手术后的并发症：最常见的术后并发症是自限性的疼痛和穿刺点的感觉异常，此外，感染、内脏损伤、气胸和迟发性输尿管骨盆连接处狭窄也有报道。损伤集合系统引起的漏尿值得引起关注，特别是在治疗中央及深处病灶时。漏尿治疗以保守处理为主，输尿管支架及经皮引流在大多数病例中效果显著。研究表明一般患者血清肌酐水平在 CA 术后并没有显著变化[20]。

（二）射频消融（RFA）

RFA 是一种热介导组织损伤的治疗方法，这项技术在治疗包括骨骼、乳腺、肝脏以及肾脏肿瘤的运用中已相当普及，目前主要运用于治疗小肾癌（SRMs）[21]。

1. 基本原理　RFA 的电极可在导电的探针尖端产生一个球形热损伤区域。$460\sim500kHz$ 的交电流引起组织细胞产生离子振动，产生热量并传导至邻近组织，从而达到杀伤肿瘤细胞的作用。当温度达到 45℃时细胞失能，60℃时发生蛋白质变性，100℃时癌组织脱水而发生凝固性坏死；同时在肿瘤周围的血管组织凝固形成一个反应带，切断肿瘤血供并防止其发生转移。由于射频的热效应，坏死物质的吸收可刺激机体抗肿瘤免疫，增强机体免疫力，从而限制残留和原发肿瘤组织的生长。RFA 介导的细胞通常在 50℃以上 $4\sim6$ 分钟即可死亡；当温度高于 60℃时则即刻引起细胞死亡，而在温度高于 105℃时，会引起组织即刻炭化而使探针周围形成焦痂。焦痂的探针会使热传导障碍而降低了热消融的疗效。因此，RFA 的目标温度控制在 $50\sim100$℃即可[21, 28]。

消融灶的体积大小取决于电极针的类型或形状、消融的持续时间、传送的能量大小以及组织的热学特性，尤其是组织阻抗。射频治疗的电极种类有单电极、双电极、多电极、伞状电极等，其中又分为干性电极及湿性电极。临床上依据肿瘤的大小选择不同的电极，一般来说肿瘤直径小于 3cm 选用单电极，大于 3cm 选用多电极。鉴于湿性电极能产生更大的有效凝固坏死灶，故目前临床应用多采用湿性电极治疗肾肿瘤[29]。

2. 消融方式

（1）开放型 RFA：开放下的单纯 RFA 方式在临床上运用的不多，但有很多开放下射频辅助肾部分切除的报道[21]。

（2）经腹腔镜 RFA：腹腔镜下 RFA 主要运用于消融前位、中位的肿瘤以及那些邻近重要器官、靠近肾门或输尿管的肿瘤。可以通过腹腔镜充分游离这些位置的肾肿瘤，避免在消融过程中不经意的损伤。常用的分离方法包括改变患者的体位，水分离以及冰生理盐水灌注。探针的放置通常通过术中腹腔镜 B 超引导，这样可以更加明确肿瘤的位置和范围[21]。

（3）经皮 RFA：通常运用于后位及侧位的肾肿瘤。当然，许多中位和前位的肿瘤也能经皮消融,这就需要一些像"水分离"或"肾盂灌注"的辅助方法来保证消融的可行性和安全性。经皮 RFA 术可选择静脉麻醉或全麻,静脉麻醉能减少麻醉并发症,缩短术后恢复时间,增加了门诊治疗的可行性;全麻使消融过程变得易于控制,尤其是在探针插入过程中可以控制患者呼吸运动,提高了消融的准确性。经皮 RFA 的引导可以通过 B 超、CT 或者 MRI。大多数研究机构使用 CT 引导,因为它既能给出清晰的解剖结构,又易于操作[21]。

3. 主要适应证和禁忌证

(1)适应证:RFA 主要适用于以下患者:①肾癌发生于解剖性或功能性的孤立肾者,或一侧曾行根治性肾切除术而对侧出现转移者;②双侧多发肾癌;③转移性肾癌;④肾功能不全的肾癌患者;⑤肾癌的对侧肾存在某些良性疾病,如肾结石、慢性肾盂肾炎或其他可能导致肾功能恶化的疾病(如高血压、糖尿病、肾动脉狭窄等);⑥有微创治疗要求,不愿手术切除肿瘤者。

(2)禁忌证:RFA 的绝对禁忌证包括凝血功能障碍、近期发生的心肌梗死、不稳定型心绞痛、急性重症感染等[8]。而肿瘤位置不佳(如中央 / 肾门处),患者预期寿命短,或伴有控制不佳的内科疾病,都只是 RFA 的相对禁忌证[21]。

4. 肿瘤学疗效 RFA 的肿瘤学疗效不仅要看短期疗效,更需要观察其长期随访结果,目前的研究结果表明 SRMs 患者经 RFA 治疗后,平均随访 27 个月(1.5~90 个月)的无复发生存率、无转移生存率和肿瘤特异性生存率分别为 90%、95%、99%[30]。尽管目前有研究结论认为 RFA 的疗效与保留肾单位手术的长期效果相当,但是热消融术未与常规外科手术(如开放性手术,或利用腹腔镜进行肾癌根治术或部分肾切除术)进行严格比较治疗效果,并且热消融术其局部复发率高于传统手术[31]。

5. 常见并发症 目前绝大多数有关 RFA 治疗肾肿瘤的报道显示其相关并发症较少且轻微,主要为出血(集合系统、肾周间隙、尿性囊肿)、集合系统损伤(输尿管狭窄)、邻近器官损伤(结肠)、神经肌肉损伤(神经失用症)及皮肤热损伤。最常见的是出血,发生率约为6%,常为自限性,可发生于肾周间隙和集合系统。偶有出血入集合系统引起肾绞痛,需留置输尿管支架[28]。

(魏 强 沈朋飞 孔垂泽 都书琪)

【参考文献】

[1] 李虹,曾浩,李响,等. 靶向分子时代转移性肾癌治疗进展与治疗方案的合理化选择. 现代泌尿外科杂志,2010,(5):321-328.

[2] Motzer RJ,Hutson TE,Olsen MR,et al. Randomized phase Ⅱ trial of sunitinib on an intermittent versus continuous dosing schedule as first-line therapy for advanced renal cell carcinoma. J Clin Oncol,2012,30(12):1371-1377.

[3] Motzer RJ,Hutson TE,Cella D,et al. Pazopanib versus sunitinib in metastatic renal-cell carcinoma. N Engl J Med,2013,369(8):722-731.

[4] Negrier S,Perol D,Bahleda R,et al. Phase I dose-escalation study of pazopanib combined with bevacizumab in patients with metastatic renal cell carcinoma or other advanced tumors. BMC Cancer,2017,17(1):547.

[5] Sternberg CN,Davis ID,Mardiak J,et al. Pazopanib in locally advanced or metastatic renal cell carcinoma:

results of a randomized phase Ⅲ trial. J Clin Oncol, 2010, 28(6): 1061-1068.

[6] Hu-Lowe DD, Zou HY, Grazzini ML, et al. Nonclinical antiangiogenesis and antitumor activities of axitinib (AG-013736), an oral, potent, and selective inhibitor of vascular endothelial growth factor receptor tyrosine kinases 1, 2, 3. Clin Cancer Res, 2008, 15; 14(22): 7272-7283.

[7] Motzer RJ, Escudier B, Tomczak P, et al. Axitinib versus sorafenib as second-line treatment for advanced renal cell carcinoma: overall survival analysis and updated results from a randomised phase 3 trial. Lancet Oncol, 2013, 14(6): 552-562.

[8] Hidalgo M, Buckner JC, Erlichman C, et al. A phase I and pharmacokinetic study of temsirolimus(CCI-779) administered intravenously daily for 5 days every 2 weeks to patients with advanced cancer. Clin Cancer Res, 2006, 12(19): 5755-5763.

[9] Atkins MB, Hidalgo M, Stadler WM, et al. Randomized phase Ⅱ study of multiple dose levels of CCI-779, a novel mammalian target of rapamycin kinase inhibitor, in patients with advanced refractory renal cell carcinoma. J Clin Oncol, 2004, 22(5): 909-918.

[10] Hudes G, Carducci M, Tomczak P, et al. Temsirolimus, interferon alfa, or both for advanced renal-cell carcinoma. N Engl J Med, 2007, 356(22): 2271-2281.

[11] O'Donnell A, Faivre S, Burris HA, 3rd, et al. Phase I pharmacokinetic and pharmacodynamic study of the oral mammalian target of rapamycin inhibitor everolimus in patients with advanced solid tumors. J Clin Oncol, 2008, 26(10): 1588-1595.

[12] Motzer RJ, Escudier B, Oudard S, et al. Efficacy of everolimus in advanced renal cell carcinoma: a double-blind, randomised, placebo-controlled phase Ⅲ trial. Lancet, 2008, 372(9637): 449-456.

[13] Motzer RJ, Escudier B, Oudard S, et al. Phase 3 trial of everolimus for metastatic renal cell carcinoma: final results and analysis of prognostic factors. Cancer, 2010, 116(18): 4256-4265.

[14] Yang JC, Haworth L, Sherry RM, et al. A randomized trial of bevacizumab, an anti-vascular endothelial growth factor antibody, for metastatic renal cancer. N Engl J Med, 2003, 349(5): 427-434.

[15] Rini BI, Halabi S, Rosenberg JE, et al. Bevacizumab plus interferon alfa compared with interferon alfa monotherapy in patients with metastatic renal cell carcinoma: CALGB 90206. J Clin Oncol, 2008, 26(33): 5422-5428.

[16] Rini BI, Halabi S, Rosenberg JE, et al. Phase Ⅲ trial of bevacizumab plus interferon alfa versus interferon alfa monotherapy in patients with metastatic renal cell carcinoma: final results of CALGB 90206. J Clin Oncol, 2010, 28(13): 2137-2143.

[17] Escudier B, Pluzanska A, Koralewski P, et al. Bevacizumab plus interferon alfa-2a for treatment of metastatic renal cell carcinoma: a randomised, double-blind phase Ⅲ trial. Lancet, 2007, 370(9605): 2103-2111.

[18] Escudier B, Bellmunt J, Negrier S, et al. Phase Ⅲ trial of bevacizumab plus interferon alfa-2a in patients with metastatic renal cell carcinoma(AVOREN): final analysis of overall survival. J Clin Oncol, 2010, 28(13): 2144-2150.

[19] Topalian SL, Hodi FS, Brahmer JR, et al. Safety, activity, and immune correlates of anti-PD-1 antibody in cancer. N Engl J Med, 2012, 366(26): 2443-2454.

[20] 王波, 郑军华. 冷冻消融治疗肾癌新进展. 中华腔镜泌尿外科杂志(电子版), 2011, 5(1): 74-76.

[21] 庄君龙,连惠波,郭宏骞. 射频消融在肾癌中的应用. 微创泌尿外科杂志,2012,1(1):37-40.

[22] Escudier B,Porta C,Schmidinger M,et al. Renal cell carcinoma:ESMO clinical practice guidelines. AnnOncol,2016,27(5):58-68.

[23] Ljungberg B,Bensalah K,Canfield S,et al. EAU guidelines on renal cell carcinoma:2014 update. Eur Urol,2015,67(5):913-924.

[24] 魏世平,李辉明,陶维雄,等. 腹腔镜下冷冻消融治疗肾癌的长期随访报告. 中国微创外科杂志,2015,15(4):344-346.

[25] 那彦群,叶章群,孙颖浩,等. 2014 版中国泌尿外科疾病诊断治疗指南 - 中国肾细胞癌诊断治疗诊疗指南. 2014.

[26] Raman JD,Hall DW,Cadeddu JA,et al. Renal ablative therapy:radiofrequency ablation and cryoablation. J Surg Oncol,2009,100(8):639-644.

[27] 黄立群,齐隽. 冷冻消融治疗小肾癌的疗效及其影响因素的研究进展. 现代泌尿外科杂志,2015,20(2):133-137.

[28] 王波,郑军华. 射频消融治疗肾癌新进展. 上海医学,2012,35(3):256-259.

[29] 陈佳,江春. 射频消融治疗肾癌新进展. 岭南现代临床外科,2013,13(1):73-75,77.

[30] Tracy CR Raman JD,Donnally C,et al. Durable oncologic outcomes after radiofrequency ablation:experience from treating 243 small renal masses over 7.5 years. Cancer,2010,116(13):3135-3142.

[31] NCCN Clinical Practice Guidelines in Oncology-Kidney Cancer(Version 2.2016). http://www.nccn.org. NCCN 肾癌指南,2016.

第五章　预后分析与随访

一、肾癌患者的预后分析

（一）影响预后的因素

影响肾癌预后因素主要包括解剖学、组织学、临床因素和分子标志物，最重要因素为 TNM 分期（肿瘤大小、癌栓、肾上腺累计、淋巴结转移等）[1]；此外，患者预后与组织病理学特征（如病理分级、组织学压型、肉瘤样改变、肿瘤组织坏死等），患者的行为状态评分，症状等因素有关。

1. 解剖学水平（TNM 分期）　肿瘤分期应当指导预后评估。依据 TNM 分期系统，T1a 期患者的 5 年生存率 97%，而 T4 期患者 5 年生存率为 20%。淋巴转移患者预后不良，5 年生存率为 5%～30%，而 10 年生存率为 0%～5%。远处转移的患者 1 年生存率为 50%，5 年生存率为 5%～30%，10 年生存率为 0%～5%[2]。

（1）肿瘤大小：研究表明，不同肿瘤大小的患者其预后也不尽相同：肿瘤直径小于 5cm、直径介于 5～10cm 之间和肿瘤直径大于 10cm 患者的 5 年生存率分别为 84%、50% 和 0%。相比于肿瘤更大的患者，肿瘤小于 4cm 的患者在进行 NSS 治疗后，具有更好的预后，过去的大量临床研究资料也证实了这一点[3]。

（2）癌栓：在新诊断的肾癌患者中，有 4%～9% 的病例存在肿瘤累及静脉的情况。研究发现肿瘤累及肾静脉（RV）患者的长期生存情况要显著优于肿瘤累及下腔静脉（IVC）的患者[4]，无癌栓、肿瘤累及肾静脉、肿瘤累及横膈膜下的下腔静脉、肿瘤累及横膈膜上的下腔静脉的患者三年生存率分别为 89%、76%、63% 和 23%[5]。

（3）肾上腺累及：少数病人在诊断为肾癌时即发现同侧肾上腺累及。依据 TNM 分期，肾上腺累及属于 T3a，该期还包括肿瘤累及肾周脂肪但未突破肾周围筋膜的情况。研究发现，累及肾上腺患者的中位生存时间为 12.5 个月，五年生存率为 0%；而累及肾周脂肪但无肾上腺累及的患者中位生存时间为 36 个月，其 5 年生存率为 36%[6]。

（4）淋巴结转移：肾癌病人发生淋巴结转移的风险约为 20%，已发生淋巴结转移的病人五年生存率为 11%～35%。然而淋巴结转移病人的风险还取决于肿瘤的大小、分期、肾静脉累及与否、远处转移情况以及淋巴结清扫的范围。同时既存在远处转移又存在淋巴结转移病人的五年生存率显著低于只存在远处转移而无淋巴结转移的患者。两者的五年生存率分别为 15% 和 23%[6]。

2. 组织学水平

（1）肿瘤分级：研究者认为肾癌分级和 5 年生存率之间有很强的相关性。对于 T1 期的肿瘤，Fuhrman 分级中的 1、2、3、4 级的肾癌 5 年生存率分别为 91%、83%、60% 和 0%。这也就论证了对于分期相同的肿瘤患者，肿瘤分级是独立的预后因素[7]。而在 2016 版 WHO 肾脏肿瘤新分类中，Fuhrman 分级系统被 WHO/ 国际泌尿病理学会（ISUP）分级系统取代，WHO/ISUP 分级系统已经被证实为肾透明细胞癌和乳头状肾细胞癌很好的预后指标，但嫌色细胞癌不适用于该系统。

（2）组织学亚型：肾细胞癌的组织形态学亚型也具有明显的预后意义，国际性多中心研究表明，通过单变量分析发现肾嫌色细胞癌的预后要好于乳头状细胞癌，乳头状细胞癌预后比透明细胞癌理想，三者的差异是显著的。而乳头状肾细胞癌又分为Ⅰ型和Ⅱ型，Ⅰ型预后好于Ⅱ型。然而多变量分析认为，与 TNM 分期、肿瘤分级和 ECOG 评分相比，组织学亚型并不是独立的预后因素[8, 9]。集合管癌占的比例不到肾癌的 1%，罕见却侵袭性强。肾髓质癌是集合管癌的亚群，并且几乎只发生于患镰刀状红细胞贫血的黑人青年，其预后很差[10]。

（3）肉瘤样改变：肉瘤样改变不再被认为是肾癌的一类组织学亚型。此种改变不到肾癌病例的 5%，但其是另一个不良预后指标，并经常与可识别的癌性成分混合存在，研究表明此类病人的 5 年生存率和 10 年生存率分别为 22% 和 13%[6]。

（4）肿瘤组织坏死：肿瘤组织坏死与肾细胞癌的预后不佳有关，需要评估包括肉眼和显微镜下可见的肿瘤性坏死。除细胞变性之外的其他任何程度的镜下肿瘤坏死都属于组织学肿瘤坏死，如透明样变、出血和纤维化等。研究认为，对于单侧肾透明细胞癌患者而言，组织学坏死是独立的预后因素，并且存在组织学坏死的患者死亡风险两倍于切片中未发现坏死的患者[11]。

（5）集合系统累及：对于晚期肿瘤患者，集合系统累及同不良预后并无明显的相关性；而对于早期肿瘤患者，集合系统累及和不良预后相关，受累及患者的死亡风险是未受累及患者死亡风险的 1.4 倍[12]。

3．生物标记物　生物标志物的特点是能够客观测量并评价人体正常生理过程、治疗过程或者药物反应。目前已有 39 种不同类型的生物标志物用于评价肾细胞癌患者中癌症个体化护理以及临床预后因素模型的改进。有些生物标志物与缺氧和血管生成有关，例如，希佩尔林道（VHL）通路，缺氧诱导因子（HIF），血管内皮生长因子家族，碳酸酐酶Ⅸ（CAIX）以及哺乳动物雷帕霉素靶蛋白（mTOR）通路。其余比较有前途的生物标志物包括免疫调节剂、中性粒细胞明胶酶蛋白（NGAL）、IMP3、胸苷酸合成酶等等。

（1）希佩尔林道（VHL）通路：VHL 是一种抑癌基因，位于染色体 3p25，编码的基因产物（pVHL）。其对缺氧环境的适应起着重要的作用[13]。

（2）缺氧诱导因子（HIF）：HIF 是一种预后评价指标，通过组织芯片免疫组化实验发现，细胞质中 HIF-1a 高表达与生存趋势变化相关[14]。

（3）血管内皮生长因子（VEGF）家族：VEGF 家族包括多个配体（VEGF-A，VEGF-B，VEGF-C，VEGF-D，和血小板衍生生长因子）和 3 个酪氨酸激酶受体（VEGFR-1，VEGFR-2，VEGFR-3），是血管和（或）淋巴管生成的信号通路部分。与健康人相比，肾细胞癌患者血清 VEGF 水平较高[15]。

（4）碳酸酐酶Ⅸ（CAIX）：CAIX 是一种跨膜酶，通过维持肿瘤乏氧细胞的正常 pH 值而促进肿瘤的生长和转移[16]。肿瘤细胞 CAIX 表达可作为预测指标来评价 mRCC 患者的预后，回顾性分析表明，CAIX 高表达（>85%）是对白介素 -2（IL-2）应答的预测[17]。

（5）哺乳动物雷帕霉素靶蛋白（mTOR）通路：mTOR 是磷脂酰肌醇 -3 激酶（PI3K）和丝苏氨酸蛋白激酶（Akt）信号通路的下游通路，受磷酸酶和张力蛋白同源物（PTEN）肿瘤抑制基因调节。肾细胞癌患者中未发现 PTEN 突变，然而，随着 pAkt 水平的增加，蛋白表达减少[18]。PTEN 基因可以通过增强 PI3K/Akt 通路而下调 mTOR 活性，同时增加肾癌转移的发病率，影响患者的生存率[19]。

（二）肾癌预后分析系统

1．UISS 评估系统　美国加利福尼亚大学的科研人员开发了肾癌风险分级系统，即 UISS（UCLA Integrated Staging System），用于预测针对无淋巴结转移或全身转移的肾癌患者术后的总体存活率[20]。该系统将肿瘤 T1 期、核分级 1～2 级、ECOG 评分 0 分者归为低危组，肿瘤 T3 期、核分级 3～4 级、ECOG 评分≥1 分者和肿瘤为 T4 期者均归为高危组，其余则为中危组。低、中、高危组患者的 5 年生存率分别为 90%、62% 和 42%[21]。

2．SSIGN 评分系统　2002 年梅奥临床中心回顾分析了超过 1800 个肾癌病例，开发出一套依据肿瘤分期（Staging）、肿瘤大小（Size）、肿瘤病理分级（Grade）以及肿瘤坏死（Necrosis）的评分系统（SSIGN）。并通过该系统来预测肾癌患者的生存及转移情况[22]，SSIGN 评分系统可有效评估肾透明细胞癌患者的预后，其内部验证的准确率达 83.8%。根据 SSIGN 分数，可以估计患者的 1～10 年生存可能性。

3．MSKCC 评分系统　2002 年，斯隆 - 凯特林癌症中心的 Motzer 等[23]对 463 例实施 α 干扰素治疗的晚期肾癌患者进行风险分析时建立了 MSKCC 系统，是细胞因子治疗晚期肾癌时代最常用的预后分析系统。该评分系统设有 5 个预测因子：①乳酸脱氢酶水平＞正常值上限的 1.5 倍。②血红蛋白＜0.1g/L（10mg/dl）。③初诊到采用细胞因子治疗的时间＜1 年。④ Kamofsky 体力状态评分≤70 分。⑤转移的器官数目≥2 个。MSKCC 评分系统将没有预测因子的患者归为低危组，有 1～2 项预测因子的患者归为中危组，拥有≥3 项预测因子的患者归为高危组，该评分系统预测低、中、高危组患者的中位总生存时间分别为 30 个月、14 个月和 5 个月，该评分系统的准确性随后在多项转移性肾癌治疗的回顾性研究中进行了外部验证，准确率为 63%～73%[24, 25]。

4．诺摩图（Nomogram）　2001 年，斯隆 - 凯特林纪念癌症中心随访并回顾了 601 例肾癌术后病人，以此资料开发了评估肾癌术后预后的诺摩图[26]。该图用来预测新诊断的肾癌病人 5 年无瘤生存的可能性；2005 年斯罗恩 - 凯特林纪念癌症中心在此基础上将病人数量增加至 833 例，并分析制作了评估肾透明细胞癌复发诺摩图[27]。该图用来预测肾透明细胞癌患者五年无瘤生存的可能性。以诺摩图为依据，可以进行病人咨询、临床试验设计以及随访策略制定。

（三）转移性肾癌的预后危险因素评分（表 5-1）

表 5-1　影响转移性肾癌预后的实验室检查的危险因素[28]

影响因素	标准	评分	标准	评分
红细胞沉降率	＞70mm/h	2	≤70mm/h	0
乳酸脱氢酶	＞280U/L	2	≤280U/L	0
中性粒细胞计数	＜6000/μl	1	≥6000/μl	0
血红蛋白（贫血）	＜100g/L	1	≥100g/L	0
肺以外的孤立转移	有	1	无	0
骨转移	有	1	无	0

注：低危：0 分；中危：1～2 分；高危：≥3 分

二、肾癌患者的随访

（一）随访的主要目的

肾癌患者随访主要目的是检查是否有复发、转移和新生肿瘤，从而采取相应措施以提高患者生存率及生活质量。

（二）随访的内容

肾癌患者常规随访内容包括：①病史询问。②体格检查。③血常规和血生化检查：肝、肾功能以及术前检查异常的血生化指标，如术前血碱性磷酸酶异常，通常需要进一步复查，因为复发或持续的碱性磷酸酶异常通常提示有远处转移或有肿瘤残留。如果有碱性磷酸酶异常升高或（和）有骨转移症状如骨痛，需要进行骨扫描检查。碱性磷酸酶升高也可能是肝转移或副瘤综合征的表现。④ X 线检查：首选胸部 CT 扫描检查，或正、侧位胸片。⑤腹部超声波检查。腹部超声波检查发现异常的患者、NSS 以及 T3～T4 期肾癌手术后患者需行腹部 CT 扫描检查，可每 6 个月 1 次，连续 2 年，以后视具体情况而定[1]。

（三）不同分期患者的随访方案[29]

1. Ⅰ期（pT1a）　密切监测中的随访：前两年每 6 个月进行一次询问病史和身体检查，并进行一次生化全项和其他检查，之后每年 1 次至诊断后 5 年。①腹部影像学检查：在 6 个月内完善腹部 CT 或 MRI 检查作为初始检测，之后 CT、MRI 或 US 检查至少每年 1 次。②胸部影像学检查：如果肾细胞癌活检阳性，每年进行 1 次胸部 X 线或 CT 检查，以评估肺部转移灶情况。③盆腔影像学检查视临床情况而定，颅脑 MRI 或 CT、脊柱 MRI 检查视临床情况而定，骨扫描视临床情况而定。

消融后随访：前两年每 6 个月进行一次询问病史和身体检查，并进行一次生化全项和其他检查，之后每年 1 次至诊断后 5 年。①腹部影像学检查：消融后每 3～6 个月进行腹部 CT 或 MRI 检查（+/− 增强），如无禁忌每年行 CT、MRI 或 US 检查至诊断后 5 年。②胸部影像学检查：对于活检诊断不明、之前没有活检或活检证实低危的肾细胞癌患者每年 1 次胸部 X 线或 CT 检查。③重复活检：消融病灶增大、治疗区域或周围出现新结节、治疗失败、出现卫星灶等情况时进行重复活检。④盆腔影像学检查视临床情况而定，颅脑 MRI 或 CT、脊柱 MRI 检查视临床情况而定，骨扫描视临床情况而定。

2. Ⅰ期（pT1a）和（pT1b）　部分或根治性肾切除术后随访：前两年每 6 个月进行一次询问病史和身体检查，并进行一次生化全项和其他检查，之后每年 1 次至肾切除术后 5 年。①腹部影像学检查：部分切除术：术后 3～12 个月内进行腹部 CT、MRI 或 US 作为基线检查；如果术后初始检查为阴性，基于个体危险因素可考虑前 3 年每年 1 次腹部 CT、MRI 或 US 检查。根治性肾切除术：术后 3～12 个月内进行腹部 CT、MRI 或 US 检查；如果术后初始检查为阴性，超过 12 个月的腹部影像学检查由医生决定。②胸部影像学检查：前 3 年每年一次胸部 X 线或 CT 检查，之后视临床情况而定。③盆腔影像学检查视临床情况而定，颅脑 MRI 或 CT、脊柱 MRI 检查视临床情况而定，骨扫描视临床情况而定。

3. Ⅱ期或Ⅲ期　肾癌根治术后随访：前 3 年每 3～6 个月询问病史和身体检查，前两年每 6 个月进行一次生化全项，之后每年 1 次直至肾癌根治术后 5 年，5 年后视临床情况而定。①腹部影像学检查：3～6 个月内进行腹部 CT 或 MRI 检查作为基线，至少在前 3 年每

3～6 个月进行 CT、MRI 或 US（对于Ⅲ期为 2B 级）检查，之后每年 1 次至 5 年。5 年后影像学检查视临床情况而定，特殊部位影像学检查视症状而定。②胸部影像学：肾癌根治术后 3～6 个月内进行基线胸部 CT 检查，至少在前 3 年每 3～6 个月进行胸部 CT 或 X 线检查，之后每年 1 次直至 5 年。5 年后影像学检查：基于患者个体特征和肿瘤危险因素，根据临床情况而定。③盆腔影像学检查视临床情况而定，颅脑 MRI 或 CT、脊柱 MRI 检查视临床情况而定，骨扫描视临床情况而定。

4．复发、Ⅳ期和手术不能切除患者的随访　对于接受系统治疗的患者每 6～16 周询问病史和身体检查，根据临床情况和需要调整治疗方案的患者需更加频繁，根据治疗方案的需求进行相应的实验室检查。①胸部、腹部和盆腔影像学：治疗前或观察前行基线 CT 或 MRI 检查，之后每 6～16 周影像学检查由医生和患者临床状态决定。根据病情变化和肿瘤增殖活跃部位调整影像学检查时间间隔。②考虑颅脑基线 CT 或 MRI 检查，或视临床情况而定，每年的病情检测范围由医生决定，脊柱 MRI 检查视临床情况而定，骨扫描视临床情况而定。

（谢立平　林奕伟）

【参考文献】

[1] 那彦群, 叶章群, 孙颖浩, 等. 2014 版中国泌尿外科疾病诊断治疗指南 - 中国肾细胞癌诊断治疗诊疗指南. 2014.

[2] Frank Ⅰ, BluteM L, Leibovich BC, et al. Independent validation of the 2002American Joint Committee on cancer primary tum or classification for renal cell carcinoma using a large, single institution cohort. Journal of Urology, 2005, 173（6）: 1889-1892.

[3] Patard J J, Shvarts O, Lam J S, et al. Safety and efficacy of partial nephrectomy for all T1tumors based on an international multicenter experience. Journal of Urology, 2004, 171（1）: 2181-2185.

[4] Moinzadeh A, Libertino J A. Prognostic significance of tumor thrombus level in patients with renal cell carcinoma and venous tumor thrombus extension. Is all T3b the same?. Journal of Urology, 2004, 171（2Pt 1）: 598-601.

[5] Kim H L, Zisman A, Han K R, et al. Prognostic Significance of Venous Thrombus in Renal Cell Carcinoma. Are Renal Vein and Inferior Vena Cava Involvement Different? Journal of Urology, 2004, 171（1）: 588-591.

[6] Lam J S, Oleg S, Leppert J T, et al. Renal cell carcinoma 2005: new frontiers in staging, prognostication and targeted molecular therapy. Journal of Urology, 2005, 173（6）: 1853-1862.

[7] Minardi D, Lucarini G, Mazzucchelli R, et al. Prognostic role of Fuhrman grade and vascular endothelial growth factor in pT1a clear cell carcinoma in partial nephrectomy specimens. Journal of Urology, 2005, 174（4）: 1208-1212.

[8] Patard J J, Leray E, Riouxleclercq N, et al. Prognostic value of histologic subtypes in renal cell carcinoma: a multicenter experience. Journal of Urology, 2006, 175（2）: 481-482.

[9] Patard J J, Rioux-Leclercq N, Guille F, et al. 682The prognostic value of histologic subtypes in renal cell carcinoma. a multicenter experience in 4063patients. European Urology Supplements, 2005, 4（3）: 173-173.

[10] Kontak J A, Campbell S C. Prognostic factors in renal cell carcinoma. Urologic Clinics of North America,

2003，30（3）：467-480.

[11] Lam J S，Shvarts O，Said J W，et al. Clinical，pathological，and molecular correlations of necrosis in the primary tumor of patients with renal cell carcinoma. Cancer，2005，103（12）：2517-2525.

[12] Palapattu G S，Pantuck A J，Dorey F，et al. Collecting system invasion in renal cell carcinoma：impact on prognosis and future staging strategies. Journal of Urology，2003，170（3）：768–772.

[13] Seizinger BR，Rouleau GA，Ozelius LJ，et al. Von Hippel Lindau disease maps to the region of chromosome 3associated with renal cell carcinoma. Nature，1988，332（6161）：268-269.

[14] Lidgren A，Hedberg Y，Grankvist K，et al. Hypoxia-Inducible Factor 1alpha Expression in Renal Cell Carcinoma Analyzed by Tissue Microarray. European Urology，2006，50（6）：1272-1277.

[15] Jacobsen J，Rasmuson T，Grankvist KB. Vascular endothelial growth factor as prognostic factor in renal cell carcinoma. Journal of Urology，2000，163（1）：343-347.

[16] Ivanov S，Liao SY，Ivanova A，et al. Expression of hypoxia-inducible cell-surface transmembrane carbonic anhydrases in human cancer. American Journal of Pathology，2001，158（3）：905-919.

[17] Atkins M，Regan M，Mcdermott D，et al. Carbonic anhydrase IX expression predicts outcome of interleukin 2therapy for renal cancer. Clinical cancer research an official journal of the American association for cancer research，2005，11（10）：3714-3721.

[18] Kondo K，Yao M，Kobayashi K，et al. PTEN/MMAC1/TEP1mutations in human primary renal-cell carcinomas and renal carcinoma cell lines. International Journal of Cancer Journal International Du Cancer，2001，91（2）：219-224.

[19] Turner K J，Moore J W，Jones A，et al. Expression of Hypoxia-inducible Factors in Human Renal Cancer Relationship to Angiogenesis and to the von Hippel-Lindau Gene Mutation. Cancer Research，2002，62（10）：2957.

[20] Zisman A，Pantuck AJ，Dorey F，et al. Improved prognostication of renal cell carcinoma using an integrated staging system. Journal of Clinical Oncology Official Journal of the American Society of Clinical Oncology，2001，19（6）：1649-1657.

[21] Patard JJ，Kim HL，Lam JS，et al. Use of the University of California Los Angeles integrated staging system to predict survival in renal cell carcinoma：an international multicenter study. Journal of Urology，2004，22（16）：3316-3322.

[22] Ficarra V，Martignoni G，Lohse C，et al. External validation of the Mayo Clinic Stage，Size，Grade and Necrosis（SSIGN）score to predict cancer specific survival using a European series of conventional renal cell carcinoma. Journal of Urology，2006，175（4）：1235-1239.

[23] Motzer RJ，Bacik J，Murphy BA，et al. Interferon-Alfa as a Comparative Treatment for Clinical Trials of New Therapies Against Advanced Renal Cell Carcinoma. Journal of Clinical Oncology Official Journal of the American Society of Clinical Oncology，2002，20（1）：289-296.

[24] Mekhail TM，Aboujawde RM，Boumerhi G，et al. Validation and Extension of the Memorial Sloan-Kettering Prognostic Factors Model for Survival in Patients With Previously Untreated Metastatic Renal Cell Carcinoma. Journal of Clinical Oncology Official Journal of the American Society of Clinical Oncology，2005，23（4）：832-841.

[25] Christos C，Andreas S，Ioannis X，et al. Prognostic stratification of patients with advanced renal cell

carcinoma treated with sunitinib: comparison with the Memorial Sloan-Kettering prognostic factors model. BMC Cancer, 2010, 10(1): 45.

[26] Zisman A, Allan J Pantuck, Dorey F, et al. Improved Prognostication of Renal Cell Carcinoma Using an Integrated Staging System. Journal of Clinical Oncology Official Journal of the American Society of Clinical Oncology, 2001, 19(6): 1649-1657.

[27] Lam JS, Shvarts O, Leppert JT, et al. Postoperative surveillance protocol for patients with localized and locally advanced renal cell carcinoma based on a validated prognostic nomogram and risk group stratification system. Journal of Urology, 2005, 174(2): 466-472.

[28] 孙燕. 临床肿瘤学高级教程(下). 北京: 人民军医出版社, 2011, 711-712.

[29] Motzer R J, Jonasch E, Agarwal N, et al. Kidney cancer, version 3. 2015. Journal of the National Comprehensive Cancer Network Jnccn, 2015, 13(2): 151-159.

第六章 患者教育

一、患者教育的目的

癌症及其治疗方式对患者生理、心理和精神是一个严重的冲击,癌症患者是健康领域的弱势群体,也是支持系统需重点关注的群体。患者的恐癌心理、治疗费用、手术创伤等会产生一系列心理、社会问题,导致生活质量下降,影响肾癌的全程管理,随着人们健康理念的改进,患者及家属对生存质量越来越重视,患者教育的目的就在于克服这一系列问题。

二、围术期的患者教育

如今计算机网络已经普及,许多患者在确诊后都可以通过网络了解到该疾病的相关信息,由此产生了较重的心理负担,对治疗和手术的效果缺乏信心,担心术后影响生活质量,缩短寿命及经济承受能力等诸多问题,产生恐惧、忧郁甚至绝望等不良情绪[1]。

在围术期期间,医护人员应热情主动接触病人,以高度的责任心和良好的服务态度全面了解患者的病史及现有的心理状况,积极与患者和家属沟通,建立良好的护患关系,并做详细记录,制订相应的教育措施。在术前向患者介绍肾癌的知识、最新治疗动态及越来越好的治疗效果。介绍此次手术的必要性,手术经过及手术前后注意事项,并以成功病例现身说教,消除恐惧忧虑心理,树立战胜疾病的信心和勇气,端正对待疾病的态度,以最佳状态接受治疗。另一方面也要向其说明疾病的严重程度和手术的难度、危险性以及术后可能出现的并发症,取得家属的理解和支持。在术后,护理人员与医生配合,多次向患者讲明手术已获成功,并给予舒适护理,减轻术后疼痛与不适,使患者放下心理负担,积极主动配合治疗和护理[2]。

三、出院后的患者教育

患者出院时要向患者详细交待有关注意事项,耐心介绍疾病的自我护理方法,并指导患者及家属观察病情变化;指导患者注意劳逸结合、掌握合理营养的饮食要求,以清淡、低盐、优质蛋白、低糖、多维生素为主,保证供给足够的热能营养素,而且营养均衡,食物要做到合理加工烹饪,养成良好的饮食习惯;3个月内以少量的有氧运动为宜,运动15~30分/次,1~2次/天,并且循序渐进至机体能耐受;戒烟限酒,保持乐观的心情;定期复查,每3~6个月复查B超、CT、肾功能和胸片等,并且慎用有肾毒性药物[1,2]。

四、家属参与及同伴支持教育

良好情绪对疾病管理有积极作用,但是肾癌患者承受着较大的心理压力,对于患者的健康行为形成造成一定的阻碍,患者获得支持的来源不能仅局限于医疗机构的医护人员或志愿者,加强家庭及同伴支持也非常重要。

1. 家属参与教育　家属是患者最重要的看护者和支持者,良好的家庭支持能促进患者更好地配合治疗与护理。健康教育不仅针对患者,家属的参与可以使患者有被重视、被支持、被理解的感受;而家属也认识到关心和体贴对患者战胜疾病的重要性,从而给予患者更多的支持和帮助[3]。

家庭式参与模式的支持教育可提高患者的家庭支持力量,对患者的基本管理增加了新的防线,使医护人员、家庭照顾者、患者三方共同参与的健康管理流程更加规范[4],在患者自我管理的同时,加入了家属的管理行为,既确定了患者本人在行为形成的"主角"地位,也建议家属共同接受常用应急处置知识的分享,从计划的指导、目标的规划、操作的实施和效果的评定等环节融入到居家教育中,强化家属或照护者主动承担责任、积极主动地运用获得的策略调节和改变患者的态度和行为,使患者的自我管理效能提高,健康行为促进的行动力和执行力更强坚固。此外,让家属参与肾癌患者全程管理的过程中,能使患者保持情绪稳定,以积极的心态面对各种问题,同时也避免出现患者不能进入角色或角色行为得不到家属理解和支持的现象。由于家属参与了全程的健康教育及指导,对疾病也有更多的了解,可以为患者提供最好的照顾,使患者在精神上和心理上有所依赖,从而获得安慰和支持,减轻心理负担,改善机体功能和情绪,提高生活质量。

2. 同伴支持教育　同伴支持是一种来自他人的支持措施,因为有相似的生活经历,通过角色建模,增强了被教育者的认同感和激励态度,并同时为其他同伴提供实用的疾病管理经验和知识,其支持作用已被广泛接受,本质上,所有同伴教育项目的价值在于被教育者通过具有许多概念化经验的同伴教育产生自我认知,从而引发自身的潜力[5,6]。同伴支持教育的形式包括团体自助、同行专家和同伴支持者[7],是"专家"教育的一种补充。因为同伴支持者与患者有着相近的疾病经历,在对患者及其家属进行肾癌全程管理方面的交流时,他们能作为"过来人"传授自己的经验,从认知、压力应对和行为转变等方面直言不讳地谈论自己,能够更好地与患者建立信任,在给予患者信息的同时,更能观察到患者的负面情绪、反常举止、行为冲突等疾病不良因素,也分享了如情绪控制、情绪反馈、目标制定、计划执行等多方面"成效",促使患者增强了对自我行为能力的认知,进而增加了健康促进行为的觉醒和信心,在同伴之间的相互激励、相互支持和相互反思过程中,其行为更趋于健康。此外,患者能从他人的经验中提升处理自身问题的能力,有利于提升其自我效能感。

良好的情绪对疾病管理有积极作用,但是肾癌患者往往承受着较大的心理压力,如接受手术、带瘤生存、社会角色的改变、经济负担、生活方式的改变等对患者的健康行为形成造成一定的阻碍。患者教育应以平等为原则,改变以往"填鸭式"的传统灌注教育,强调经专业人士、同伴支持者、患者及家属之间的协同作用,达到指导、合作和共同参与,以提高患者疾病自我管理意识水平,使健康行为促进的行动力和执行力更加坚固。

五、晚期肾癌患者用药的依从性

所谓的用药依从性是指患者遵医嘱的实际用药行为（如规律性用药、合理化饮食以及改变生活方式等），同时能积极服从临床医疗人员对其进行的健康普及指导等，也可视为从配合用药治疗的程度来观察患者的用药依从性，即患者对用药治疗方案的具体执行程度[8]。目前癌症患者的用药依从性差的现象比较普遍，尤其在癌症晚期，患者可能会在疗效不显著时，私自加大剂量；或因病情过重而绝望，继而放弃治疗，这些不良行为均可严重影响用药治疗的效果，甚至导致治疗失败。

由于临床上存在多种因素影响着癌症患者的用药依从性，所以从诊治医师开具的处方到患者用药治疗的每个环节都会存在客观和主观的影响因素。这些因素包括：治疗过程因素，如治疗方案的复杂程度、疗程的长短等；患者自身因素，如年龄、心理压力、文化程度和经济状况等；相关医疗服务及环境因素等。因此，针对这些因素提出针对性策略，如增强患者的治疗信心、规范用药的提示标签、加强用药指导、持续提醒并督导患者按时按量用药、提高临床服务态度、改善医疗环境等，进而可大大提高癌症患者的用药依从性[9]。在这个过程中，需要患者能充分给予信任并能高度配合，还要摒弃错误的思想，不要相信所谓的良方秘术、不狭隘的误解药物产生的不良反应，如此，可有效提高癌症患者的用药依从性。此外，家人、朋友和社会也应给予患者所需的关怀和帮助，增强患者对治疗的信心，进而提高其用药依从性。

（孔垂泽　都书琪）

【参考文献】

[1] 郑秋. 肾癌伴腔静脉癌栓住院患者的健康教育及护理体会. 实用临床医药杂志, 2011, 15(10): 3-5.

[2] 孔雁萍, 毛颖瑜. 多房性囊性肾癌患者围术期健康教育及护理. 河北北方学院学报（自然科学版）, 2014(1): 95-96.

[3] 卞伟峰, 徐庆翠. 家属参与阶段性健康教育对肾癌患者术后适应状况及生活质量的影响. 临床护理杂志, 2011, 10(1): 18-19.

[4] 赵伟, 吴国华, 王鹏, 等. 家庭参与式健康管理对社区 2 型糖尿病患者自护行为影响研究. 中国全科医学, 2013, 16(40): 4062-4064.

[5] Smith SM, Paul G, Kelly A, et al. Peer support for patients with type 2diabetes: cluster randomised controlled trial. BMJ, 2011(342): 715.

[6] Seymour J E, Almack K, Kennedy S, et al. Peer education for advance care planning: volunteers'perspectives on training and community engagement activities. Health Expectations, 2013, 16(1): 43-55.

[7] Miyamoto Y, Sono T. Clinical Practice & Epidemiology in Mental Health. 2012, 8(1): 22-29.

[8] Patient Adherence// Encyclopedia of Behavioral Medicine. Springer New York, 2013: 1445-1445.

[9] Mcdonald HP, Garg AX, Haynes RB. Interventions to Enhance Patient Adherence to Medication Prescriptions: Scientific Review. Jama the Journal of the American Medical Association, 2002, 288(22): 2868-2879.

患者路径

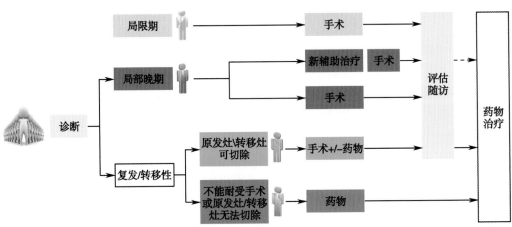

病 例

局限期肾癌，手术治疗

病例 1 体检发现右肾肿瘤 4 个月余——局部早期肾癌

患者,男性,66 岁,于 2015 年 11 月 3 日入院。

一、主诉

体检发现右肾肿瘤 4 个月余。

二、病史询问

> **思维提示**:患者系老年男性,4 个月余前体检时发现右肾占位,问诊应详细了解患者有无症状及体征,如有无腰部包块、血尿和疼痛(三联征)。肾脏占位多考虑为肿瘤性病变,且 85% 以上为恶性肿瘤。部分肾癌患者会出现"副瘤综合征",如高血压、体重减轻、发热等表现,在问诊时也应详细询问。

肾癌包括散发性和遗传性,问诊时应详细了解患者有无相关家族史(遗传性),以及与肾癌相关的危险因素,如吸烟、高血压、肥胖等(散发性)。随着影像技术、生活水平及健康意识的提高,越来越多的无症状早期肾癌被检出。

(一)问诊的主要内容及目的

1. 有无疼痛及疼痛特点 患者为早期肾癌,肿瘤小,可能没有疼痛或者疼痛不太明显。

2. 有无血尿?血尿的程度、时间、是否伴发血凝块等,及其与疼痛的关系如何 患者为早期肾癌,通常不会侵犯集合系统而引起血尿。

3. 发病时是否有高血压、发热、体重减轻等症状 虽然患者为早期肾癌,也可能出现"副瘤综合征",如高血压、体重减轻、发热等表现,在问诊时也应详细询问。

4. 病人的家族史及职业 病人亲属是否有肿瘤病史,尤其是肾癌病史。患者是否为某些特殊职业工人,有放射性物质及致癌性化学物质接触史。

(二)问诊结果

患者 4 个余月前体检,经 B 超发现右肾占位。患者当时主要表现为尿频,每晚 4～5 次,无明显腰痛、腰胀,无畏寒发热、咳嗽、咯血、肉眼血尿、尿痛、消瘦等不适。4 天前为求进一步诊治来诊,查双肾平扫及增强 CT 示右肾上级肿瘤,性质待定;左肾囊肿。既往体健,无家族遗传史及其他成员肿瘤史。否认高血压、糖尿病、高血脂等病史。否认肝炎、结核或其他传染病史,否认过敏史,6 年前右手中指外伤史,于河北医科大学第三医院手术治疗(具体不详）。体格检查未见阳性发现。

三、体格检查

（一）重点检查内容和目的

早期肾癌患者多无明显症状，本患者也为体检发现右肾肿瘤，伴有夜尿增多，因此对患者进行系统而全面的体格检查时，包括全身淋巴结触诊，测量患者的体温，触诊及叩诊肾区及输尿管，压走行区，针对本病人还应肛门指诊，明确前列腺增生情况。

（二）体格检查结果及思维提示

T 36.5℃、P 80 次 / 分、R 20 次 / 分、BP 119/82mmHg；意识清楚，无病容，皮肤巩膜无黄染，全身浅表淋巴结未见肿大；颈静脉正常，心界正常，心律齐，各瓣膜区未闻及杂音；胸廓未见异常，双肺叩诊呈清音，双肺呼吸音清，未闻及干湿啰音及胸膜摩擦音；腹部外形正常，全腹柔软，无压痛及反跳痛，腹部未触及包块，肝、脾肋下未触及；双下肢无水肿；双肾区未触及明显包块，无明显叩痛，双侧输尿管走行区无深压痛及叩击痛，外生殖器发育正常，肛门指诊前列腺Ⅱ度增大，质韧，未触及硬结。

> **思维提示**：肾脏肿瘤包括良恶性之分，其中良性肿瘤最常见的是血管平滑肌脂肪瘤，恶性肿瘤包括肾细胞癌、肉瘤等，以肾细胞癌最为常见。常用于肾脏占位病变的检查有超声、CT 和 MRI，大多数肾癌可通过超声或 CT 的典型表现与血管平滑肌脂肪瘤进行鉴别。

CT 和 MRI 在肾肿瘤的诊断中占有重要价值，但其最主要的作用在于进行较为准确的肿瘤分期，协助明确肿瘤的具体大小、位置、深度等等，以便临床治疗方案的制订。若多考虑为肾癌，还应搜索是否有转移病灶存在。肾癌最常见的肾外转移部位为肺部，故临床上常选择胸部 X 片或 CT 排除肺转移。在进行术前准备时，还应对患者进行全身情况进行评估，包括血常规、肾功能、电解质分肾功能测定（肾显像等），有助于手术方案的制订。

四、实验室和影像学检查

1. 全腹部增强 CT　右肾上极占位，大小约 18mm×18mm，边界较清，增强 3 期 CT 值分别为 31/40/67HU，部分突出肾轮廓外，左肾下极可见类圆形低密度影，直径约 13mm，未见明显强化，CT 值约 18HU，两侧肾盂肾盏无扩张，两肾门结构清晰，肾周脂肪存在，肾周筋膜无增厚。（图 1-1）

2. 数字化 X 线胸部正侧位检查　未见明显异常。

3. SPECT 肾显像　双侧上尿路引流通畅，肾功能正常。

4. 血清　BUN 3.92mmol/L，CREA 59.8μmol/L。

5. 血常规　WBC $2.9×10^9$/L；RBC $4.42×10^{12}$/L；HGB 144g/L；PLT $202×10^9$/L。

6. 血清生化及电解质　血清钙 2.32mmol/L，血清磷 1.12mmol/L，肌酸激酶 306.98U/L，CHOL6.7mmol/L，HDL2.35mmol/L，余无异常。

7. 尿常规　无异常；尿培养：无细菌生长。

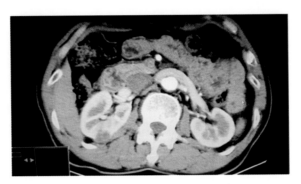

图 1-1　入院时腹部增强 CT 所见

> **思维提示**：重要的辅助检查有如下四项：①泌尿系 B 超；②腹部增强 CT；③利尿肾图 /SPECT 肾显像；④血液学检查：血清肌酐、血红蛋白、血红细胞、血白细胞、血清钙、磷、碱性磷酸酶等。结合患者病史、体格检查及辅助检查结果，排除了泌尿系结核等疾病，确定了右肾实性占位的诊断，并了解到右肾门淋巴结无增大。目前，患者肾功能正常、两侧肾功能良好。因此，结合患者情况，右肾肿瘤需考虑外科手术治疗，根据手术后病理检查结果及手术效果决定术后其他治疗方案。其治疗方案包括：保留肾单位的右侧肾肿瘤切除术，可以选择开放性手术、腹腔镜手术以及机器人手术。

五、治疗方案的制订及效果

（一）治疗方案及理由

经后腹腔镜保留肾单位的右侧肾肿瘤切除术，理由是患者老年男性，主因体检发现右肾肿瘤 4 个月余入院，CT 考虑为局部早期肾癌，且肿瘤位于肾上级，肿瘤体积小，未侵犯集合系统，体格检查无异常，无腹腔镜禁忌。

（二）治疗结果

患者最终接受手术治疗，术中发现肿瘤位于右肾上极，大小约 15mm，形状规则，动脉夹阻断肾动脉，距离肿瘤边缘 5mm 电凝标记，锐性剜除肿瘤，电凝基底，应用 V-LOCK 缝线缝合创缘。手术用时 62 分钟，阻断动脉 17 分钟。

（三）术后病理诊断

透明细胞性肾癌 1 级，肾周脂肪未见癌。

> **思维提示**：根据现有检查，患者诊断考虑为早期局限性右肾癌，为 cT1aN0M0。目前的治疗方法主要包括手术切除肿瘤及术后辅助性的免疫治疗或严密随诊无需任何治疗。

六、对本病例的思考

肾部分切除术的价值　患者肿瘤为局限早期，肿瘤体积小，突出肾脏表面，肾部分切除难度不大，这样可以最大限度保留患者正常肾单位，保证患者术后肾功能正常。肾部分切除术已经成为治疗早期肾癌的金标准，与根治性肾切除术比较，其肿瘤学效果相似，同时由于保留了患者肾单位，明显降低了远期发生肾功能不全的风险。

（河北医科大学第二医院　齐进春）

病例 2 左腰部疼痛 2 年，间断无痛性肉眼血尿 3 个月——局限性肾癌

患者，女性，52 岁，于 2014 年 6 月 15 日入院。

一、主诉

左腰部疼痛 2 年，间断无痛性肉眼血尿 3 个月。

二、病史询问

> **思维提示：** 肾脏占位多为肿瘤性病变，且 85% 以上为恶性肿瘤。患者系中年女性，病史较长，出现疼痛及肉眼血尿，但是不伴有尿路刺激症状，应考虑可能存在泌尿系统肿瘤，因为已经出现"三联征——腰腹部包块、血尿、疼痛"中的两项，所以应详细了解患者有无体征。本患者可能已经是中晚期肿瘤病人，在问诊时也应详细询问是否有"副瘤综合征"等肾外表现，如高血压、体重减轻、发热等。肾癌包括散发性和遗传性，问诊时应详细了解患者有无相关家族史（遗传性），以及与肾癌相关的危险因素，如吸烟、高血压、肥胖等（散发性）。

（一）问诊的主要内容及目的

早期肾癌多无症状，常为体检中发现。出现"血尿、疼痛和肿块"典型三联征的病人仅占 10% 左右，且多已经为晚期肾癌。"副瘤综合征"在 10%～40% 的肾癌病人中发生。约 25%～30% 的病人有转移症状的表现。所以问诊应侧重以上各方面症状表现。

1. 早期肾脏肿瘤往往不会引起明显腰部疼痛，较大肿瘤因引起肾脏包膜张力过高而出现腰部胀痛不适；当出现严重血尿时，凝血块通过输尿管时，部分病人可出现肾绞痛。局部晚期肾脏肿瘤可侵犯周围组织，甚至肌肉及神经等而引起持续性较剧烈的疼痛。所以问诊疼痛特点，推测肿瘤情况，同时能与结石，尿路感染，其他系统疾病鉴别诊断。

2. 问诊是否有血尿？血尿特点，是否伴有血块？间歇或持续 早期肾癌通常不会引起血尿，肾癌侵犯集合系统时可出现血尿，多表现为无痛间断血尿，可有长条状血凝块，与肾盂癌类似。引起血尿的其他原因较多，也包括了损伤、结石、结核和泌尿系感染等。所以通过仔细问诊鉴别诊断上述疾病，明确血尿的程度以决定是否需要急诊处理血尿，全程血尿多为上尿路来源，包括了肾脏内科疾病、肾脏或输尿管肿瘤及结石等；终末期血尿多为膀胱结核等；排尿前血尿多为尿道来源，如损伤、炎症等。

3．问诊是否有"副瘤综合征"——高血压、发热、红细胞沉降率增快、高钙血症、高血糖、红细胞增多症等症状　发热多为肿瘤坏死或出血吸收或分泌细胞因子白介素-6等引起。高血压多由于肿瘤压迫导致肾素分泌过多引起。

4．转移病灶　如病理骨折，咳嗽、咯血，神经麻痹及疼痛症状等，问诊时应注意。

（二）问诊结果

患者2年前无明显诱因出现左腰部疼痛，呈胀痛，无局部放散痛，无血尿，无尿频、尿急、尿痛，无畏寒发热，无咳嗽、咯血，未在意。以后腰痛症状时有出现，3个月前无诱因出现洗肉水样血尿，无血凝块，无尿急、尿频、尿痛，1个月前血尿再次出现，伴有条状凝血块，就诊当地医院，诊断"右肾囊肿，左肾占位"，遂来我院进一步诊治。既往体健，无家族遗传史及其他成员肿瘤史。原发性高血压史5年，既往血压最高达170/105mmHg，口服盐酸贝那普利10mg/d，血压控制平稳130/90mmHg左右。否认糖尿病、高血脂等病史。否认肝炎、结核或其他传染病史，否认过敏史，预防接种史不详。2年前行"甲状腺结节切除术"，5年前行"子宫肌瘤切除术"，20年前行"乳腺纤维瘤切除术"。婚育史：顺产1次。

三、体格检查

（一）重点检查内容和目的

患者有左腰部疼痛及血尿，检查注意双腰部曲线是否对称，是否有明显隆起，触痛及叩击痛是否明确，因此对患者进行系统而全面的体格检查时，应重点注意测量患者的体温、初诊及叩诊肾区及输尿管走行区，了解有无包块及疼痛等体征。

（二）体格检查结果及思维提示

T 36.5℃、P 101次/分、R 22次/分、BP 130/90mmHg；神清语明，无病容，皮肤巩膜无黄染，全身浅表淋巴结未见肿大；颈静脉正常，心界正常，心律齐，各瓣膜区未闻及杂音；左侧乳腺3点处可见手术瘢痕约4cm长，余胸廓未见异常，双肺叩诊呈清音，双肺呼吸音清，未闻及干湿啰音及胸膜摩擦音；腹部外形正常，下腹正中见手术瘢痕约10cm长，全腹柔软，无压痛及反跳痛，腹部未触及包块，肝、脾肋下未触及；双下肢无水肿；双肾区未触及明显包块，左肾区轻度叩痛，双侧输尿管走行区无深压痛，外生殖器发育正常。

> **思维提示**：肾脏肿瘤是泌尿系统较常见的肿瘤之一，多为恶性，发病率仅次于膀胱癌。其中良性肿瘤最常见的是血管平滑肌脂肪瘤，恶性肿瘤以肾细胞癌最为常见，约占原发性肾恶性肿瘤的85%左右。超声、CT和MRI为常用检查方法。目前CT和MRI在肾肿瘤的诊断中占有重要价值，对肿瘤分级、分期相对准确，以便临床治疗方案的制订。同时通过超声或CT的典型表现可与血管平滑肌脂肪瘤进行鉴别。因为肾癌最常见的肾外转移部位为肺部，故临床上常选择胸部X片或CT排除肺转移。还应排除其他部位转移灶的存在。对患者进行全身情况进行评估，包括血常规、肾功能、电解质分肾功能测定（肾显像等），有助于手术方案的制订。

四、实验室和影像学检查

1．泌尿系统、肝胆胰脾彩超　双肾大小正常，皮髓界限清晰，左肾上极可见低回声团块,大小 7.18cm×7.17cm×7.3cm,边界清,向肾外突出,周边血流信号丰富,环绕,右肾上极可见长径 0.94cm 囊性回声,壁上可见强斑,CDFI:双肾内血流分布正常。双侧输尿管无扩张。肝右叶斜径 12.6cm,实质回声粗密,增强,未见明显占位性病变。肝内外胆管未见扩张,门静脉及肝静脉未见扩张。CDFI:肝内血流分布正常。胆囊大小正常,壁不厚、光滑,腔内未见明显异常回声。胰腺大小正常,实质回声均匀,主胰管无扩张。脾不厚,肋下无。

2.全腹部增强 CT,肾 CTA(图 2-1、图 2-2) 双肾动脉显示清楚,起源如常,管壁光整,管腔未见明显狭窄及斑块形成。左肾上极可见类圆形肿块,边界清晰,大小约为 7.6cm×7.5cm×7.3cm,动脉期强化明显。病变同左肾上组肾盏分界不清楚,左肾上组肾盏增宽。双肾终不可见多发类圆形无强化低密度影,边界清晰,最大者直径约为 1.5cm,动脉期无强化。

3.肺 CT 胸廓对称,纵隔气管居中,右肺上叶后段可见斑点状钙化密度影;右肺下叶外基底段及左肺上叶舌段可见索条样密度增高影,边界清晰,纵隔窗未见显示;余肺内未见异常密度影。气管及各叶、段支气管开口通畅。纵隔内未见肿大淋巴结影。肝脏密度不均匀减低,CT 值为 17～52HU。

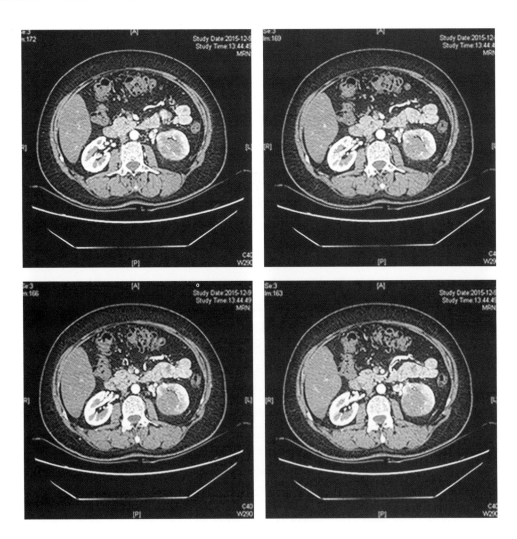

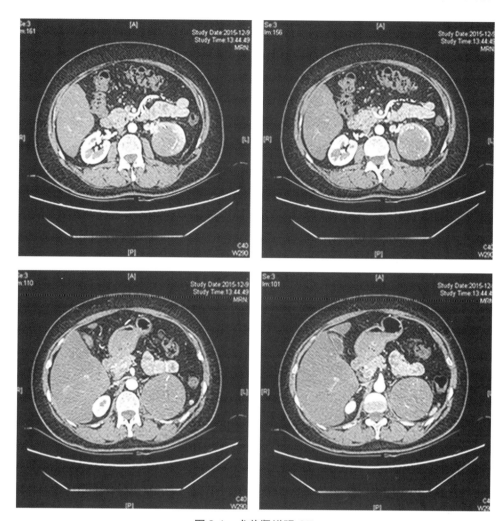

图 2-1　术前肾增强 CT

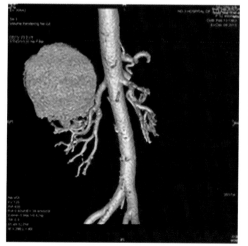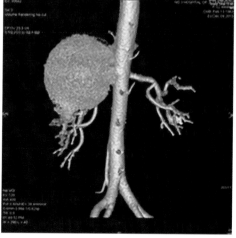

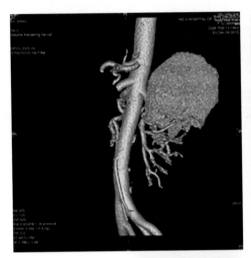
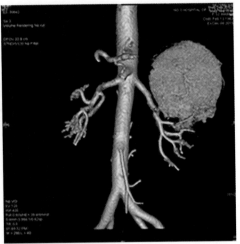
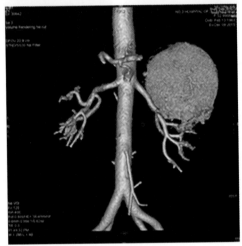

图 2-2　术前肾 CTA

4. 静脉肾盂造影(图 2-3)　经静脉注入造影剂 5 分钟、10 分钟、30 分钟后分别摄片,左侧上组肾盏显示不清,余双侧肾盂、肾盏显影浅淡,形态如常,肾盏杯口存在。解除压迫带后,双侧输尿管显影浅淡,未见扩张;膀胱充盈良好,膀胱壁光整,未见明显充盈缺损。

5. 尿常规　白细胞 8 个 /HP、红细胞 5100 个 /HP;尿蛋白(−)。

6. 尿培养　无细菌生长。

7. 血常规　WBC $8.24×10^9$/L;RBC $4.10×10^{12}$/L;HGB 112g/L;PLT $241×10^9$/L。

8. 血清生化及电解质　血清钠 140.20mmol/L,血清钾 4.10mmol/L,碱性磷酸酶 87IU/L。

9. 肾功能　BUN 6.8mmol/L,CREA 89.5μmol/L。

10. 肝功能　γ- 谷氨酰转移酶(γ-GGT)62.30IU/L,亮氨酸氨基肽酶 42.66U/L,乳酸脱氢酶 251.90IU/L。

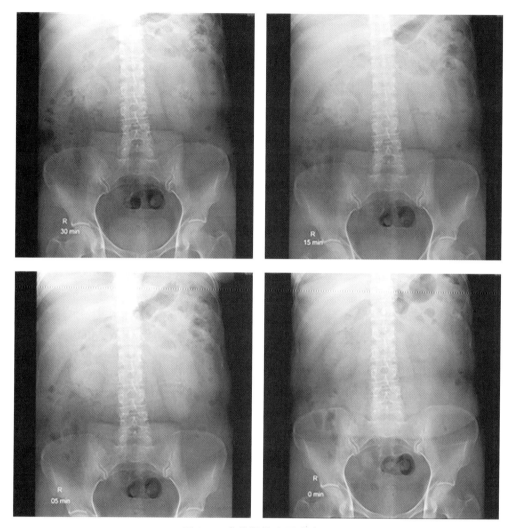

图2-3　术前肾静脉尿路造影

　　思维提示:本例患者,为明确诊断及术前准备,辅助检查如下:①泌尿系统,肝胆胰脾超声;②胸及腹部增强 CT,肾脏 CTA;③肾静脉尿路造影;④血液及血清生化检查:血常规,肝功能、肾功能,出凝血时间,血清离子、碱性磷酸酶等。结合患者病史、体格检查及辅助检查结果,可以排除肾血管平滑肌脂肪瘤、泌尿系结核、肾囊肿等疾病,可以确定左肾肿瘤的诊断,恶性肿瘤可能性极大。目前检查未见局部肿大淋巴结及远处转移,肾功能正常、两侧分肾功能良好。考虑临床诊断:cT2aN0M0。因此,治疗方案应考虑外科手术治疗,根据术后病理检查结果决定最终诊断及术后其他治疗方案。治疗方案:左肾根治性切除术,可以选择开放性手术、腹腔镜手术以及机器人手术。

五、治疗方案的制订及效果

（一）治疗方案及理由

采用后腹腔镜左肾根治性切除术。本病例腹部增强 CT 及肾 CTA 提示左肾上极可见类圆形肿块，边界清晰，大小约为 7.6cm×7.5cm×7.3cm，肾蒂及腹主动脉旁未见明确肿大淋巴结。术前临床分期：cT2aN0M0。根据 2014 版中国泌尿外科疾病诊断治疗指南，肾脏肿瘤直径大于 7cm 不适合行肾脏部分切除术（NSS），但是目前国内大型医院的部分经验丰富的医生也尝试采用 NSS 治疗较大的肾肿瘤，据报道效果良好。但是本病例因为肿瘤位置紧邻肾蒂血管，如果采用肾脏部分切除术，创面缝合困难，所以结合指南采用左肾根治性切除术。因为超声、CT 等辅助检查未发现肿瘤侵犯左侧肾上腺，所以术中不需要切除左侧肾上腺。相对传统开放性手术，微创手术的治疗效果相同，（经腹腔或后腹腔）腹腔镜手术，机器人手术皆可以选择。本病例左肾肿瘤最大直径小于 8cm，选择经后腹腔镜左肾根治性切除术，可以减少对肠道的影响。机器人手术也可采用，手术精细度更高，但是费用高，设备要求高。

（二）治疗结果

患者接受后腹腔镜左肾根治性切除术治疗，术中发现肿瘤位于左肾上极，大小约 7.2cm×6.5cm×5.0cm，结节状。肾蒂旁及腹主动脉周围未见肿大淋巴结；常规清扫肾蒂旁淋巴组织（图 2-4）。

（三）术后病理诊断

pT2aN0M0，Fuhrman 2 级。（左肾）嫌色细胞癌。伴灶状钙化，侵及肾被膜下，未见脉管及神经受累，肾窦脂肪囊及输尿管断端未受累。肾蒂及腹主动脉旁淋巴结（0/3）。肿瘤免疫组化：CK7、Pax-8、CD117 及 E-cad（+）Vim、CD10 及 RCC（-）Ki67（<1%+）（图 2-5）。

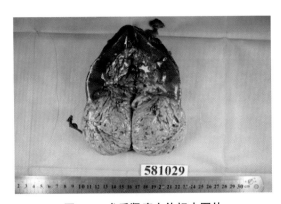

图 2-4　术后肾癌大体标本图片

> **思维提示**：根据术后病理：肾嫌色细胞癌，pT2aN0M0，Fuhrman 2 级。病人为局限性肾癌，肾嫌色细胞癌源于肾皮质集合管上皮，其余后较透明细胞癌好。pT1b～pT2 期肾癌术后 1～2 年内约有 20%～30% 的患者发生转移。术后细胞因子治疗，放疗，化疗不能降低复发率和转移率。高危患者有可能在临床实验中获益。目前分子靶向药物（如舒尼替尼、索拉非尼、依维莫斯、阿昔替尼等）治疗适应证为转移性肾癌，对于局限性及局部进展性肾癌的术后辅助治疗正在实验中，尚无可以推荐的辅助治疗方案。

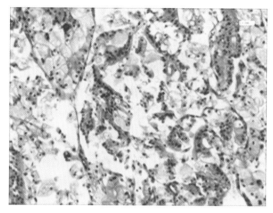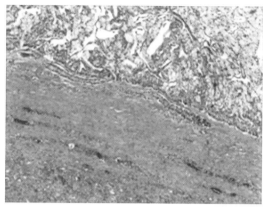

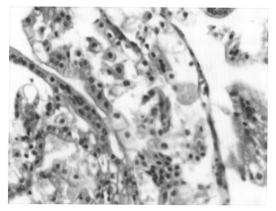

图2-5 术后肾癌病理图片

六、对本病例的思考

本例病例分析病史,体检,辅助检查结果,术前诊断与术后诊断基本一致,病理分型为:肾嫌色细胞癌相比肾透明细胞癌少见,但是预后较透明细胞癌好。患者术前检查肾功能正常,双肾功能较好,因为左肾肿瘤体积较大,最大直径超过7cm,同时肿瘤紧邻肾蒂血管,所以选择后腹腔镜左肾根治性切除术,手术顺利,术后恢复好。如果病人肾功能不全或孤立肾,是否能采用肾脏部分切除术(NSS)?或者是否可以术前采用分子靶向药物治疗使肿瘤体积缩小后,再尝试NSS手术?目前仍没有人量统计学数据支持,但是可以作为 种手术尝试。

(吉林大学中日联谊医院 孔祥波)

【参考文献】

那彦群,叶章群,孙颖浩,孙光. 中国泌尿外科疾病诊断治疗指南(2014版). 北京:人民卫生出版社,2014.

病例3 左腰痛7天——遗传性双肾多发肿瘤

患者,男性,39岁,于2015年11月15日入院。

一、主诉

左腰痛疼痛7天,CT检查示双肾肿物4天。

二、病史询问

> **思维提示:** 患者系中青年男性,7天前无明显诱因出现左腰痛,4天前CT检查发现双肾占位,双肾多发占位多考虑遗传性疾病—VHL病,问诊应首先询问有无家族史(遗传性),有无中枢神经系统、胰腺及附睾肿瘤病史,同时应详细了解患者有无其他三联征症状,如腰部包块、肉眼血尿。部分肾肿瘤患者会出现"副瘤综合征",如高血压、体重减轻、发热等症状,在问诊时也应详细询问。为术前准备,问诊时还应询问患者有无糖尿病、冠心病、气管炎等基础疾病,同时,问诊时也应询问有无过敏史。

(一)问诊的主要内容及目的

1. 有无家族史?有无中枢神经系统、胰腺及附睾肿瘤病史 中青年患者,双肾多发占位,首先考虑遗传性疾病—VHL病,VHL病为常染色体显性遗传病,多有家族史;VHL基因失活导致一系列脏器病变,包括中枢神经系统及视网膜成血管细胞瘤、肾癌、肾囊肿、附睾囊肿、胰腺囊肿、胰岛细胞瘤及嗜铬细胞瘤。

2. 疼痛及疼痛特点 疼痛是钝性疼痛还是锐性疼痛?疼痛是持续性还是间歇性?是否有放射痛或牵涉痛?

较小的肿瘤通常不会引起明显的疼痛,而肿瘤体积较大导致肾脏包膜张力过大会引起腰、腹部疼痛,局部组织受压或受侵可能出现较剧烈的疼痛,骨转移瘤多伴有相应部位的骨痛。

3. 有无血尿?血尿的程度、时间,及其与疼痛的关系如何 创伤、肿瘤、结石、感染等均可引起血尿,肾实质肿瘤多不伴肉眼血尿,肿瘤侵犯肾盂时可发生肉眼血尿,多为无痛、全程肉眼血尿,可伴有血凝块。

4. 发病时是否有高血压、发热、体重减轻、咳嗽等症状 10%～40%的肾癌患者会出现副瘤综合征,表现为高血压、贫血、体重减轻、恶病质、发热、红细胞增多症、肝功能异常、高钙血症、高血糖、红细胞沉降率增快等改变。肿瘤肺部转移可致咳嗽、咯血等症状,在问诊时也应详细询问。

5. 有无糖尿病？有无冠心病？有无气管炎？有无药物过敏史　血糖异常、心肺功能异常会导致手术推迟，药物过敏史会影响术前、术中及术后用药，在问诊时也应详细询问。

6. 患者的职业　详细询问患者是否有放射性物质及致癌性化学物质接触史。

（二）问诊结果

患者职业为教师，7 天前无明显诱因出现左腰部钝痛，间歇性，休息后可缓解，无肉眼血尿，无尿频、尿急、尿痛，无尿流中断，无发热、乏力，无恶心、呕吐，无咳嗽、咳痰，无腹痛、腹胀，无体重减轻。父亲及叔父患 VHL 病（双肾透明细胞癌），既往体健，否认高血压、糖尿病、气管炎病史，否认肝炎、结核或其他传染病史，否认过敏史。

三、体格检查

（一）重点检查内容和目的

患者双肾占位体积不大，不除外腰椎病变引起腰痛可能，因此对患者进行系统而全面的体格检查时，应重点检查患者椎体有无压痛、传导痛，并触诊肾区及输尿管走行区，了解有无包块及压痛、反跳痛等体征。

（二）体格检查结果

T 36.4℃、P 72 次 / 分、R 18 次 / 分、BP 118/76mmHg；神志清楚，皮肤、巩膜无黄染，全身浅表淋巴结未见肿大；颈静脉正常，心界正常，心律齐，各瓣膜区未闻及杂音；胸廓未见异常，双肺呼吸音清，未闻及干、湿性啰音；腹部外形正常，全腹柔软，无压痛及反跳痛，腹部未触及包块，肝、脾肋下未触及；脊柱无压痛，无叩击痛；双肾区未触及明显包块，无压痛及叩击痛，双侧输尿管走行区无深压痛及叩击痛，耻骨上膀胱区无压痛，未触及明显包块，外生殖器发育正常。

四、实验室和影像学检查

> **思维提示**：肾脏肿瘤包括良性肿瘤和恶性肿瘤，其中良性肿瘤最常见的是血管平滑肌脂肪瘤，恶性肿瘤包括肾细胞癌、肉瘤等，以肾细胞癌最为常见。常用于肾脏占位病变的检查有超声、CT 和 MRI，大多数肾癌可通过超声或 CT 的典型表现与血管平滑肌脂肪瘤进行鉴别。CT 和 MRI 在肾肿瘤的诊断中占有重要地位，其最主要的作用在于明确肿瘤的大小、位置、毗邻等，进行较为准确的临床分期，以便制订合理的治疗方案。VHL 病患者可能有中枢神经系统及视网膜成血管细胞瘤、肾癌、肾囊肿、附睾囊肿、胰腺囊肿、胰岛细胞瘤及嗜铬细胞瘤等病变，因此影像学检查不能局限于腹盆部，还应包括头颈部。如为恶性病变，还应检查是否有转移病灶存在。肾癌最常见的肾外转移部位为肺部，故常选择胸部 CT 或 X 片排除肺转移。在进行术前准备时，还应对患者全身状况进行评估，包括血常规、肝肾功能、电解质、血凝四项、心电图、肺功能、ECT 肾图等，有助于术前准备的顺利进行。

1. 颅脑、胸、腹、盆 CT　双肾多发肿块影，大者位于左肾，截面约 6.8cm×3.9cm，增强扫描动脉期明显强化，静脉期对比剂廓清迅速；左肾肿块向内与肾盂及肾静脉分界欠清。双肾示多发囊性密度灶。（图 3-1）颅脑 MRI 及胸部、盆腔 CT 未见明显异常。

2. ECT 肾图　双肾功能正常。

3. 血清BUN　3.8mmol/L；Cr 54.3μmol/L。

4. 血常规　WBC 6.13×10⁹/L；RBC 5.60×10¹²/L；HGB 142g/L；PLT 201×10⁹/L。

4. 血常规　WBC 6.13×10^9/L；RBC 5.60×10^{12}/L；HGB 142g/L；PLT 201×10^9/L。

5. 血生化及电解质　血清钙2.08mmol/L，碱性磷酸酶126IU/L。

6. 尿常规　白细胞(−)、红细胞(−)、细菌(−)、尿蛋白(−)。

7. 心电图　大致正常心电图。

8. 肺功能　肺功能大致正常。

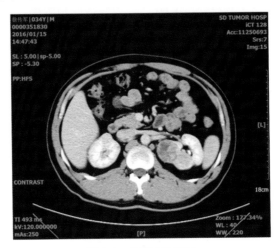

图3-1　腹部CT所见

> **思维提示**：重要的辅助检查有如下五项：①颅脑、胸腹盆CT；② ECT肾图；③血液学检查：血清肌酐、尿素氮、血红蛋白、红细胞、白细胞、血小板、血清钙、碱性磷酸酶等；④心电图；⑤肺功能。结合患者家族史、病史及辅助检查结果，排除了泌尿系结核、结石等疾病，确定了VHL病的诊断。目前患者肾功能正常，心、肺功能正常，肝功能正常，无贫血及感染表现，提示无明显手术禁忌，VHL病首选外科手术治疗，双肾病变，复发率较高，有存在隐匿病灶可能，应尽量保留肾单位，行保留肾单位的双肾肿瘤切除术，可以选择开放性手术、腹腔镜手术及机器人手术。

五、治疗方案的制订及效果

(一)治疗方案及理由

保留肾单位的双肾肿瘤切除术。VHL病多为VHL基因失活引起双肾病变，病变多发，有隐匿病灶可能，需尽量保留患者的肾单位，患者心、肺功能正常，无明显手术禁忌，因此应行保留肾单位的双肾肿瘤切除术。

(二)治疗结果

患者最终接受保留肾单位的双肾肿瘤切除术，术中探查：双肾可见多发实性肿物及囊性肿物，大者为实性，位于左肾，为多个肿瘤融合而成，约7cm×6cm×4cm，侵及肾盂，与左肾静脉距离较近，先后分别阻断双侧肾动脉(右侧21分钟，左侧28分钟)后，完整切除所见肿瘤及囊肿(图3-2)，缝合肾脏缺口，手术顺利。

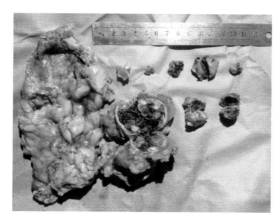

图 3-2　切除标本

（三）术后病理诊断

左肾肿瘤 1、右肾肿瘤 3、4、5、6 透明细胞癌（图 3-3），核 2 级，侵犯肾被膜，未侵犯脂肪囊。"左肾肿瘤 1"、"左肾脂肪囊"、"右肾肿瘤 1"未见癌。右肾肿瘤 2 血管平滑肌脂肪瘤（图 3-4）。免疫组化：HMB45+、MelanA+、SMA+、S-100-、Desmin-、CD10-、Vimentin+、CK8/18-、CKpan-（2016-200671）。

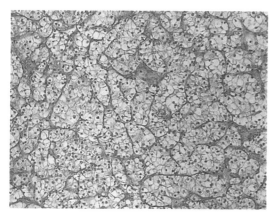

图 3-3　肾癌病理图像 ×200

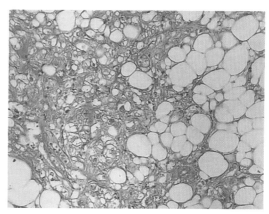

图 3-4　肾血管平滑肌脂肪瘤图像 ×200

思维提示：根据现有检查结果，患者诊断为 VHL 病（1. 双肾透明细胞癌；2. 右肾血管平滑肌脂肪瘤；3. 双肾囊肿）。目前 VHL 病的治疗方法主要为手术治疗，原则是在保证肾功能的前提下，完整、完全切除肿瘤。为保护肾功能，术前应行肾血管造影，明确肿瘤血供，以便术中超选择阻断肾动脉。阻断肾动脉前，应充分游离肾脏，明确肿瘤数目及各自位置，必要时利用术中 B 超协助定位，力求不遗漏肿瘤，保证治疗效果。为缩短肾缺血时间，对较小的肿瘤，切除时可不阻断肾动脉。VHL 相关性肾癌术后具有较高的复发率，因此应尽最大努力保留患肾，切除较大肿瘤后，缝合肾盂缺口后再缝合肾实质，以降低尿瘘发生率。对于切除困难的肿瘤，可在穿刺明确病理后，行肿瘤射频消融术或靶向治疗。

六、对本病例的思考

1. VHL 病的特点　VHL 病为常染色体显性遗传病，发病率较低，因 VHL 基因失活导致一系列脏器病变，包括中枢神经系统及视网膜成血管细胞瘤、肾癌、肾囊肿、附睾囊肿、胰腺囊肿、胰岛细胞瘤及嗜铬细胞瘤等。该患者有 VHL 病家族史，CT 检查发现双肾多发实性及囊性肿物，多发实性肿物符合肾细胞癌增强扫描"快进快出"的典型 CT 表现，VHL 病诊断较为明确。

2. VHL 病治疗方案的选择　因为 VHL 病多器官受累的特点，术前应完善相关影像学检查，明确有无其他脏器病变。肾细胞癌为 VHL 病中恶性程度最高的疾病，常为多灶性，且多双侧发病，具有高局部复发率及低远处转移率，因此保留肾单位的手术成为治疗首选。

3. VHL 病的手术要点　针对此类肾癌的手术治疗，原则是在保证肾功能的前提下，完整、完全切除肿瘤。为保护肾功能，术前应行肾血管造影，明确肿瘤血供，以便术中超选择阻断肾动脉。阻断肾动脉前，应充分游离肾脏，明确肿瘤数目及各自位置，必要时利用术中B 超协助定位，力求不遗漏肿瘤，保证治疗效果。为缩短肾缺血时间，对较小的肿瘤，切除时可不阻断肾动脉，但该做法会增加出血风险。切除较大肿瘤后，缝合肾盂缺口后再缝合肾实质，可降低尿瘘及术后肉眼血尿发生率。对于切除困难的肿瘤，可在穿刺明确病理后，行肿瘤射频消融术或靶向治疗。

4. VHL 病的术后随访　明确 VHL 病诊断后，应对患者进行相关知识宣教和心理疏导，并提醒其高危家庭成员定期体检。安排患者进行定期复查，并跟踪预后，及时随诊的主要目的是检查是否有复发、转移和新生肿瘤。第一次随诊可在术后 4～6 周进行，行肾脏 CT 扫描，主要评估肾脏功能、失血后的恢复状况以及有无手术并发症，并了解肾脏形态变化，为今后的复查做对比之用。

（山东省肿瘤医院　边家盛）

病例4 体检发现右肾占位10天——局限性肾癌

患者，男性，76岁，于2015年6月15日入院。

一、主诉

体检发现右肾占位10天。

二、病史询问

患者10天前体检经B超发现右肾占位。进一步行CT检查提示：右肾上极占位，大小约2.5cm×2.0cm×2.0cm，肾癌可能性大。患者无明显腰痛、胀，无畏寒发热、咳嗽咯血、肉眼血尿、尿频急痛、消瘦等不适。既往体健，无家族遗传史及其他成员肿瘤病史。高血压十余年，血压最高160/100mmHg，口服苯磺酸左旋氨氯地平片2.5mg/次，一日1次，血压控制平稳。否认糖尿病、高血脂等病史。否认肝炎、结核或其他传染病，无过敏史。否认手术外伤史，否认输血史。

> **思维提示**：患者系老年男性，10天前体检时发现右肾占位，问诊时需详细了解患者有无症状及体征（如今随着生活水平、影像技术的提高大多数就诊者为早期无症状患者），如有无腰背部包块、血尿和腰背部疼痛（肾癌三联征多属晚期表现，现在已经少见）。肾脏肿瘤85%以上是恶性肿瘤。部分晚期患者会出现"副瘤综合征"，如高血压、体重减轻、发热等表现。在问诊时需注意。肾癌包括散发性和遗传性，了解患者有无家族史（遗传性），以及与肾癌相关的危险因素，如吸烟、高血压、肥胖等。

三、体格检查

T 36.6℃、P 78次/分、R 20次/分、BP 148/91mmHg。意识清楚，无病容，皮肤巩膜无黄染，全身浅表淋巴结未见肿大；颈静脉正常，心界正常，心律齐；各瓣膜区未闻及杂音；胸廓未见异常，双肺叩诊呈清音，双肺呼吸音清，未闻及干湿啰音及胸膜摩擦音；腹部外形正常，全腹柔软，无压痛及反跳痛，腹部未触及包块，肝、脾肋下未触及；双下肢无水肿；双肾区未触及明显包括，无明显叩痛，双侧输尿管走行区无深压痛及叩击痛，外生殖器发育正常。

　　思维提示： 目前临床上常见的肾脏肿瘤多为无症状肾癌，其体格检查常呈现阴性表现。典型的血尿、腰痛和腹部肿块"肾癌三联征"临床出现率较低，肿瘤进展至晚期时部分患者方有所表现。触诊可及的肾脏肿瘤较为少见，如可触及，肾癌已达相当大体积。肾区的压痛或叩击痛体征一方面可能是由于肾脏肿瘤增大，充胀肾包膜引起，常为钝痛；另一方面则可能是肾癌侵犯肾盂，血凝块形成进入尿液集合系统，堵塞输尿管，造成绞痛。

四、实验室和影像学检查

　　1．泌尿系彩超　左肾大小未见明显异常；右肾上极实性占位，大小约 25mm×20mm。双侧输尿管及膀胱均未见明显异常。

　　2．泌尿系增强 CT　右肾上极占位，大小约 2.5cm×2.0cm×2.0cm，肾癌可能性大。

　　3．数字化 X 线胸部正侧位检查　未见明显异常。

　　4．SPECT 肾显像　双侧侧上尿路引流通畅，双肾功能轻度受损。

　　5．血清　BUN 5.9mmol/L，CREA 75.7μmol/L。

　　6．血常规　WBC 7.68×10^9/L；RBC 4.82×10^{12}/L；HGB 119g/L；PLT 134×10^9/L。

　　7．血清生化及电解质　血清钙 2.03mmol/L，血钾 4.16mmol/L，碱性磷酸酶 79IU/L。

　　8．尿常规　白细胞 4 个 /HP、红细胞 1 个 /HP、脓细胞（－）；尿蛋白（－）；尿培养：无细菌生长。

　　思维提示： 肾脏肿瘤的辅助检查主要目的有二：一是通过包括超声、CT、MRI 及 ECT 在内的一系列影像学检查明确患者的肿瘤临床分期及患侧肾脏功能；二是通过实验室检查等手段全面评估患者的机体功能状态，有无合并疾病，是否具备实施手术治疗所需的必要条件。通过以上两方面内容的评估，依据客观结果严格把握手术适应证，排除手术禁忌证，从而实现治疗决策的最优化。

五、治疗方案的制订及效果

（一）治疗方案及理由

　　后腹腔镜下高选择性肾动脉阻断肾部分切除术。术前通过三维重建全面了解肾动脉及其分支与肿瘤的关系，明确目标动脉，模拟肾部分切除术切除肿瘤。

（二）治疗结果

　　患者最终接受手术治疗，术中发现肿瘤位于右肾下极，大小约 20mm，不规则。游离肾动脉及其分支并通过三维重建实时引导确立目标动脉，以血管阻断带标记目标动脉。配合术中超声确定肿瘤大小，与正常组织的分界，模拟阻断目标动脉可见肿瘤血供明显减少，解除阻断可见恢复血供。以血管阻断夹夹闭目标动脉，切除肿瘤并缝合创面，热缺血时间 13 分钟。

（三）术后病理诊断

　　右肾透明细胞癌，核分裂 2 级。肿瘤基底组织及瘤周脂肪未见癌细胞。

　　思维提示：选择"后腹腔镜下高选择性肾动脉阻断肾部分切除术"这一术式的理由有三：一是后腹腔镜肾脏手术具有创伤小、恢复快的优势，患者获益大，易于接受；二是肿瘤体积较小，具备实施保留肾单位手术的适应证。在完整切除肿瘤，贯彻"无瘤原则"的前提下最大限度保留正常肾组织，可以实现患者外科治疗最大化获益，对于患者的远期预后具有重要且积极的意义；三是借助先进的三维重建技术，在术前可以充分获知肿瘤动脉的空间位置、走行及毗邻解剖关系，预先评估阻断肿瘤动脉实施肿瘤切除的可行性并设计出可操作性方案，从而实现动脉阻断的高选择性，最大限度降低热缺血损伤的非靶区边际范围，有效降低患者术后出现慢性肾功能不全的风险，真正意义上践行精准外科治疗的理念。

六、对本病例的思考

　　1. 个体化的术中入路规划　本例血管的个体化特点简单可总结为：一动一静，即一支肾动脉，一支肾静脉，但肾动脉主干主要位于腔静脉内侧，当肾动脉越过腔静脉时，即肾静脉起始部位时马上发出三支分支动脉（肾动脉分支发出较早）。故如果按照传统寻找肾动脉方法可能会出现只游离出部分肾动脉分支（动脉游离不充分）的情况。从而影响手术或导致手术失败。而本例中由于术前三维重建对血管走形特点的准确把握，使得在肾门部分的血管游离上，无效动作和无效区域大大减少和缩小，使得手术更加高效，也更安全。

　　2. 拟阻断血管的选择，瘤底血管提前预警　在对本例中各目标结构的寻找上，由于术前进行了细致、详尽、准确地规划，不仅制定了对术区结构的游离顺序，而且术中也顺利地依照了既定方案进行游离，使得在该区待暴露结构的空间位置关系尚未被破坏时，每一个新游离暴露的目标结构的特征点，都很好地发挥了相对参照物的作用，从而指引术者正确的方向。本病例在这一点上的良好运用，规避了许多潜在的风险。可以说，对这个技巧的有效利用，是理论转为实践的极其重要的一环。

　　术前三维重建可充分了解目标动脉，并通过模拟切除可见瘤底动脉，术中在切除肿瘤后缝合创面基底时，以三维重建图为引导充分缝合瘤底动脉。

　　3. 三维重建与术中超声的结合　在本例中，通过虚拟与现实无差异图像的对比，能够有据可依地完成手术。术中三维重建实时引导游离目标动脉，以目标阻断带标记，同时以术中超声确定肿瘤的位置大小，肿瘤与正常组织的分界，以达到精准无误地切除肿瘤。同时，模拟阻断血流后肿瘤血供情况，进一步证实目标动脉的准确性。可见利用术前 CT 信息充分挖掘而成的三维重建影像，将是一个廉价的，且能够有效保驾护航的"替代"方法。

　　思维提示：基于数字医学影像处理技术，通过建立泌尿器官及肿瘤 3D 数字模型进一步开展泌尿外科腹腔镜手术术前规划及术中导航是精准泌尿外科学最为重要的临床实践活动之一。在术前得到患者个体化的三维数字仿真模型，不但可以有效针对肾脏肿瘤实现快速准确定位诊断，还能准确精细且立体直观地呈现肿瘤、血管与周围重要解剖结构的位置及形态。对于像肾部分切除术这一类以处理关键血管和肿瘤切除为主要任务的手术来说,血管和肿瘤信息的捕获与呈现尤为重要。术前三维重建可以同期精确显示动静脉系统的优势能够在术前及术中高效提供局部血管空间位置及其相互关系的重要信息。这些血管空间解剖信息的呈现方式是多样化的:既可以通过数据化的形式,如对血管内径、静脉夹角等多项数据指标的准确测量与提供来体现,也可以通过全息直观的三维脉管系统演示来体现。两相结合可以使术者从不同层面、不同角度全面了解针对个体患者的局部血管解剖特点,更加利于全面提升手术的精准程度及安全性。

(山西医科大学第一医院　王东文)

病例 5　囊性肾癌一例

患者，男，37 岁，于 2016 年 4 月 15 日入院。

一、主诉

发现左肾囊性占位 4 年余。

二、病史询问

> **思维提示**：囊性肾癌是肾癌的一种特殊类型，容易与单纯性肾囊肿相混淆，由于早期没有临床症状，因此在问诊时主要需详细了解患者的症状体征。通常出现腰部肿块、血尿和疼痛，即为晚期肾肿瘤的表现，还需了解患者有无出现发热、体重减轻、高血压等其他症状。对于此患者，由于 4 年前体检即发现左肾囊性占位，一直于门诊随访，因此在问诊时还需着重了解患者随访过程中的情况，囊性占位在此期间有无明显变化。

（一）问诊的主要内容及目的

1. 患者 4 年随访的情况　了解患者在 4 年的随访期间，左肾囊性占位的变化的情况，采取何种影像学检查随访，期间有无提示恶性变的可能，当时囊肿囊壁是否光滑、增厚，有无分隔等。

2. 患者的临床症状　了解患者在病程中有无出现腰腹疼痛、血尿及腰腹肿块的情况，通常出现此"三联征"肾肿瘤的分期即较晚，而早期的肾肿瘤和肾囊肿相同，均无明显的临床表现。

3. 其他的伴随症状　了解患者病程中有无高血压、糖尿病、高血脂等其他疾病，有无出现体重减轻，食欲不振，发热等"副瘤综合征"的表现。

4. 家族史及职业情况　了解患者家属尤其是直系亲属中有无罹患恶性肿瘤的病史，患者有无特殊的职业接触，尤其是有无与致癌物质的密切接触。

（二）问诊的结果

患者于 4 年前单位体检 B 超发现左肾囊肿，直径约 2.0cm，考虑为良性，未予特殊处理，一直于门诊予 B 超随访，期间随访 3 次，均无明显变化，最近一次为 1 个月前，复查 B 超时提示囊壁增厚有钙化，故进一步行双肾增强 CT，提示为左肾囊实性占位，直径 3.0cm，考虑囊性肾癌，收治住院，拟行手术治疗。病程中无尿频、尿急、血尿、发热，食纳可，体重无明显减轻。否认高血压、糖尿病、等疾病，否认肝炎、结核及其他传染病，否认手术外伤史，否认药物及食物过敏史,否认特殊接触史,家族性遗传病。20 年前曾患甲型肝炎,已治愈。

三、体格检查

> **思维提示**:早期肾肿瘤通常没有明显临床症状,出现腰痛、血尿和腰腹部肿块等典型临床通常为晚期表现,因此对于肾肿瘤患者的体检应在全面系统的体格检查的基础上重点检查腹部、双肾区及输尿管行径区,尤其是肾区的叩诊及腹部的触诊具有重要的临床意义。

(一)检查的重点内容和目的

系统体检基础上,重点在于视诊中腰腹部有无异常隆起;触诊中腹部有无肿块,可采用双手触诊法,一手从后方托起腰部,另一只手配合患者的呼吸在腹部肋缘下进行触诊,了解有无肿块,双侧输尿管行径区也要进行仔细触诊;叩诊主要为双肾区,如有叩击痛提示肾脏病变可能,需要注意叩诊检查的力度;听诊可通过听诊器了解肾区有无血管杂音。

(二)体格检查结果

患者 T 36.5℃,P 70 次 / 分,R 18 次 / 分,BP 123/70mmHg。意识清楚,自主体位,皮肤巩膜无黄染,全身淋巴结未扪及肿大;颈静脉搏动正常,心界正常,心律齐,各瓣膜区未闻及杂音;胸廓无异常,双肺叩诊呈清音,呼吸音清,未闻及干湿啰音及胸膜摩擦音;腹部平软,压痛及反跳痛(−),腹部未触及肿块,肝脾肋下未及;双下肢无水肿;双肾区无压痛,叩击痛(−),双侧输尿管行经区压痛及叩击痛(−);外生殖器发育正常。

四、实验室检查和影像学检查

> **思维提示**:囊性肾癌的实验室检查没有特异性,因此影像学检查较为重要。B 超检查可以作为筛查的主要手段,通常表现为边界较规则的球状体,可分为:囊肿型、分隔型和结节型。囊肿型可表现为一个或多个囊肿样液暗区,囊壁血流较为明显,呈抱球状或条状血流。分隔型和结节型在 B 超上可见不规则的分隔,呈高回声,血流位于分隔区。增强 CT 是诊断囊性肾癌最常用的检查方法,表现为:①囊壁改变,囊壁增厚且不均匀,不规则,增强扫描可见囊壁、分隔及结节的早期强化。平扫时囊壁的密度为 30～50HU,增强时后为 50～90HU。②钙化,囊壁及分隔钙化明显,呈斑点状、线条状或壳状。钙化的量和形态对良恶性的鉴别十分重要,良性的钙化通常呈线性,量少,薄而细。如有粗大钙化或呈新月形,则更有意义。③分隔,较为常见,且粗细不均,>1mm,与囊壁交界处呈结节状增厚。

(一)实验室检查

1. 血常规(2016 年 11 月 14 日)　WBC $7.51×10^9$/L,RBC $4.55×10^{12}$/L,HGB 135g/L,PLT $318×10^9$/L。

2. 尿常规(2016 年 11 月 14 日)　pH 6.0,比重 1.030,白蛋白(−),RBC(−),WBC(−),葡萄糖(−)。

3．粪常规（2016年11月14日）　黄，软，WBC（－）。

4．肝肾功能（2016年11月14日）　总蛋白63.3g/L，白蛋白37.8g/L，总胆红素9.55μmol/L，结合胆红素2.91μmol/L，非结合胆红素6.64μmol/L，谷丙转氨酶20U/L，谷草转氨酶17U/L，尿素氮4.58mmol/L，肌酐53.0μmol/L，尿酸218μmol/L，估算的肾小球滤过率135。

5．电解质、血糖（2016年11月14日）　钾3.92mmol/L，钠138.5mmol/L，氯98.6mmol/L，碳碳酸氢根24.5，葡萄糖5.61mmol/L。

6．红细胞沉降率（2016年11月14日）　2mm/h。

（二）影像学检查

1．彩超（2016年11月6日）　双肾大小正常，左肾实质内扫及一直径约30mm大小囊性液暗区，囊壁较厚，可见强回声，考虑左肾囊实性占位。

2．双肾增强CT（2016年11月8日）　左肾内见一类圆形囊实性肿块影，大小约30.0mm×27.0mm，增强扫描病灶内结节明显强化，囊性部分未见明显强化。右肾未见明显异常密度影。CTA示双肾动、静脉未见异常。结论：左肾占位，考虑囊性肾癌可能（见图5-1）。

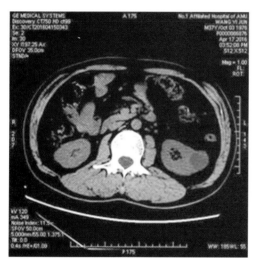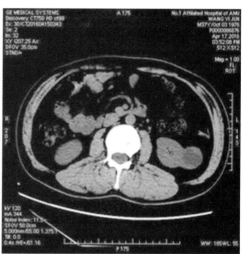
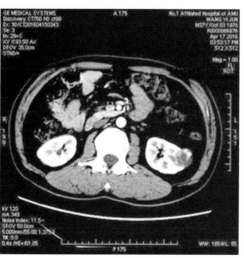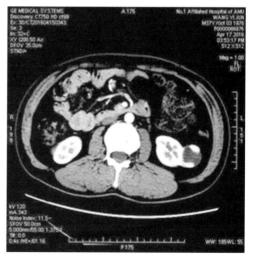

图5-1　双肾CT平扫及增强：左肾占位，考虑囊性肾癌可能

3.胸片　双肺纹理增多，未见明显实质性病变，心脏横径不大，两膈面光滑，两侧肋膈角欠锐利。

五、诊断与鉴别诊断

> **思维提示：** 囊性肾癌临床症状不明显，易于一些疾病相混淆，因此主要依赖于影像学鉴别，术前易于误诊。

1.单纯性肾囊肿　典型的肾囊肿囊壁薄、光滑，囊液均匀，影像学易于鉴别，在随访过程中，如出现囊壁或不规则，甚至出现实性成分，并有强化，或囊肿周围出现软组织影，应警惕恶性变可能。另外，仔细观察囊肿内有无分隔，有无悬浮物，钙化灶的位置等也有助于定性诊断。如术中发现囊壁增厚，囊液为血性，需要行冰冻病理明确诊断。

2.多囊肾　临床上较为多见，为常染色体显性遗传，表现为双侧肾实质充满大小不等的囊性占位，典型表现结合家族史不难诊断，但有些囊肿合并囊内出血或感染时，需与囊性肾癌鉴别。

3.VHL综合征　"Von Hippel-Lindau综合征"的简称，即中枢神经系统血管母细胞瘤合并肾脏或胰腺囊肿、嗜铬细胞瘤、肾癌以及外皮囊腺瘤等疾病。在肾脏的最常见的表现为肾囊肿合并透明细胞癌，结合伴有的其他系统病变，可以与非遗传性的囊性肾癌相鉴别。

4.肾脓肿　肾脓肿CT表现为低密度病灶，增强后为均匀环形强化，脓肿壁厚薄均匀，内壁光滑无壁结节，囊内容物均一无悬浮物，病灶周围可见低密度水肿带，肾周多伴感染，肾轮廓模糊，结合临床鉴别亦较容易。

六、治疗方案的制订及效果

（一）治疗方案及理由

> **思维提示：** 囊性肾癌是肾癌的一种特殊类型，多为肾偶发癌，病理分期分级低，预后与肿瘤大小无关，手术治疗效果满意，预后佳。手术可采用肾癌根治术或肾部分切除术。对体能状态良好、低危险因素的患者应首选手术治疗。对肾肿瘤引起严重血尿、疼痛等症状的患者可选择姑息性肾切除术、肾动脉栓塞以缓解症状，提高生存质量。转移性肾癌手术死亡率为2%～11%。

治疗方案：采用经腰腹联合机器人辅助腹腔镜肾部分切除术。

理由：患者临床诊断考虑囊性肾癌，由于病理尚不明确，并且肿瘤直径仅3.0cm，因此可以考虑肾部分切除术，但是术中要保证肿瘤的完整性，以防囊液外溢，导致肿瘤播散。机器人辅助腹腔镜是其最佳的选择，由于机器人辅助腹腔镜具有高清的立体视野和极其灵活的机械臂等优点，尤其适用于肾脏部分切除术等复杂的需要缝合的手术。但是，机器人手术也有其不利的方面，比如因为机械臂对空间的要求，通常需要采用经腹腔途径，但经腹手术不利于对肾动脉的处理，而经腰腹膜外手术可以快速处理肾动脉，但空间有限，不利于机械臂的展开和操作，因此我们对手术的途径进行了改良，直接切开腹膜返折，将腹膜外与腹腔连为一体，并将其中一个机械臂的 Trocar 通过腹腔穿刺入术野（见图 5-2），这种经腰腹联合的途径既满足了机器人机械臂对手术空间的要求，又有利于在肾背侧快速分离出肾动脉，尤其适用于肾脏的部分切除术，因此，该患者我们选择的手术方案为经腰腹联合机器人辅助腹腔镜肾部分切除术。

（二）治疗结果

经术前沟通，患者选择了我们的手术方案，在全麻下接受了经腰腹联合机器人辅助腹腔镜肾部分切除术（见图 5-2）。手术顺利，术中完整切除左肾囊实性占位，约3.0cm×3.5cm×4.5cm 大小，创面缝合满意，未见活动性出血。

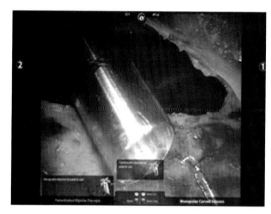
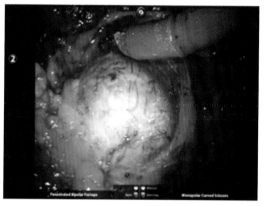
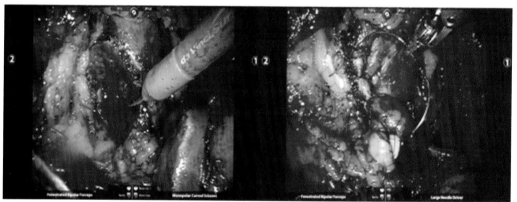

图 5-2　经腰腹联合机器人辅助腹腔镜肾部分切除术

（三）术后病理诊断

送检组织 5.0cm×3.5cm×1.8cm 大小，已剖开，呈灰白囊壁样，囊壁厚 0.2～0.4cm，囊壁内可见数枚囊腔，可见灰黄组织，直径 0.6～0.8cm（见图 5-3）。结论：（左侧）透明细胞肾细胞癌（Fuhrman 2 级）。

（四）后续治疗

囊性肾癌以手术治疗为主，早期患者术后无需放化疗，但需按照肾癌进行密切随访。如术后出现转移或复发，治疗方案同转移性肾癌。2006 年起 NCCN、EAU 及中国泌尿外科疾病指南均将分子靶向治疗药物（索拉非尼、舒尼替尼、贝伐单抗联合 α 干扰素等）作为转移性肾癌的一、二线治疗用药。中、高剂量 IFN-α 对低、中危转移性肾透明细胞癌患者可能有效。局部瘤床复发、区域或远处淋巴结转移、骨骼或肺转移患者，姑息放疗可达到缓解疼痛、改善生存质量的目的。

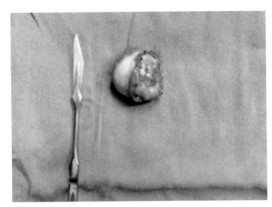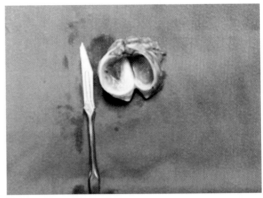

图5-3 完整切除的肿瘤

七、对本病例的思考

囊性肾癌是比较少见的一种肾脏恶性肿瘤，其诊治过程，关键在于术前的诊断和与良性肾囊肿的鉴别，本例患者在随访过程中发现囊肿出现囊壁增厚等现象后，行增强CT后诊断为囊性肾癌，避免了一直以良性肾囊肿处理。对于术前怀疑为囊性肾癌的患者，在术中需要严格保证囊肿的完整性，避免囊性外溢导致肿瘤播散。囊性肾癌的治疗以手术治疗为主，如囊性肾癌不大，应尽可能保留肾脏，而对于较大囊性肾癌如不能保证囊壁的完整性，则需要行根治性切除术。囊性肾癌的病理大多为透明细胞癌，其术后的治疗和随访同肾癌，通常囊性肾癌的恶性度较低，预后较好，如出现复发转移，可以进行靶向治疗。

（安徽医科大学第一附属医院　梁朝朝）

病例6 体检发现右肾占位1个月余——肾窦内肿瘤

患者,女性,56岁,于2016年8月7日入院。

一、主诉

体检发现右肾占位1个月余。

二、病史询问

> **思维提示:**患者系中年女性,1个月余前因体检发现右肾占位,问诊时应详细了解患者有无相关症状及体征,如有无腰部包块、血尿、疼痛(三联征)。肾占位多为恶性肿瘤性病变。部分肾癌患者会出现"副瘤综合征",如高血压、体重减轻、发热等等,在病史询问时需要仔细询问。肾癌也包括有遗传性肾癌,问诊时需要询问有无相关家族史,以及与肾癌相关的危险因素,如吸烟、高血压、肥胖、糖尿病、内科系统相关肾病等等。随着健康普查手段提高,越来越多的无症状早期肾癌被检出。

(一)问诊主要内容及目的

1. 疼痛有无及相关特点 早期肾脏肿瘤往往不会有明显腰背部疼痛,较大肿瘤会牵张肾包膜引起疼痛;局部晚期肿瘤可侵犯周围组织,引起持续剧烈的疼痛。

2. 有无血尿及血尿相关特点 引起血尿相关疾病较多,如泌尿系肿瘤、损伤、结石、结核和泌尿系感染等等。尿三杯实验可以初步评估血尿的部位,全程血尿多为上尿路来源;终末血尿多为膀胱三角区及后尿道来源;初始血尿多为尿道来源。早期肾癌通常不会引起血尿,如肾癌侵犯集合系统时可出现血尿,多为无痛性间断性血尿。

3. 是否合并有高血压、发热、体重减轻等等 肾癌出现副瘤综合征:高血压、发热、体重减轻等等不适时在问诊也是需要详细询问。

4. 相关的家族史及职业史 病人亲属有无肿瘤病史,尤其是肾癌病史。患者是否接触过放射性物质及致癌性化学物质接触史。

(二)问诊结果

患者体检发现右肾占位1个月余入院,患者无明显腰痛、腰胀、无畏寒发热、咳嗽、咯血、肉眼血尿、尿频尿急尿痛、消瘦等不适。既往体健,无家族遗传史及其他成员肿瘤史。既往有高血压、糖尿病病史十年余、无高血脂等病史。否认肝炎、结核或其他传染病史,否认过敏史。既往无相关手术病史。体格检查未见阳性发现。

三、体格检查

（一）检查内容和目的

患者右肾肿瘤并无明显症状，因此对患者进行系统而全面的体格检查时，应重点注意测量患者的体温、触诊及叩诊肾区及输尿管走行区压痛，了解有无包块及疼痛等体征。

（二）体格检查结果及思维提示

T 36.5℃、P 76 次 / 分、R 20 次 / 分、BP 121/81mmhg；意识清楚，无病容，皮肤巩膜无黄染，全身浅表淋巴结未见肿大；颈静脉正常，心界正常，心律齐，各瓣膜区未闻及杂音；胸廓未见异常，双肺叩诊呈清音，双肺呼吸音清，未闻及干湿啰音及胸膜摩擦音；腹部外形正常，全腹柔软，无压痛及反跳痛，腹部未触及包块，肝、脾肋下未触及；双下肢无水肿；双肾区未触及明显包块，无明显叩痛，双侧输尿管走行区无深压痛及叩击痛，外生殖器发育正常。

> **思维提示：** 肾脏肿瘤包括良性肿瘤及恶性肿瘤，一般术前需常规行 CT 及 MRI 检查可以评估肿瘤大小、位置、血管、血供情况等等，同时需行胸部 X 片或 CT 检查排除是否有肺转移可能，术前确定肿瘤的 TNM 分期。根据 CT 或 MRI 等相关影像学检查资料可以评估肾肿瘤的大小、肿瘤侵入的深度、肿瘤与集合系统距离、肿瘤与肾脏轴线的距离等等相关指标，从而计算出肾肿瘤的肾切除评分即 RENAL 评分。肾肿瘤手术方式有根治术及保留肾单位肾部分切除术，方法有传统开放性手术、腹腔镜手术及机器人腹腔镜手术。术前需要根据病人的年龄、分肾功能、有无相关肾功能异常的基础性疾病、肾脏肿瘤 RENAL 评分、患者经济情况、预期值等等情况全面、综合分析后制订合理手术方案。

四、实验室和影像学检查

1. 泌尿系彩超　左肾大小未见明显异常；右肾中、上极实性占位，大小约 5cm，呈弱回声声影，双侧肾门及后腹膜未见肿大淋巴结。双侧输尿管及膀胱均未见明显异常。

2. 全腹盆部增强 CT　右肾中、上极可见一大小约 4.5cm×5cm×5.5cm 近完全内生型实性占位深入肾窦组织（图 6-1a、b），肾切除 RENAL 评分 11 分。

3. 数字化 X 线胸部正侧位检查　未见明显异常。

4. SPECT 肾显像　左侧肾脏 GFR 25.6ml/min，右侧肾脏 GFR 29.8ml/min。

5. 血清　BUN 7.3mmol/L，CREA 89.6μmol/L。

6. 血常规　WBC $7.63×10^9$/L；RBC $6.69×10^{12}$/L；HGB 138g/L；PLT $228×10^9$/L。

7. 血清生化及电解质　血清钾 3.98mmol/L，血清钠 141mmol/L，血清钙 2.35mmol/L。

8. 尿常规　白细胞 3 个 /HP，红细胞 2 个 /HP，脓细胞（−）；尿蛋白（−）；尿培养：无细菌生长。

9. 大便常规　未见明显异常。

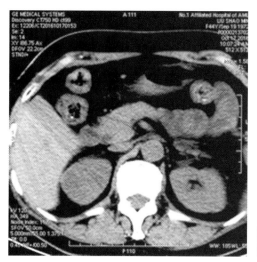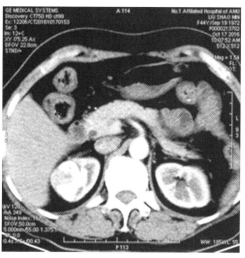

图6-1　全腹盆部增强CT（左为 a，右为 b）

思维提示：重要的辅助检查有如下四项：①泌尿系彩超；②腹盆部增强 CT；③利尿肾图 /SPECT 肾显像；④血液学检查：血清肌酐、血红蛋白、血红细胞、血白细胞、血清电解质等。结合患者病史、体格检查及辅检检查结果，排除了泌尿系结核、肾囊肿等疾病，确定了右肾实性占位的诊断，并了解占位位于右肾中上极、大小约 4.5cm×5cm×5.5cm，几乎完全内生型实性占位深入肾窦组织（图 6-1a、b）。

目前，患者总肾功能正常、既往有高血压、糖尿病病史多年，诱发两侧分肾功能受损，双侧肾脏分肾功能中度受损，患者年龄 56 岁。因此，结合患者情况，右肾肿瘤考虑外科手术治疗，根据术后病理检查结果及手术效果决定术后其他治疗方案。具体手术治疗方案包括：患者诊断明确为右肾占位性病变，右肾中、上极可见一大小约 4.5cm×5cm×5.5cm 近完全内生型实性占位深入肾窦组织（图 6-1a、b），肾切除 RENAL 评分 11 分；手术方案有右肾保留肾单位肾部分切除术和右肾根治性切除术两种，手术方式具体有开放性手术、高清腹腔镜手术、3D 腹腔镜手术、机器人辅助腹腔镜手术等等。

五、治疗方案的制订及效果

（一）治疗方案及理由

经过详细病情分析及讨论治疗方案为：机器人辅助腹腔镜右肾保留肾单位肾部分切除术。患者年龄 56 岁，较为年轻，如行右肾根治性切除术对患者今后生活质量可产生一定程度影响；患者行肾图检查提示双侧肾脏分肾功能均为中度受损，左侧肾脏 GFR：25.6ml/min，右侧肾脏 GFR：29.8ml/min，如行右肾根治性切除术，术后左肾功能如不能代偿可能存在术后诱发肾功能不全，术后面临可能存在需要透析问题；对该患者行保留肾单位肾部分切除术是一较好治疗方案。手术方式具体有开放性手术、高清腹腔镜手术、3D 腹腔镜手术、机器人辅助腹腔镜手术等等，比较而言开放性手术创伤较大，术后患者恢复较慢、并发症较多，现已经不作为常规手术方式，但该病例肿瘤位于右肾中、上极，近完全内生型、实性占位深入肾窦组织（图 6-1a、b），肾切除 RENAL 评分 11 分，开放性手术相对可控性较强同时保留行肾部分切除术成功率较大。对于该例大小约 5cm 近完全内生型、实性占位深入肾窦组织右肾肿瘤而言，采用高清腹腔镜手术、3D 腹腔镜手术行右肾保留肾单位肾部分切除术，手术难度较大、手术成功率较低，患者可能术中需要中转开放性手术或行右肾根治性切除术。机器人辅助腹腔镜有着较为灵活多角度（720 度）机械臂对于肾部分切除术，较高清腹腔镜手术、3D 腹腔镜手术在肾肿瘤的切除，肾脏创面的缝合上面有着较为显著的优势；对于该例大小约 5cm 近完全内生型、实性占位深入肾窦组织肾切除 RENAL 评分 11 分右肾肿瘤而言，机器人辅助腹腔镜右肾保留肾单位肾部分切除术是最佳的治疗方案。

（二）治疗结果

完善相关检查无明显手术禁忌，该例患者在全麻下行达芬奇机器人辅助腹腔镜右肾保留肾单位肾部分切除术，手术主要步骤如图 6-2a、b、c，腔镜下手术时间：115 分钟，右肾动脉阻断热缺血时间：15 分钟，术中出血量：55ml。术后 1 天患者肠道排气，术后 3 天拔除腹膜后引流管，术后 6 天出院。

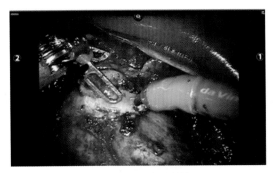

图 6-2a　游离肿瘤

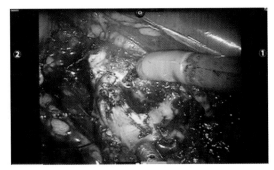

图 6-2b　切除肿瘤

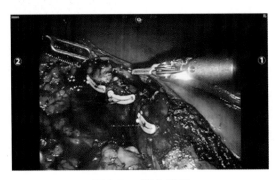

图 6-2c　缝合创面

（三）术后病理诊断

术后病理示：右肾大小约 4.5cm×5cm×5cm 肿块，包膜完整，切缘未见肿瘤组织，组织学检查符合肾透明细胞特点，Fuhrman 分级 2 级（图 6-3）。

（四）随访情况

术后 3 个月行胸腹部 CT 复查，均未见明显异常，右肾呈术后样改变。

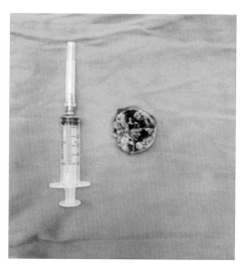

图6-3 肿瘤标本

六、对本病例的思考

本例患者肿瘤位于右肾中、上极，近完全内生型、实性占位深入肾窦组织（图6-1a、b），肾切除RENAL评分11分，在既往行腹腔镜手术治疗过程中通常选择腹腔镜下根治性肾切除术，但患者行一侧肾切除后势必对患者生活质量产生一定的影响，同时患者既往有高血压、糖尿病病史多年、术前双肾分肾功能均中度受损，更加重了患者行根治性肾切除术，术后诱发肾功能不全的风险。但此类肿瘤对于传统腹腔镜及3D腹腔镜而言行保留肾单位肾部分切除术其手术难度及风险均较大。机器人腹腔镜有着较高、清晰的放大手术视野，较灵活多角度（720度）机械臂，任意角度的缝合，对于肾部分切除术，较高清腹腔镜手术、3D腹腔镜手术在肾肿瘤的切除，肾脏创面的缝合上面有着较为显著的优势。该例患者手术时间：115分钟，右肾动脉阻断热缺血时间：15分钟，术中出血量：55ml，术后恢复较快，术后3个月行胸腹部CT复查，均未见明显异常。机器人腹腔镜对于此类内生型、近肾窦内、肾切除术RENAL评分较高的肿瘤，可以在完全切除肾肿瘤的同时最大限度的保留肾单位，提高患者生活质量，最大限度保护肾功能。

（安徽医科大学第一附属医院　梁朝朝）

病例 7　检查发现左肾占位 13 年，血尿 10 天——解剖型孤立肾肾癌

患者，男，57 岁，于 2011 年 1 月 20 日入院。

一、主诉

检查发现左肾占位 13 年，血尿 10 天。

二、病史询问

> **思维提示**：患者检查发现左肾占位 13 年，必须全面的询问病史，包括首次发现左肾占位时的情况及后续的诊治经过。患者最近 10 天出现血尿，应该仔细询问血尿的特点，包括：①镜下血尿还是肉眼血尿？②血尿出现在排尿的哪个时期？③既往是否也出现过血尿？④血尿的加重及缓解因素。首先应该考虑血尿与左肾占位相关，最有可能的解释就是左肾占位侵犯集合系统。但也不能完全排除血尿是由其他疾病引起，如泌尿系结石，血液性疾病，药物副反应等，所以询问病史时应该考虑到这些情况。

患者 13 年前在当地医院体检时发现左肾占位（检查报告丢失，左肾占位性质、位置不详，自诉大小约 3cm×3cm），右肾缺如。患者无畏寒发热、胸闷气促、腰腹痛、恶心呕吐、血尿、尿频、尿急、夜尿增多、排尿困难。当地医院诊断为左肾错构瘤，建议患者定期随访观察。患者每年定期在当地医院行泌尿系彩超，自诉左肾占位无明显变化（检查报告丢失，结果不详）。最近 3 年检查发现左肾占位逐渐增大（由 3cm×3cm 长大到 8cm×8cm），患者一直无特殊不适，泌尿系无发现其他新疾病，未予以治疗。患者 10 天前无明显诱因开始出现无痛性全程肉眼血尿，无明显血块，无其他特殊不适。患者于当地医院行泌尿系彩超发现左肾实质性包块，大小约 8cm×9cm，当地医院医生建议患者转上级医院治疗。患者遂至北京某三甲医院就诊并做进一步检查，诊断为左肾肿瘤：左肾癌可能性大，右肾先天性缺如。患者为求进一步诊治，于 2011 年 1 月 19 日至我院泌尿外科门诊就诊，门诊以"左肾肿瘤，右肾缺如"收入院。

患者精神、睡眠、食欲可，大便正常，体重体力无明显改变。患者既往体健，否认高血压、糖尿病、冠心病等病史，否认结核、乙肝病史及其密切接触史，1991 年在当地医院行阑尾切除术，无血制品输注史，无药物及食物过敏史，无外伤史。无吸烟饮酒史，无血吸虫病疫水接触史，无冶游史，无家族性遗传病史，无肿瘤疾病家族史。

三、体格检查

> **思维提示**：体格检查应重视全面的体格检查，一些特殊典型的体征往往有助于疾病的鉴别诊断；另外应认真仔细的行专科体格检查，如双侧肾区及输尿管走行区有无包块、压痛、叩击痛等，以及不要漏掉直肠指检。

T 36.2℃、P 80 次 / 分、R 18 次 / 分、BP 130/85mmHg；意识清楚，无病容，皮肤巩膜无黄染，全身浅表淋巴结未见肿大；颈静脉正常，心界正常，心律齐，各瓣膜区未闻及杂音；胸廓未见异常，双肺叩诊呈清音，双肺呼吸音清，未闻及干湿啰音及胸膜摩擦音；腹部外形正常，全腹柔软，无压痛及反跳痛，腹部未触及包块，肝、脾肋下未触及；双下肢无水肿；双肾区未触及明显包块，无明显压痛及叩痛，双侧输尿管走行区无深压痛及叩击痛，外生殖器发育正常。直肠指检：进指距肛缘约 7cm，3～6 点钟方向可触及前列腺，大小 I°，质韧，表面光滑，未触及明显结节，无明显压痛，中央沟存在，活动度可，退指无血。

四、实验室和影像学检查

> **思维提示**：患者应该进行全面的检查。包括以下几个方面：①评估左肾肿瘤的局部情况：泌尿系彩超、泌尿系平扫增强 CT（必要时行泌尿系 MRI）、肾 CTA 及 CTV；②评估患者左肾肿瘤是否有远处转移：全腹彩超或 CT、胸片或胸部 CT、脑部 CT、核素骨显像等，经济条件允许下可行 PET-CT；③评估患者血尿：尿常规＋尿沉渣镜检、尿培养，若临床上怀疑血尿可能与左肾肿瘤之外的疾病相关时，需进一步做相关检查以排除；④评估患者肾功能：肾功能、SPECT 肾动态显像、24 小时尿蛋白定量等；⑤评估患者一般状况：三大常规、肝肾功能、电解质、凝血功能、心电图、胸片等；⑥判定肾癌预后的指标：包括乳酸脱氢酶、红细胞沉降率、碱性磷酸酶。

1. 泌尿系彩超　左肾上部可见一大小约 71mm×58mm 的稍强回声肿块像，无包膜，边界不清，形态不规则，肿块内探及丰富血流信号，右肾缺失，左侧输尿管及膀胱均未见明显异常。检查结论：左肾实质性肿块；考虑 Ca？

2. 全腹部平扫增强 CT（图 7-1）　左肾上极内后侧可见一不规则形肿块影且部分凸出肾轮廓外，大小约 7.4cm×6.5cm×8.3cm，部分边界欠清，肿块呈不均匀强化，病灶累及上极肾大盏，表现为上极肾大盏明显受压移位变窄。右肾区未见正常肾脏形态影。检查结论：左肾上极巨大占位性病变，性质待定：肾癌？右肾缺如。

3. 数字化 X 线胸部正侧位检查　未见明显异常。心电图：大致正常心电图。

4. SPECT 肾显像　左侧上尿路引流通畅，肾功能正常。右肾无显影，右肾无功能。

5. 血常规　WBC $9.8×10^9$/L，RBC $3.35×10^{12}$/L，HGB 101g/L，PLT $439×10^9$/L。

6. 尿常规　白细胞 0 个 /μl，红细胞 2+ 个 /μl，脓细胞（−），尿蛋白（−）。

7. 大便常规正常。

8. 血清 BUN 4.8mmol/L，CREA 106.7μmol/L；肝功能正常；血清钙 2.35mmol/L；红细胞

沉降率 10mm/h；碱性磷酸酶 65IU/L。凝血功能正常。

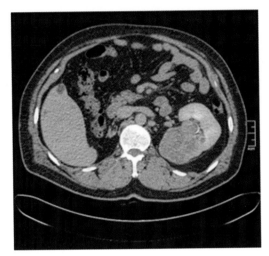

图 7-1　入院时腹部平扫增强 CT

五、术前评估及制订治疗方案

> **思维提示**：了解患者左肾占位的局部情况，了解患者的目前的左肾功能，有助于选择治疗方案，有助于选择手术方式及评估手术难度；了解患者的一般状况，有助于评估患者手术麻醉风险。制订一个最佳的治疗方案应该是充分考虑了患者目前的病情、其可能存在的风险、患者及家属的个人意愿。

根据患者的病史、体格检查、辅助检查，术前考虑左肾肿瘤为恶性肿瘤可能性大，局部无肾静脉、下腔静脉的侵犯，局部淋巴结无明显肿大，尚无依据支持远处转移灶的存在；左肾肿瘤位于左肾上极，且非常大，病灶累及上极肾大盏，RENAL 评分 11 分；右肾缺如，左肾功能正常，目前可维持人体正常的总肾功能。患者血尿因左肾肿瘤突破进入肾上盏所致。

经过多次全科讨论，及与麻醉科、肾内科的共同讨论，拟实施的方案为：开放下左肾探查术，术中先取部分组织行快速病理学检查，根据活检结果决定下一步手术方案。若为良性肿瘤则行肿瘤剜除术，若为恶性肿瘤则行肾部分切除术。同时完善术中术后的应急处理方案。比如术中出现大出血，并有生命危险，则可能需要直接切除肾脏，术后需血液透析维持，条件允许下，行肾脏移植术。

此方案是为了最大程度保护患者的肾功能，避免患者切除左肾后需要终身血液透析或肾移植。但该手术存在很多风险，包括：第一，肾脏肿瘤大且位于上极，手术难度大；第二，肿瘤已突破肾上盏，术中需仔细缝合集合系统，术后可能长期漏尿；第三，术中术后可能出现大出血，可能需要行血管介入栓塞治疗或肾脏切除；第四，术后左肾残余肾单位的功能下降，这样患者仍需要做终身血液透析或肾移植。与患者及其家属充分沟通病情及手术风险后，患者及其家属均同意左肾探查（备左肾部分切除术）的方案，并愿意承担其可能的并发症及风险。

六、手术实施及术后恢复

患者于 2011 年 1 月 12 日在全麻下行左肾, 取右侧卧位, 十一肋间切口, 依层次切开各层组织, 游离肾脏, 先取小块活检, 术中冷冻切片诊断为肾透明细胞癌(图 7-2)。遂决定行左肾部分切除术。静脉滴入 2g 肌酐后, 阻断肾蒂, 快速完整切除肾肿瘤, 4-0 可吸收线缝合切开的肾上盏, 1-0 可吸收线缝合肾组织, 缝合完毕后, 松开肾蒂, 滴入甘露醇利尿。热缺血时间 30 分钟。充分止血后逐层关闭切口。术后病理结果为左肾透明细胞癌, 肿瘤大小为 7.5cm×6.0cm×8.0cm, Fuhrman 分级为 2 级, 肾被膜未见癌侵犯, 切缘未见癌。

术后第一天, 血肌酐上升至 288μmol/L, 随后血肌酐每天逐渐下降, 至术后第 8 天时血肌酐降至正常, 术后 20 天时出院。术后未行血液透析。出院时一般情况好, 血肌酐、尿素氮正常, 血压血糖处于正常水平。患者术后 1 个月(图 7-3)、半年(图 7-4)、9 个月(图 7-5)、12 个月(图 7-6)均于我院门诊复查, 并血肾功能检测, 血肌酐、尿素氮值均处于正常范围内, 并行全腹部平扫增强 CT, CT 未发现明显局部复发灶、淋巴结肿大及远处转移灶。

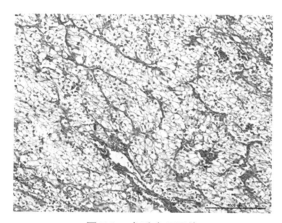

图 7-2　术后病理图片

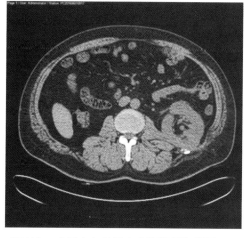

图 7-3　术后 1 个月复查全腹部平扫增强 CT

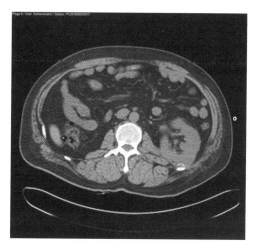

图 7-4　术后半年复查全腹部平扫增强 CT

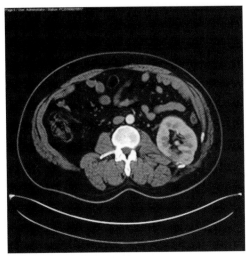

图7-5 术后9个月复查全腹部平扫增强CT

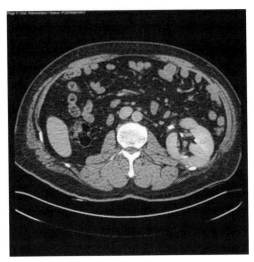

图7-6 术后12个月复查全腹部平扫增强CT

七、对本病例的思考

1. 孤立肾肿瘤手术干预的时机 患者发现左肾占位13年,由于前10年左肾占位大小无明显改变,故未采取相关干预的措施,而是定期复查。此患者为中年男性,一般状况佳,且肾功能尚正常,最初发现较小的孤立肾肿瘤时应该采取更为积极的处理方式,比如做肾肿块穿刺活检或肾肿块探查术,若活检结果为肾恶性肿瘤,可行肾部分切除术或肾根治性切除术(同时需行终身血液透析治疗或肾脏移植手术),若活检结果为肾良性肿瘤,可行肾肿瘤剜除术或暂不处理并密切观察。

2. 孤立肾癌手术方式的选择 孤立肾癌(特别是孤立肾细胞癌)是保留肾单位手术的绝对适应证,包括发生于解剖性或功能性的孤立肾癌[1]。一般认为肿瘤直径小于4cm,可选择肾部分切除术,且疗效与肾根治性切除术相似,但患者的肾功能可以得到很好的保留。对于直径大于4cm或者中央型肾癌、RENAL评分高的肿瘤,肾部分切除术不是禁忌,但必须谨慎选择[2]。术前应该做好全面而详细的手术方案设计,同时与患者及其家属充分沟通手术可能的并发症及风险,应该考虑及尊重患者及其家属的意愿及选择,术后密切观察患者的病情变化,出现相关并发症时应及时积极处理。

3. 孤立肾癌的保留肾单位术中如何最大限度保护肾功能?

(1) 精准的肿瘤定位及游离,尽量减少正常肾脏皮质的切除;

(2) 减少热缺血损伤,包括以下几点:

1) 肾低温保护。肾低温技术可降低肾脏的代谢程度,从而保护肾小管细胞,降低肾脏热缺血带来的损伤。在5～20℃的温度范围内,肾脏的代谢活动显著下降,20℃低温下可安全阻断肾动脉长达3小时。术中可将冰袋至于肾周或者将游离的肾脏置于一袋子中,并往袋子中加入冰屑。同时也可以采取肾动脉灌注低温法。术前通过介入方式在肾动脉内置管,术中可通过管道灌注4℃林格[溶]液[3]。

2) 缩短肾动脉阻断时间。这需要术者对局部解剖的准确定位,快速切除肿瘤;同时需要术者的熟练技巧,快速仔细缝合肾实质和集合系统的修补;以及需要助手的良好配合。

3）超选择性阻断肾动脉分支。术前行肾血管成像 CTA 有助于评估肾动脉的解剖及支配肿瘤的分支动脉的情况。条件允许下，可行三维重建及建立三维可视化模型，及制作 3D 打印模型，这些技术可进一步评估患者肾肿瘤与肾血管以及集合系统的关系，从而有助于判断支配肿瘤的分支血管，同时对解剖关系有更全面的认识。在安全的前提下，尽可能游离出肿瘤所在的区域的肾动脉分支，并对该分支进行阻断，从而减少对其他肾单位的热缺血损失。

4）麻醉医师在对患者术中血压的监测下，适当降低血压水平。

（3）阻断肾动脉前使用肌酐开放循环前使用甘露醇渗透性利尿；

（4）术前与麻醉医师进行沟通，尽量选择肾毒性较小的麻醉药物。

4．肾癌的随访　此患者诊断为左肾透明细胞癌（T2aN0M0），第一次随诊建议在术后 4～6 周，了解患者肾功能、术后恢复状况及有无手术并发症，同时复查 CT，与今后的 CT 检查结果进行对比。然后每 3～6 个月随访一次连续 3 年，以后每年随访一次[4]。

（中南大学湘雅医院　王　龙）

【参考文献】

[1] Ljungberg B，Bensalah K，Canfield S，et al. EAU guidelines on renal cell carcinoma：2014 update. European urology，2015，67（5）：913-924.

[2] Pignot G，Galiano M，Hajage D，et al. Nephron sparing surgery for renal tumors on a solitary kidney：oncological outcomes and long-term functional evolution. Prog Urol，2009，19（2）：94-100.

[3] Abukora F，Nambirajan T，Albqami N，et al. Laparoscopic nephron sparing surgery：evolution in a decade. Eur Urol，2005，47（4）：488-493.

[4] 那彦群，叶章群，孙颖浩，孙光. 中国泌尿外科疾病诊断治疗指南（2014 版）. 北京：人民卫生出版社，2014.

局限期肾癌，手术治疗病例评析

本章节提供了局限性肾癌诊疗思路的很好的病例，涉及了许多目前研究的难点和热点，有许多值得临床借鉴之处。依据我们的经验，以下几点诊治中的问题需要重视。①局限性肾癌诊断不难，多期增强 CT 及血管三维重建在肾细胞癌的肿瘤浸润、瘤栓形成及血管分支的诊断、描述方面具有较高的灵敏度和特异度；MRI 诊断肾脏小占位和瘤栓的灵敏度和特异度略高；超声造影（CEUS）在明确肾占位性病变性质方面有较高灵敏度和特异度，尤其是 Bosiak 分级高的囊性肾癌，需要多种手段术前充分评估。②外科手术是局限性肾癌首选方法。保留肾单位手术（NSS）疗效同根治性肾切除术，NSS 肾实质切除范围需具体情况而定，多距肿瘤边缘 0.5～1cm，现多数行腹腔镜手术。保留肾单位手术后局部复发率 0%～10%，需向患者说明术后潜在复发的危险。目前 NSS 适应证有逐步扩大趋势，但应做到首要考虑患者安全和无瘤原则。腹腔镜手术适用于肿瘤局限于肾包膜内，无周围组织侵犯以及无淋巴转移及静脉瘤栓的局限性肾癌患者，其疗效与开放性手术相当。但对≥T3 期的肾癌、曾有患侧肾手术史以及其他非手术适应证的患者应视为腹腔镜手术的禁忌证。③腹腔镜下肾部分切除术术前了解肾脏血管变异非常重要。这会影响手术的安全性，同时也会使手术并发症的发生率增加。但在术前识别这些变异，可以降低术中血管损伤的可能性。④对于不同的肾肿瘤，进行肾部分切除术时肿瘤的暴露、完整切除以及肾实质、肾盂的重建的难度也有很大的不同。基于 CT 或 MRI 三维图像重建是目前肾脏肿瘤评估的金标准，它能评价血管、肾脏、肿瘤解剖结构，为术前计划的制订提供依据。有一些评分系统，如 RENAL 系统、PADUA 评分系统、向心性指数（C-INDEX）、DAP 评分系统、肾脏肿瘤侵入指数（RTII）、切除和缺血体积（RAIV）等，这些评分系统都采用一种量化的方式描述肿瘤的解剖学特征。比如 RENAL 得分高达 10～12 分的患者更多接受了腹腔镜下根治性肾切除术或者开放性肾部分切除术的手术方式。同时高 RENAL 得分的肾脏肿瘤明显与热缺血时间和主要并发症高度相关。⑤除了肾周脂肪的数量，脂肪的性质与对肾部分切除的技术难度也有很大影响。具有"粘性"的肾周脂肪严重受累会表现为肾周脂肪密度提高，有厚的炎性条带，这样会造成肾部分切除手术过程中游离肾脏和暴露肾血管的难度增加。⑥其他治疗方式，诸如肾动脉栓塞：对于不能耐受手术治疗的患者可作为缓解症状的一种姑息性治疗方法。较小的肾肿瘤选择射频消融等治疗都在合适的患者中取得了好的效果。⑦术后辅助治疗：局限性肾癌手术后尚无标准辅助治疗方案。pT1a 不推荐术后选用辅助治疗，pT1b-pT2 期肾癌手术后的放、化疗不能减少降低转移率，不推荐术后常规应用辅助性放、化疗。但是肉瘤样变或快速进展性 RCC 患者，可联合应用吉西他滨和多柔比星治疗。适合的病例可选择靶向药物治疗，如果有条件，可行 VHL、c-met 及 FH 等基因检测，可有助于靶向药物选择和疗效预测。

（北京协和医院　纪志刚）

局部晚期肾癌，

手术联合药物治疗

病例8 新辅助联合手术治疗局限性肾癌

患者，女性，39 岁，于 2011 年 03 月 07 日入院。

一、主诉

体检发现左肾占位1周。

二、病史询问

（一）问诊的主要内容及目的

1. 有无血尿、腰痛和腹部肿块的表现　肾癌早期表现缺乏特异性，且大多数肾癌患者早期均无明显症状，临床症状表现为经典的血尿、腰痛和腹部肿块三联征的患者往往已到晚期。应注意询问患者有无上述临床症状，有助于对病情的判断。

2. 发病时是否有贫血、高血压、发热、高钙血症、体重减轻等症状　部分肾癌患者会出现"副瘤综合征"，其发生率在 10%～40% 左右，如贫血、高血压、发热、体重减轻、恶病质、高钙血症、肝功能异常、红细胞增多症等表现，在问诊时也应详细询问。

3. 患者既往有无肾炎、糖尿病、肾动脉硬化、肾毒性药物接触史等病史　患者的肾功能状态往往影响着手术方式的选择，长期的慢性疾病可能损伤肾脏功能，在特定条件下具有保留肾单位手术的适应证。

4. 病人的家族史及职业　病人亲属是否有肿瘤病史，尤其是肾癌病史；某些遗传性肾癌的处理策略和散发型肾癌并不相同。患者是否有放射性物质及致癌性化学物质接触史。

（二）问诊结果

患者 1 周前体检经 B 超发现左肾占位。无明显腰酸、腰痛，无血尿、脓尿，无尿频、尿急、尿痛，无畏寒、发热、消瘦等不适。既往慢性肾小球肾炎病史 10 年，规律内科随访治疗，糖尿病病史 3 年，最高血糖 18.4mmol/L，规律使用胰岛素降糖，血糖控制情况可。否认病毒性肝炎、结核或其他传染病史，否认高血压、高血脂病史，否认脑血管疾病、心脏病史，否认药物、食物过敏史。月经史：初潮 12 岁，1～4/28 天，未绝经，月经量正常，无痛经，经期规律。家族史：父母健在，否认家族及遗传病史。

三、体格检查

（一）重点检查内容和目的

患者左肾肿瘤无明显临床症状，合并有慢性肾小球肾炎和糖尿病，因此对患者进行系统而全面的体格检查时，除了应该注意测量患者的体温及叩诊肾区及按压输尿管走行区，了解有无包块及疼痛等体征外,还应注意患者是否有水肿、皮肤颜色和感觉等。

(二)体格检查结果及思维提示

T 36.5℃、P 88 次/分、R 18 次/分、BP 125/70mmHg;意识清楚,无病容,皮肤巩膜无黄染,全身浅表淋巴结未见肿大;颈静脉正常,心界正常,心律齐,各瓣膜区未闻及杂音;胸廓未见异常,双肺叩诊呈清音,双肺呼吸音清,未闻及干湿啰音及胸膜摩擦音;腹部外形正常,全腹柔软,无压痛及反跳痛,腹部未触及包块,肝、脾肋下未触及;双下肢无水肿;双肾区未触及明显包块,无明显叩痛,双侧输尿管走行区无深压痛及叩击痛,外生殖器发育正常。

> **思维提示:**保留肾单位手术(NSS)的适应证包括:肾癌发生于解剖性或功能性的孤立肾,根治性肾切除会导致肾功能不全或尿毒症的患者。相对适应证包括:肾癌对侧肾存在某些良性疾病,如肾结石、慢性肾盂肾炎或其他可能导致肾功能恶化的疾病(如高血压、糖尿病、肾动脉狭窄等)患者。可选择适应证包括:对侧肾功能正常,临床分期T1a期,肿瘤位于肾脏周边,单发的无症状肾癌患者,临床分期T1b也可选择实施NSS。本例患者既往有慢性肾小球肾炎和糖尿病病史,符合NSS的相对适应证。随着NSS技术发展和手术水平的提高,以及对根治性肾切除术后慢性肾病的认识逐步加深,NSS在临床上的应用越来越广泛,国内外对于保留肾单位的肾部分切除术治疗T1b期、T2期甚至转移性肾肿瘤的报道也日益增多[1]。

四、实验室和影像学检查

1. 泌尿系彩超　左肾中极占位,考虑肾癌可能性大。

2. 双肾CT增强扫描(图8-1)　左肾中部占位性病变,考虑肾癌。最大半径4.7cm,外生为主型(大于50%),与肾集合系统或肾窦距离小于4mm,与主要肾门血管关系较紧密。

3. SPECT肾显像　双肾血流灌注正常,上尿路引流通畅,双肾GFR略减低,左肾GFR 33.6ml/min,右肾GFR 27.3ml/min。

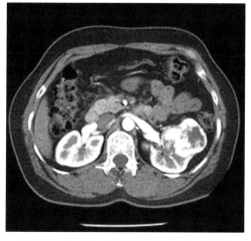

图8-1　靶向治疗前肾肿瘤CT增强扫描

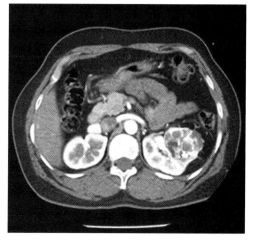

图8-2　靶向治疗后肾肿瘤CT增强扫描

4. 血常规　WBC 8.16×10^9/L, N 48.0%, L 40.0%, RBC 4.74×10^{12}/L, Hb 112g/L, PLT 102.0×10^9/L。

5. 临床化学检验　肌酐 150.6μmol/L, K$^+$ 5.12mmol/L, Na$^+$ 147mmol/L。

6. 尿常规　白细胞 3 个 /HP、红细胞 1 个 /HP、脓细胞（−）；尿蛋白（−）；尿培养：未见细菌生长。

五、治疗方案的制订及效果

（一）治疗方案及理由

舒尼替尼新辅助靶向治疗＋开放左肾部分切除术（患者既往"慢性肾小球肾炎、糖尿病"病史，需最大程度保留患者正常肾组织，且肿瘤体积较大、相对复杂，术中所需热缺血时间较长。先予口服舒尼替尼 50mg，每日 1 次，服用一个疗程后复查肿瘤大小，待肿瘤体积变小后再行开放肾部分切除术）。

> **思维提示**：新辅助治疗能降低肿瘤分期、提高肿瘤切除率，改善预后，在乳腺癌、肺癌和消化道肿瘤等疾病中已经广泛开展。而肾癌新辅助靶向治疗的适应证、药物选择、手术时机和疗效等尚无定论。Scilarra 等提出肾癌新辅助靶向治疗的指征为：①必须行保留肾单位手术而需要缩小肿瘤体积；②缩短下腔静脉瘤栓的长度，以利于完整切除肿瘤；③肿瘤体积巨大，侵犯周围脏器难以切除，需要缩小肿瘤体积及侵及范围。

（二）治疗结果

穿刺病理显示患者左肾肿物为透明细胞癌。患者于 2011 年 3 月 14 日开始口服舒尼替尼 50mg，每日 1 次，服用 4 周，停药 2 周。主要不良反应包括，乏力、高血压、手足皮肤反应，均为 1～2 级，服药期间未减量或停药。复查 CT：肿瘤较前缩小，最大肿瘤直径为 3.9cm，肿瘤周围出现坏死（图 8-2）。服药前 R.E.N.A.L. 肾脏评分：2+1+3+a+2h=8ah（中度复杂病例），服药后 R.E.N.A.L. 肾脏评分：1+1+2+a+2h=6ah（轻度复杂病例），肿瘤最大径缩小 17.0%。停药 2 周后行开放肾部分切除术，术中见肾周及肿瘤周围轻度粘连样改变，维持术中低温，术中肾动脉阻断时间 10 分钟，手术过程顺利，围术期未见明显并发症。

（三）术后病理诊断

（左肾肿瘤）透明细胞癌（Fuhrman 分级 2 级），侵及周围肾组织及肾被膜。基底切缘未见肿瘤。

> **思维提示**：除了最大程度保留正常肾单位外，如何最大程度保护肾功能？通常认为术中热缺血时间应该控制在 30 分钟之内。本例患者采用开放肾部分切除术，相较腹腔镜而言能够更快地完成肿瘤切除与缝合，术中缺血时间控制在 10 分钟内，同时采用表面冰屑低温法维持局部术中低温。除上述方法外，还可以采用肾动脉无阻断或选择性肾段动脉阻断技术、逆行输尿管插管灌注低温法、肾动脉灌注低温法等方法。

六、对本病例的思考

1. **靶向药物新辅助治疗的价值**　肾癌新辅助治疗并非新概念，在靶向药物问世以前，免疫治疗、放疗和化疗等手段对于肾癌的治疗作用有限。随着靶向药物的问世，晚期肾癌患者的非手术治疗有所突破，但以靶向药物为基础的新辅助治疗在肾癌治疗中的地位还有争论。Kroon 等[2]分析了 89 例术前行新辅助靶向治疗的患者，82 例患者肾脏均获不同程度缩小（1%～55%），38% 的 5～7cm 肿瘤缩小，2.3～4.7cm 后最终行肾部分切除术。本例患者术前肿瘤直径达 9.4cm，为中度复杂病例，服药后肿瘤最大径缩小 17.0%，为轻度复杂病例。术前行新辅助分子靶向治疗不仅能够缩小肿瘤大小，而且能够降低肾脏肿瘤解剖复杂程度。其能够降低肿瘤分期，减少手术难度，尤其对于肾功能有损害或孤立肾的患者尤为重要。目前认为具有保留肾单位手术绝对适应证，但手术难度较大的患者，可能可以通过新辅助靶向治疗降低手术难度，增加保肾的成功率，减少术中的缺血时间，最大限度保存肾脏功能。

2. 新辅助靶向治疗疗程和手术时机的选择　关于肾部分切除术前新辅助靶向治疗持续时间仍无定论，大部分已发表的研究均推荐 60～90 天。当前的资料显示靶向治疗过程中，60 天内肿瘤缩小最明显，且缩小的程度可作为预后的参考指标。60 天后如有指征则尽快行肾部分切除术，如肿瘤无应答，则应根据实际情况考虑换用靶向治疗药物或行根治性切除术[3]。本例患者采用舒尼替尼 50mg，每日 1 次，4/2 方案一个疗程，肿瘤较前明显缩小后患者坚决要求行手术治疗，遂用药一个疗程后行开放肾部分切除术。当然，在行肾部分切除术前还应有一段停药时间，其长短取决于所用药物的半衰期。目前国际上通常推荐采用停药 2～3 个药物半衰期的方案，比较常用的索拉非尼 8～12 天，舒尼替尼 12～18 天。本例患者停药后 2 周行开放肾部分切除术，术中可见肾周及肿瘤周围轻度粘连样改变，但并不增加手术难度，并且开放术后切口恢复良好。

3. 新辅助靶向治疗副作用　本例患者服药期间主要不良反应包括，乏力、高血压、手足皮肤反应，均为 1～2 级，予以对症处理后均可控制。服药期间未减量或停药。术前新辅助靶向治疗所带来的副作用程度较轻，是可接受的。文献报道最常见的副作用有胃肠道反应（65%）和血液学反应（55%），其次为乏力（45%），手足综合征（15%），高血压（25%）等等。最常见的 3 级以上副反应有黏膜炎（15%），手足综合征（11%），乏力（9%），高血压（6%）等。仅 20% 左右的患者因副作用而减药。

4. 新辅助靶向治疗不会增加并发症发生率　新辅助靶向治疗是否会增加肾部分切除术围术期的并发症发生率？理论上讲，靶向治疗药物会抑制血管内皮的更新，阻碍切口愈合，增加围术期出血和血栓发生率。Margulis 等[4]比较了 44 例保留肾单位术前靶向治疗患者与 58 例同期未行靶向治疗的保留肾单位手术患者的围术期并发症，发现两组间围术期并发症发生率无统计学差异。一项前瞻性研究亦证实了术前行舒尼替尼新辅助靶向治疗是相对安全的，26% 的患者出现了手术相关并发症，约 13% 的患者创口愈合延迟，但尿瘘的发生率没有增加[5]。本例患者围术期未出现明显并发症，切口于术后 8 天拆线，I/甲愈合。

新辅助靶向治疗可减小原发肿瘤直径，增加肿瘤组织的坏死程度及缩小静脉瘤栓，为肾癌降级以获得保肾手术机会，尤其有利于肾脏肿瘤毗邻肾门等重要结构时的肾部分切除手术[6]。需要注意的是，目前尚没有较好的方法来预测肿瘤对新辅助靶向治疗的反应和肿瘤缩小情况，甚至在靶向治疗过程中本来可以通过单纯外科手术治疗的疾病在新辅助靶向治疗过程中疾病进展。此外，药物相关的不良反应可能会导致治愈性外科手术推迟。总之，术前新辅助靶向后行肾部分切除术的治疗策略还处于探索阶段，其安全性已初步得到证实，但其最终疗效还需更大样本的随机对照研究来进一步证实。

（福建医科大学附属第一医院　薛学义）

【参考文献】

[1] Lee HJ，Liss MA，Derweesh IH. Outcomes of partial nephrectomy for clinical T1b and T2renal tumors. Curr Opin Urol，2014，24（5）：448-452.

[2] Kroon BK，de Bruijn R，Prevoo W，et al. Probability of downsizing primary tumors of renal cell carcinoma by targeted therapies is related to size at presentation. Urology，2013，81（1）：111-115.

[3] Bex A，van der Veldt AA，Blank C，et al. Neoadjuvant sunitinib for surgically complex advanced renal cell cancer of doubtful resectability：initial experience with downsizing to reconsider cytoreductive surgery. World J Urol，2009，27（4）：533-539.

[4] Margulis V，Matin SF，Tannir N，et al. Surgical morbidity associated with administration of targeted molecular therapies before cytoreductive nephrectomy or resection of locally recurrent renal cell carcinoma. J Urol，2008，180（1）：94-98.

[5] Powles T，Blank C，Chowdhury S，et al. The outcome of patients treated with sunitinib prior to planned nephrectomy in metastatic clear cell renal cancer. Eur Urol，2011，60（3）：448-454.

[6] De Vincenzo F，Zucali PA，Ceresoli GL，et al. Response to sunitinib in an adult patient with rhabdoid renal cell carcinoma. J Clin Oncol，2011，29（18）：529-531.

病例 9.1　发现右肾巨大肿物 14 个月余——新辅助联合手术治疗局部晚期肾癌

患者,女性,53 岁,于 2013 年 10 月 25 日入院。

一、主诉

发现右肾巨大肿物 14 个月余,靶向药物新辅助治疗 11 个月。

> **思维提示**:肾癌的靶向药物新辅助治疗在有些患者中有显效,但是维持时间并不长,因此选择合适的时机行手术治疗是全程治疗的重点,该患者治疗后有效但是有两方面问题,其一,肿瘤在获得缩小后重新增长变大;其二,患者出现了严重的血液毒性,已无法继续行药物治疗。因此体检和实验室检查重点是肿瘤体积大小和血常规的变化。

二、病史询问

患者于 2012 年 8 月当地医院体检时有血尿,B 超发现右肾占位,大小约 11.5cm,CT提示右肾巨大肿瘤伴下腔静脉瘤栓(见图 9-1、图 9-2),考虑手术风险极大,建议靶向药物治疗,行肾肿瘤穿刺活检,术后病理为透明细胞癌。2012 年 9 月起,口服舒尼替尼(索坦)50mg,每日一次,4/2 方案,期间不良反应有手足皮肤反应(2 级);疲乏无力;高血压(1 级);转氨酶升高;血液毒性反应(3 级),红细胞计数下降,血红蛋白低至 50g/L;甲状腺功能减退,予对症处理。2013 年 9 月评估,肿瘤体积缩小至 9cm(见图 9-3、图 9-4),Hb 99g/L。患者近来睡眠精神可,食欲差,大小便正常,体重减轻约 5kg。

既往史:2000 年行甲状腺腺瘤手术,高血压 1 级,目前控制可。入院体检:右侧下腹部可扪及约 9cm 大小肿物。颈部见长约 10cm 手术瘢痕。入院诊断:右肾癌(T3bNXMX),下腔静脉瘤栓(Mayo 1 级),靶向药物新辅助治疗后,高血压,甲状腺腺瘤术后。

三、体格检查

入院后一般情况尚可,发热,Tmax 38.4℃,P 98 次 / 分,R 22 次 / 分,BP 121/86mmHg。意识清楚,贫血病容,皮肤巩膜无黄染,全身浅表淋巴结未见肿大;颈静脉正常,心界正常,心律齐,各瓣膜区未闻及杂音;胸廓未见异常,双肺叩诊呈清音,双肺呼吸音清,未闻及干湿啰音及胸膜摩擦音;腹部外形正常,全腹柔软,无压痛及反跳痛,腹部未触及包块,肝、脾肋下未触及。右下腹部可扪及包块,约 10cm×8cm 大小,双侧下肢水肿。

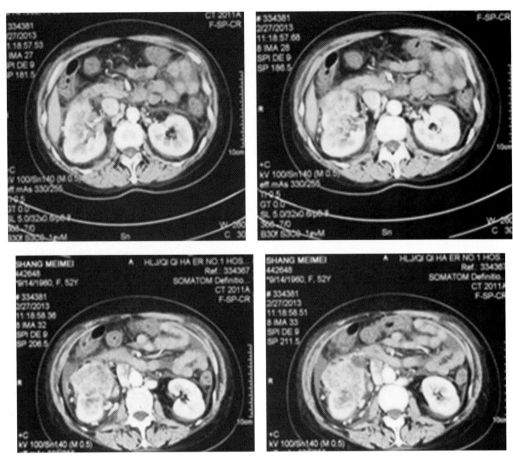

图9-1　入院时腹部增强CT所见

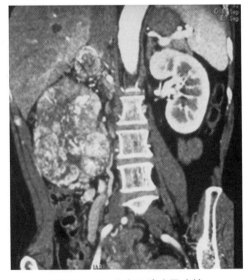

图9-2　CT重建示肿瘤及瘤栓

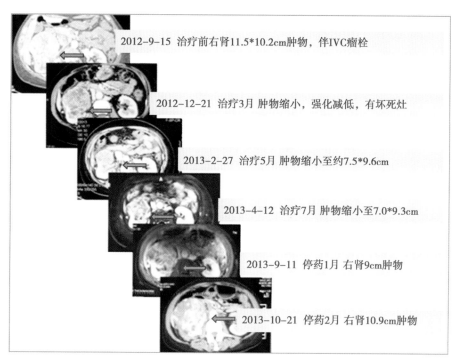

图9-3　靶向治疗中肿瘤体积变化

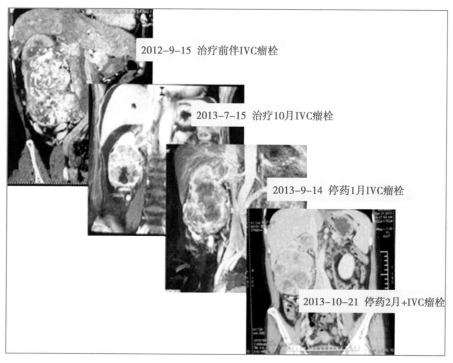

图9-4　CT三维重建示靶向治疗中下腔静脉瘤栓变化

四、实验室和影像学检查

1. 血常规　WBC $7.20×10^9$/L，NEUT% 74.6%，HGB 100g/L，PLT $511×10^9$/L。

2. 生化　ALT 25U/L，Alb 31g/L，Cr（E）79μmol/L，hsCRP 191.54mg/L ↑。ESR 101mm/h ↑。

3. 凝血　Fbg 8.70g/L ↑，APTT 55.5s。

4. 尿常规　BLD 200Cells/μl，WBC 15Cells /μl。

5. 2013 年 10 月 27 日 CTU 检查提示　心包积液。右肾正常形态消失，其内见巨大团块软组织密度影，边缘分叶，突出于肾轮廓外，较大截面为 10.9cm×9.7cm，其内密度不均匀，可见液性低密度影和线样、片状高密度影，增强后不均匀强化，累及右肾上中下盏，病变由右肾动脉供血，病变累及右侧肾静脉，其内见不均匀软组织密度影，右侧卵巢静脉迂曲增粗，远端凸入下腔静脉内，腹膜后、肠系膜根部、盆腔内多发大小不等淋巴结（图 9-4）。

6. 肾血流功能显像　右肾 GFR=56.9ml/min；左肾 GFR=29.6ml/min；右肾下极可见大片放射性减低区。诊断：左肾血流灌注及功能稍差，引流欠通畅；右肾体积大，下极有血运占位。

五、治疗方案

2014 年 1 个月行肾动脉栓塞（图 9-5）两天后行右肾肿瘤根治性切除＋下腔静脉瘤栓取出术，术中见左肾静脉自腹主动脉后方汇入下腔静脉，分别阻断下腔静脉远端及近心端、左肾静脉及腰静脉，完整切除下腔静脉瘤栓及巨大的右肾肿瘤（图 9-6），手术顺利。术后恢复良好。术后病理诊断：（右）肾透明细胞癌（Fuhrman 2）。免疫组化：Vimentin（−），HMB45（−），Ki-67index 约 3%。患者术后恢复良好，创口按期愈合，随访 3 年，未见局部复发及远处转移。全程治疗评价为 SD。

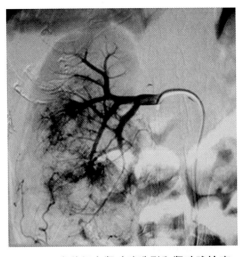

图 9-5　术前行右肾动脉造影和肾动脉栓塞

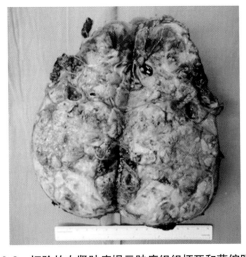

图 9-6　切除的右肾肿瘤提示肿瘤组织坏死和萎缩明显

思维提示： 由肾癌引起的血尿多为晚期，该患者有可能为后胡桃夹综合征导致的血尿，鉴别诊断困难。下腔静脉瘤栓手术风险大，靶向药物治疗后瘤栓缩小降级，手术难度减小。腹主动脉后左肾静脉所致的后胡桃夹综合征罕见。

六、对本病例的思考

巨大肾癌伴下腔静脉瘤栓可行靶向药物治疗后再手术。降低周围脏器血管损伤的风险，在术前提供肿瘤治疗反应的信息。靶向药物治疗中的 3 级以上严重不良反应要尽早处理。术前行介入栓塞治疗，对保障手术安全、减少术中出血、可行先处理瘤栓及产生水肿带易于术中游离有重要作用。重视肾脏血管的变异，本例患者左肾静脉在腹主动脉后方和脊柱间形成"后胡桃夹综合征"（图 9-7、图 9-8），应避免术中损伤或医源性肾自截。

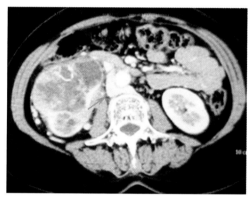

图 9-7　腹盆增强 CT 提示，左肾静脉在腹主动脉后方和脊柱间形成"后胡桃夹综合征"

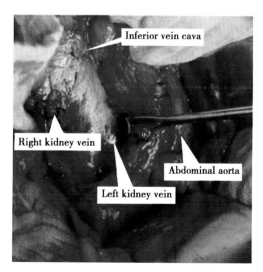

图 9-8　术中右肾动静脉、腹主动脉和左肾静脉之间的关系

（一）中晚期肾癌合并瘤栓术前新辅助治疗

NCCN、EAU 等指南推荐舒尼替尼等靶向药物作为晚期转移性肾细胞癌一线治疗用药。但是术前新辅助治疗目前仍未广泛应用，支持与反对者均有，支持者主要认为[1、2]，对于解剖性或功能性孤立肾的较大肾癌，通过靶向治疗使肿瘤体积缩小，可能行肾部分切除术而保留肾脏；另外长段的下腔静脉瘤栓通过降期降级，增加手术成功率；为无法手术的患者再次赢得手术机会；4级癌栓降级，避免体外循环心脏手术；降低周围脏器血管损伤的风险；在术前提供肿瘤治疗反应的信息等。而反对者认为，目前尚缺乏可靠的生物标记物来确定靶向药物治疗的疗效，有些患者治疗中病情进展，或者增加手术中出血量及术后创口愈合不良。因此目前对于术前新辅助治疗，选择病例需严格谨慎，主要的适应证包括：①下腔静脉瘤栓较长，Mayo 瘤栓分级≥Ⅱ级，手术困难；②肿瘤>7cm，包括转移性肾癌，拟行原发灶切除；③双肾肿瘤，多发肿瘤，拟行肾部分切除；④解剖性或功能性孤立肾肿瘤，拟行肾部分较困难；⑤伴广泛转移的肾癌，暂时切除原发灶意义不大；⑥不具上述情况，但患者心肺很差，亟待改善[3]。该患者肿瘤负荷大，伴有下腔静脉瘤栓，家属积极要求术前应用靶向药物，6个月评价治疗效果为 PR（部分缓解）。

（二）中晚期肾癌术前肾动脉栓塞

尽管肾动脉栓塞仍然有争议，但是有作者认为[4]通过阻断肾动脉血供，使肾肿瘤缩小变软，瘤周脂肪水肿液化，易于剥离，有助于手术切除；而且期望栓塞加手术能够延长生存期，改善预后，Ⅲ期肾癌术前栓塞能够提高生存率。该患者栓塞前使用芬太尼透皮贴（多瑞吉），没有出现剧烈腰痛，体温 38.1℃，消化道反应主要包括恶心呕吐。术中见肾动脉搏动明显减弱或消失，肿瘤表面静脉萎陷，肾周脂肪水肿液化，肿瘤组织明显液化坏死和萎缩。增加了手术便利（图9-5）。

（三）腹主动脉后左肾静脉——后胡桃夹综合征

左肾静脉（LRV）走行于腹主动脉（AA）和肠系膜上动脉过小的夹角后受挤压引起回流障碍称为胡桃夹综合征。其典型症状为非肾小球性血尿和（或）直立性蛋白尿，由于左肾静脉受压、淤血，毛细血管壁通透性增高，局部组织出现缺氧，组织中氧化不全产物堆积，导致肾动脉痉挛、收缩，引起左肾血流量下降，长期严重缺氧可引起肾小球、肾小管上皮细胞的变性、萎缩及坏死等病理变化，易被误诊为肾小球肾炎[5]。其主要诊断依据：腹部彩超或 CT 检查可见左肾静脉狭窄后扩张；平卧位 LRV 最宽和最窄处内径比>3，站立15分钟后>5；尿钙排出正常；左侧肾出血；膀胱镜检左侧输尿管口喷血或血性尿；尿红细胞形态为非肾小球性等。以上两点符合时即可诊断[6]。依据受压左肾静脉走行于腹主动脉前后方的不同解剖特点，可分为前胡桃夹综合征与后胡桃夹综合征。产生后胡桃夹征则是由于 LRV 经过 AA 与脊柱之间受两者的钳压导致血液同流受阻，临床较罕见。当左肾微小静脉压增高致薄壁静脉破裂，血液流入扩张的静脉窦与邻近的肾盏交通可引起血尿[7]。目前报道左肾静脉变异（RVLV）共分为4类：①主动脉后左肾静脉在正常位置汇入下腔静脉；②主动脉后左肾静脉在 L4～5，水平汇入下腔静脉；③2支左肾静脉环主动脉汇入下腔静脉；④左肾静脉汇入左髂总静脉[8]。RVLV 是一种先天性的左肾静脉发育异常，发病率约 0.5%～3.7%[9]。典型症状同肠系膜上动脉与腹主动脉夹角过小压迫左肾静脉引起的胡桃夹综合征。并且由于左肾静脉引流不畅致盆腔淤血导致左侧腰部酸痛不适，男性者可继发精索静脉曲张，女性由于卵巢静脉迂曲扩张而致盆腔静脉淤血。超声检查如发现肠系膜上动脉与腹主动脉之间未见管状结构穿越，应疑有左肾静脉发育畸形，并于左肾门上下方仔细寻找有无后左肾静脉畸形，评估后左肾静脉形态和血流动力学变化。临床广泛采用的诊断"金标准"为肾血管造影，通过压力测定可以反映左肾静脉受压情况，但该技术有创、操作复杂，不作为常规筛选方法。手术中仔细甄别，避免误伤或当做腰静脉离断，当右肾切除后，需定期血管彩超复查左肾静脉。

（北京协和医院　纪志刚）

【参考文献】

[1] Motzer RJ，Rini BI，Bukowski RM，et al. Sunitinib in patients with metastatic renal cell carcinoma. JAMA，2006，295（21）：2516-2524.

[2] Bex A，Jonasch E，Kirkali Z，et al. Integrating surgery with targeted therapies for renal cell carcinoma：current evidence and ongoing trials. Eur Urol，2010，58（6）：819-828.

[3] Sciarra A，Cattarino S，Salciccia S，et al. The emerging role of targeted therapy in renal cell carcinoma（RCC）：is it time for a neoadjuvant or an adjuvant approach? Crit Rev Oncol Hematol，2012，81（2）：151-162.

[4] 刘方，郭志，邢文阁，等. 动脉栓塞联合冷冻消融治疗中晚期肾癌临床疗效. 中华医学杂志，2011，91（29）：2023-2025.

[5] 陆恩祥，郑熙文. 肾动脉及肾静脉变异彩色多普勒超声诊断价值. 中华医学超声杂志，2004，1（6）：277-278.

[6] Wolfish NM，McLaine PN，Martin D. Renal vein entrapment syndrome：frequency and diagnosis. A lesson in conservatism. 1986，26（2）：96-100.

[7] Mendizabal S，Roman E，Serrano A，et al. Left renal vein hypertension syndrome. Nefrologia，2005，25（2）：141-146.

[8] Karaman B，Koplav M，Ozturk E，et a1. Retroaortic left renal vein：multidetector computed tomography angiography findings and its clinical importance. Acta Radiol，2007，48（3）：355-360.

[9] Kraus G J，Goerzer H G.MR-angiographic diagnosis of an aberrant retroaortic left renal vein and review of the literature. Clin Imaging，2003，27（2）：132-134.

病例 9.2 双侧嗜铬细胞瘤术后 5 年，发现双肾肿物 1 年——手术联合药物治疗 VHL 综合征（遗传性肿瘤综合征）

患者，男性，22 岁。2010 年 7 月入院。

一、主诉

双侧嗜铬细胞瘤术后 5 年，发现双肾肿物 1 年。

二、病史询问

患者于 2003 年 10 月 22 日无明显诱因突发头部剧痛，伴大汗、焦虑、烦躁，手凉，无心悸，持续 1h 后自行缓解，间断发作。同时逐渐出现右膝关节处肿痛，皮肤青紫，渐发展为皮肤溃疡，范围 10cm×2cm，就诊于当地医院取局部皮肤病理活检考虑：变应性血管炎（图 9-9）。应用抗过敏和激素治疗欠佳，建议切除并植皮。为进一步明确病因和诊治来我院。

三、体格检查

患者 T 36.3℃，P 89 次 / 分，R 21 次 / 分，BP 150/92mmHg。意识清楚，体检合作，对答切题。皮肤巩膜无黄染，全身浅表淋巴结未见肿大；颈静脉正常，心界正常，心律齐，各瓣膜区未闻及杂音；胸廓未见异常，双肺叩诊呈清音，双肺呼吸音清，未闻及干湿啰音及胸膜摩擦音；腹部外形正常，全腹柔软，无压痛及反跳痛，腹部未触及包块，肝、脾肋下未触及；双下肢无水肿；右膝关节处皮肤青紫，范围 10cm×2cm。双肾区未触及明显包括，无明显叩痛，双侧输尿管走行区无深压痛及叩击痛，外生殖器发育正常。

四、实验室和影像学检查

1. 血常规 WBC $5.20×10^9$/L，NEUT% 71.1%，HGB 129g/L，PLT $423×10^9$/L。
2. 生化 ALT 21U/L，Alb 38g/L，Cr（E）71μmol/L。尿常规 BLD 0 个 /μl，WBC 5 个 /μl。
3. 2010 年 6 月 30 日查去甲肾上腺素（NE）2.67μg，肾上腺素（E）0.62μg，多巴胺（DA）115.96μg，均在正常范围。
4. 2010 年 7 月腹盆部 CT 检查提示 双肾多发类圆形低密度影，部分为囊肿，部分考虑为错构瘤可能，左肾上极及右肾下极病灶不除外小肾癌可能，肝顶小血管瘤，胰腺内分泌肿瘤可能，附睾囊肿。

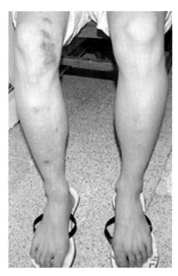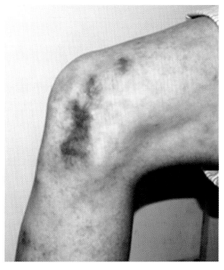

图 9-9　患者膝关节处皮肤的白细胞破碎性血管炎的表现

思维提示：在范·希佩尔·林道（VHL）综合征中合并肾癌、嗜铬细胞瘤等出现的白细胞破碎性血管炎（LV），可能是一种副瘤综合征。血管炎与肿瘤出现的时间关系通常是：血管炎与实体肿瘤两者在1个月内先后出现最为常见；在肿瘤切除术后若干年出现的血管炎，可能预示肿瘤复发。本例随着酚苄明治疗到一定时程 LV 逐渐愈复，说明合并嗜铬细胞瘤的 LV 可自愈，与文献一致[1]。合并下肢青紫、破溃者罕见，有自限性，容易误治，本例患者幸免于手术切除或植皮。

5. 2004 年 1 月测 BP 171/133mmHg（1mmHg=0.133kPa），持续性血压升高，阵发性加剧。B 超提示：双侧肾上腺占位。24 小时尿儿茶酚胺 2819.21μg，诊断为：双侧肾上腺嗜铬细胞瘤。2004 年 2 月 18 日入我院，定性检查：24 小时尿去甲肾上腺素 779.01μg（↑↑↑），肾上腺素 4.01μg，多巴胺 218.58μg。CT 检查提示：双侧肾上腺区低密度占位，右 9.1cm×5.2cm×5.4cm，左 3.0cm×1.4cm×1.5cm（图 9-10a、b）。间碘苄胍（MIBG）显像：双侧肾上腺区放射性浓聚。3h 口服糖耐量实验（OGTT）检查示糖耐量减低，检眼镜检查提示双眼呈高血压视网膜病变。甲状腺功能、血甲状旁腺激素（PTH）、Ca、P、iCa、CT 及甲状腺、甲状旁腺 B 超未见异常。24 小时尿游离皮质醇（UFC）33.12μg/24h，垂体 MRI 检查未见异常，MEN 筛查阴性。2 月 26 日起行酚苄明 50mg/d 术前药物准备。在使用酚苄明过程中右下肢破溃处渐愈合，组织活检：白细胞破碎性血管炎。考虑右下肢皮肤血管炎与嗜铬细胞瘤相关。

五、手术治疗嗜铬细胞瘤

2004 年 5 月 10 日行双侧嗜铬细胞瘤第一次手术切除治疗，切除右侧肾上腺肿物 5cm×4cm，左侧肾上腺肿物 3 枚：2.0cm×1.8cm，1.5cm×1.5cm，1.2cm×1.1cm，术后血压恢复正常，症状消失。术后病理诊断：双侧多发嗜铬细胞瘤，免疫组化 CgA（+）（图 9-11），S-100（+），

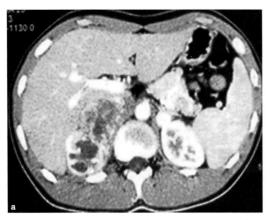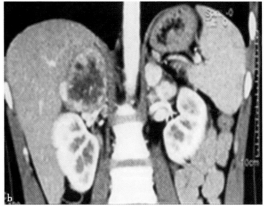

图 9-10　2004 年 5 月(第一次)患双侧嗜铬细胞瘤的动脉期增强 CT 提示：双侧肾上腺区多发肿物，边缘强化明显，中央组织部分坏死

Ki-67<1%。2004 年 12 月发现血压再次升高，140/90mmHg，四肢发凉，多汗。24 小时尿 NE 295.84μg/24h。奥曲肽显像检查：右肾上腺处高表达病灶。肾上腺 CT 检查：右肾上腺不均匀占位，约 4.3cm，有低密度坏死区。于 2005 年 3 月 31 日全麻下行腹腔镜右侧肾上腺嗜铬细胞瘤切除术。术后病理：右侧嗜铬细胞瘤，有玻璃样变及小管样坏死。

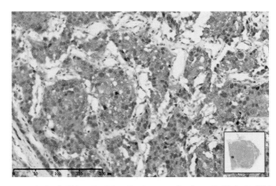

图 9-11　患者嗜铬细胞瘤切除后 CgA 免疫组化染色阳性(20×)

六、术后发现双侧肾癌并手术治疗

术后复查 24 小时尿儿茶酚胺 3 次均在正常值范围。术后监测血压 110～125/60～70mmHg，无不适症状。2010 年 6 月 30 日复查去甲肾上腺素 2.67μg，肾上腺素 0.62μg，多巴胺 115.96μg。患者 2009 年 1 月 B 超检查提示：左肾占位，约 1.8cm，错构瘤？右肾囊肿。2009 年 6 月 B 超检查：左肾低回声占位，3.2cm。2010 年 7 月腹盆部 CT 检查提示：双肾多发类圆形低密度影，部分为囊肿，部分考虑为错构瘤可能，左肾上极及右肾下极病灶不除外小肾癌可能，肝顶小血管瘤，胰腺内分泌肿瘤可能，附睾囊肿，考虑 VHL 病可能（图 9-12a、b）。B 超亦提示附睾囊肿（图 9-13）。

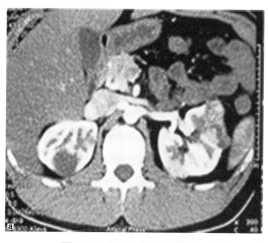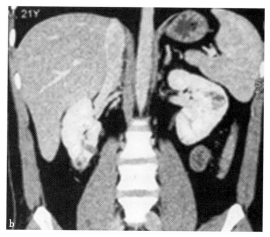

图 9-12　2010 年 7 月增强 CT 提示：双侧多发肾肿瘤及囊肿，胰腺实性软组织肿物

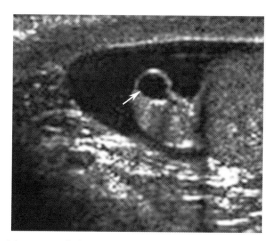

图 9-13　B 超提示：附睾的囊性肿物，直径约 0.8cm

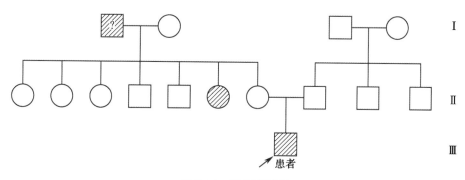

图 9-14　患者家系图

行头颅 CT 及 TCD 检查未见脑干、小脑或脊髓的血管母细胞瘤，检眼镜检查：双视乳头隆起水肿边界不清，右盘周可见硬性渗出，左黄斑区硬性渗出棉絮斑及出血，网膜动脉反光增强，A∶V=1∶2，见视网膜裂孔，未见血管瘤表现。诊断：双高血压性视网膜病变。双手甲

甲襞微循环血流图检查：部分动静脉轻度扩张，红细胞轻度聚集。ANA+dsDNA（–），ANCA（–），排除了风湿免疫性血管炎的可能。于 2010 年 7 月全麻下行左肾多发肿物切除术，术中见左肾多发实性占位，共切除 4 枚肿物，直径 1～5cm 不等，切除两处约 3cm 大小囊性占位。术后病理诊断为：（实性肿物）肾透明细胞癌，Fuhrman 2 级，（囊壁）单纯性肾囊肿。

七、多发肾癌术后靶向药物治疗

术后考虑到多发肾细胞癌，胰腺神经内分泌肿瘤，肝血管瘤及嗜铬细胞瘤复发，2 周后开始予索拉非尼（多吉美）靶向药物治疗 0.2g、每日两次，空腹或伴低脂饮食服用。随访 6 年一般情况良好，初期有手足起疱、疼痛，无明显的湿性脱皮，溃疡，双侧肾脏占位性病灶稳定，全程治疗评价为 SD。

> **思维提示：**患者在全身多个脏器罹患范·希佩尔·林道（VHL）综合征无法手术，予靶向药物治疗治疗，肾细胞癌肿瘤直径缩小，效果良好。而且可能对多发的肿瘤有潜在的抑制作用。VHL 相关的肾肿瘤多为低度恶性，但是多发常见，因此靶向药物治疗，对于无法手术切除干净的患者或术后又复发的患者是一种选择。

八、对本病例的思考

1. 嗜铬细胞瘤合并白细胞破碎性血管炎的认识　本例患者青年男性，急性病程，进行性加重。主要表现为阵发性头痛，伴大汗，心率增快明显，服用钙离子拮抗剂、β 受体阻滞剂和 ACEI 类药物治疗，效果不佳。结合患者病史及年龄，应该警惕家族性嗜铬细胞瘤可能。白细胞破碎性血管炎在非恶性肿瘤相关皮肤血管炎中常见，其病因可能为药物、感染、结缔组织病；罕见于某些恶性肿瘤，如肺癌、乳腺癌、前列腺癌、结肠癌以及肾癌等[1-3]。合并嗜铬细胞瘤者全世界仅报道 2 例，本例为国内首次报道。其临床表现首先为红斑，随后出现紫癜样损害，也可以表现为痛性荨麻疹，常见于下肢，全身表现包括发热和关节痛。病理检查可见血管壁破碎的中性粒细胞浸润，纤维素样变性坏死，红细胞渗出血管外等。血管壁可有 IgG，IgM，C3 沉积[4]。嗜铬细胞瘤皮肤表现多为面红，多汗，咖啡牛奶斑等，合并血管炎者少见。

2. VHL-2B 综合征的鉴别诊断　本例患者经过 6 年余始获最终诊断，说明该综合征器官受累程度及自然病史不同，易满足于嗜铬细胞瘤的诊断而延误治疗。VHL 综合征的特点是发生在实质以及神经嵴起源器官的高度血管化肿瘤，例如肾上腺、肾脏、睾丸附睾、胰腺、肝脏等的嗜铬细胞瘤、肾细胞癌、附睾囊肿、胰岛细胞肿瘤、内淋巴管肿瘤以及中枢神经系统血管母细胞瘤，发病率为 2～3 例 / 百万人。1895 年 Von Hippel 发现遗传性视网膜血管母细胞瘤（RHb），1926 年 Arvid Lindau 观察到视网膜和小脑的血管母细胞瘤是中枢神经系统（CNS）血管瘤的一部分。Melmon 等于 1964 年总结文献，将 CNS 血管母细胞瘤合并肾脏或胰腺囊肿、嗜铬细胞瘤、肾癌以及外皮囊腺瘤等疾病正式命名为 Von Hippel-Lindau 综合征。VHL 综合征包括两部分：①视网膜、脑干、小脑或脊髓的血管母细胞瘤；②腹腔脏器病变（嗜铬细胞瘤、肾囊肿或肾细胞癌、胰腺肿瘤及囊肿、附睾囊肿等）[5]。总结复习文献中报道的 192 例 VHL 综合征常见发病部位，以大脑和视网膜血管瘤常见，泌尿系统主要罹患肾囊肿或肾细胞癌、嗜铬细胞瘤或副神经节瘤。VHL 综合征分为 2 型：1 型不伴有嗜铬细胞瘤。2 型伴有嗜铬细胞瘤，约占 10%～34%。2 型又分为 A，B，C 3 个亚型，2A 型中肾癌的发生率低，而 2B 型中较高，2C 型仅表现为嗜铬细胞瘤[6]，本例为 VHL-2B 患者。VHL 综合征是一种常染色体显性遗传综合征，VHL 基因为抑癌基因，位于染色体 3p25-26。VHL 基因包括 3 个外显子，它编码的基因产物 pVHL 共有 2 种：pVHL3（213 个氨基酸）和 pVHL（160 个氨基酸），因基因缺失或错义突变而发病[7]。基因缺失导致出现截短蛋白（1 型突变）不会引起嗜铬细胞瘤的发生。而错义突变（2 型突变）的结果是出现一全长但无功能的蛋白，常导致嗜铬细胞瘤发生[8]。VHL 基因突变的人群携带率约 3/10 万，外显率接近 100%。其遗传特征为常染色体显性方式，子女有 50% 概率发病。嗜铬细胞瘤常早发，而肾细胞癌多在脑和眼底病变出现之后发生，发病率可高达 70%。临床观察到 VHL 综合征的肾囊肿经过 3～7 年有恶性变为肾细胞癌的可能，所以肾囊肿应视为肾细胞癌的前体给予严密观察[9, 10]。VHL 综合征的诊断是根据视网膜和中枢神经系统两个以上不同部位的血管母细胞瘤或一个血管母细胞瘤伴有腹腔器官的病变而做出的。腹脏器官两个以上的病变或有家族史的患者，有一个上述病变也要考虑该病的可能。VHL 的基因检测可确诊，且在家族筛查中有重要意义[11, 12]（图 9-14）。

3. VHL-2B 综合征手术联合靶向药物治疗及预后　VHL 综合征的中枢神经病变根据部位行手术、X 刀或伽马刀治疗。嗜铬细胞瘤以手术切除为主，复发者考虑 MIBG 治疗或靶向药物治疗。VHL 蛋白是一个小分子蛋白，但在多个系统中发挥不同组织特异性作用，包括血管生成、细胞外基质的形成、微管稳定及细胞周期调控。VHL 蛋白的最主要功能是下调缺氧诱导因子 HIF1 和 HIF2 的转录因子的活性，以此调节血管生成。2009 年的 1 例 VHL 病例报告靶向药物效果良好[10]。肾细胞癌的治疗与散发性肾细胞癌有所不同，由于前者常为双侧多发，肿瘤生长较慢，转移较晚，因此即使为单侧肾癌，因为对侧有发生肾肿瘤的可能，所以应尽量行保留肾单位的肿瘤切除手术。2009 版中国泌尿外科诊疗指南中提到 VHL 综合征肾癌治疗原则：肾肿瘤直径<3cm 者观察等待，当肿瘤最大直径≥3cm 时考虑手术治疗，以保留肾单位手术为首选，包括肿瘤剜除术。该患者治疗方案较难选择，腹腔镜双侧嗜铬细胞瘤切除风险非常大，双侧肾脏多发占位如同时手术，有肾衰竭可能，且合并胰腺和肝脏占位，因此只能行靶向药物治疗。VHL 综合征患者平均寿命≤49 岁。其主要死亡原因是中枢神经系统血管母细胞瘤破裂出血、肾细胞癌和嗜铬细胞引起的恶性高血压和转移[11]。因此对患者要随诊其序贯发生的各个脏器疾病，并对其家族成员要密切随访。

（北京协和医院　纪志刚）

【参考文献】

[1] Kulp-Shorten CL，Rhodes RH，Peterson H，et al. Cutaneous vasculitis associated with pheochromocytoma. Arthritis Rheum，1990，33（12）：1852-1856.

[2] Kathula SK，Kathula SK，Thomas DE，et al. Paraneoplastic cutaneous leukocytoclastic vasculitis and iron deficiency anemia as the presenting features of squamous cell lung carcinoma. J Clin Oncol，2011，29（4）：83-85.

[3] Podjasek JO. Wetter DA，Pittelkow MR，et al. Cutaneous small-vessel vasculitis associated with solid organ malignancies：The Mayo Clinic experience，1996 to 2009. J Am Acad Dermatol，2012，66（2）：55-65.

[4] Perrone A, Guida G, Leuci D, et al. Cutaneous vasculitis, mixed cryoglobulinemia in a patient with non-secreting andomized pheochromocytoma. A likely paraneoplastic syndrome. Recenti Prog Med, 1995, 86 (12): 499-502.

[5] Shuin T, Yamasaki I, Tamura K, et al. Von Hippel-Lindau disease: molecular pathological basis, clinical criteria, genetic testing, clinical features of tumors and treatment. Jpn J Clin Oncol, 2006, 36 (6): 337-343.

[6] Lonser RR, Glenn GM, Walther M, et al. von Hippel-Lindau disease. Lancet, 2003, 361 (9374): 2059-2067.

[7] Yao M, Yoshida M, Kishida T, et al. VHL tumor suppressor gene alterations associated with good prognosis in sporadic clear cell carcinoma. J Natl Cancer Inst. 2002, 94 (20): 1569-1575.

[8] Pavlovich CP, Padilla-Nash H, Wangsa D, et al. Patterns of aneuploidy in stage IV clear cell renal cell carcinoma revealed by comparative genomic hybridization and spectral karyotyping. Genes Chromosomes Cancer, 2003, 37 (3): 252-260.

[9] Latif F, Tory K, Gnarra J, et al. Identification of the von Hippel-Lindau disease tumor suppressor gene. Science, 1993, 260 (5112): 1317-1320.

[10] Calzada MJ. Von Hippel-Lindau syndrome: molecular mechanisms of the disease. Clin Transl Oncol, 2010, 12 (3): 160-165.

[11] 周海军, 卢洪凯, 刘鲁东, 等. VHL综合征并发双侧肾癌一例报告. 中华泌尿外科杂志, 2007, 28 (10): 118-119.

[12] Couch V, Lindor NM, Karnes PS. Von Hippel-Lindau disease. Mayo Clin Proc, 2000, 75 (3): 265-272.

病例9.3 肉眼血尿3个月，发现双侧肾占位2周——新辅助联合手术治疗双侧肾癌

患者，男性，56岁，2011年4月入院。

一、主诉

肉眼血尿3个月，发现双侧肾占位2周。

二、病史询问

患者为中年男性，入院前3个月（2011年1月）无明显诱因出现无痛性肉眼血尿，间断发作，为全程无痛性肉眼血尿，不伴尿频、尿急及尿痛等膀胱刺激症状，无发热、寒战及畏寒等不适。行B超和CT检查，发现双肾肿物。为进一步诊治入院。

三、体格检查

意识清楚，步入病房，皮肤巩膜无黄染，全身浅表淋巴结未见肿大；颈静脉正常，心界正常，心律齐，各瓣膜区未闻及杂音；胸廓未见异常，双肺叩诊呈清音，双肺呼吸音清，未闻及干湿啰音及胸膜摩擦音；腹部外形正常，全腹柔软，无压痛及反跳痛，腹部未触及包块，肝、脾肋下未触及；双下肢无水肿；右膝关节处皮肤青紫，范围10cm×2cm。双肾区未触及明显包括，无明显叩痛，双侧输尿管走行区无深压痛及叩击痛，外生殖器发育正常。

四、实验室和影像学检查

1. 血常规 WBC $6.12×10^9$/L，NEUT% 63.2%，HGB 131g/L，PLT $319×10^9$/L。
2. 生化 ALT 22U/L，Alb 36g/L，Cr（E）71μmol/L。
3. 尿常规 BLD 200个/μl，WBC 30个/μl。
4. CT提示 双肾肿瘤，右肾7.9cm×6.9cm，左肾6.4cm×4.6cm，动脉期强化，呈快进快出特点，与肾集合系统关系密切，考虑肾实质来源恶性肿瘤可能性大（图9-15）。
5. B超 为双肾低回声，右肾肿物最大径约8.2cm，左肾肿物最大径约6.7cm，内见丰富血流信号。因患者血尿明显，为除外肾盂尿路上皮来源恶性肿瘤，行逆行肾盂造影，见肾盂受压推挤，未见肾盂内充盈缺损。

五、治疗方案的制订及效果

考虑到双肾肿瘤，尽可能保留更多肾单位。予新辅助靶向药物治疗。2011年4月予舒尼替尼50mg，口服，每日1次，4/2方案；不良反应：期间曾因肝功能异常停药1个月左右；手足皮肤损害；脱发；腹泻等（1～2级）；疗效评价：PR。

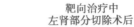

靶向治疗前
双肾癌

靶向治疗中
左肾部分切除术后

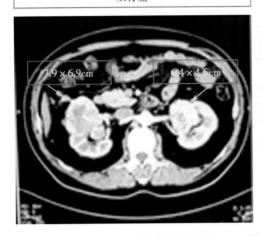

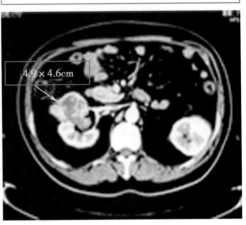

靶向治疗后
双肾部分切除术

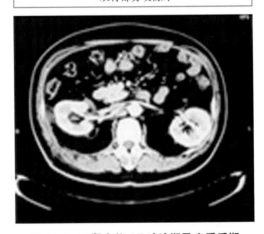

图 9-15　双肾占位 CT 动脉期及实质后期

靶向治疗前
双肾癌

靶向治疗中
左肾部分切除术后

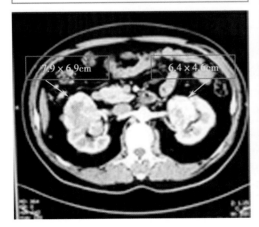

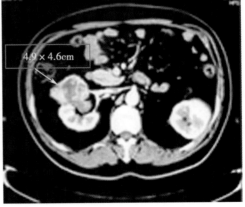

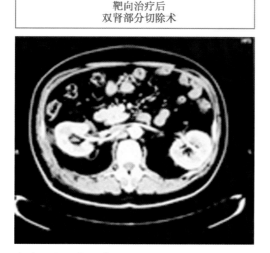

图 9-16　行舒尼替尼靶向药物治疗＋手术治疗双肾肿瘤前后对照

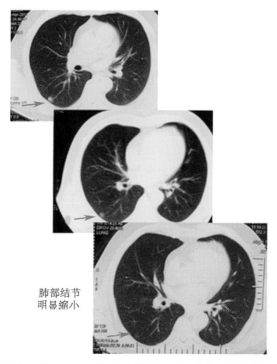

图 9-17　行舒尼替尼靶向药物治疗肺部结节前后比较缩小

　　为行手术,停用舒尼替尼两周,手足皮肤损害、脱发、腹泻等副反应明显缓解;4 周后肿瘤缩小:右肾 6.2cm×4.7cm,左肾 4.2cm×3.1cm(图 9-16),右肺结节 CT 评价为消退(图 9-17),停药 2 周后行左肾部分切除术,术后病理:(左)肾透明细胞癌。2012 年 3 月复查右肾肿瘤为 4.9cm×4.6cm,再次用药停药 2 周后,2012 年 4 月行右肾部分切除术(图 9-18)。术后病理:(右)肾透明细胞癌。手术创口愈合良好。随访至今,患者一般情况良好,术后双肾肿瘤无复发,肺部结节未见增大。

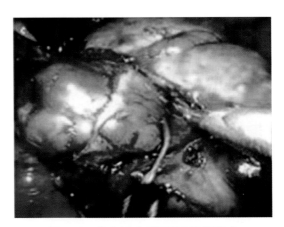

图 9-18　靶向治疗后行肾部分切除术

> **思维提示：** 肾癌术前新辅助治疗的支持者认为[1,2]，对于解剖性或功能性孤立肾的较大肾癌，肿瘤体积缩小，可能行肾部分切除术而保留肾脏；另外长段的下腔静脉瘤栓通过降期降级，增加手术成功率；4 级癌栓降级，避免体外循环心脏手术；降低周围脏器血管损伤的风险；在术前提供肿瘤治疗反应的信息等。而反对者认为，目前尚缺乏可靠的生物标记物来确定靶向药物治疗的疗效，有些患者治疗中病情进展，或者增加手术中出血量及术后创口愈合不良。

　　酪氨酸激酶抑制剂（TKI）舒尼替尼具有很强的抗血管生成作用和抗肿瘤细胞的活性。Motzer 等[1]的舒尼替尼治疗晚期肾癌的Ⅲ期临床试验中，共入组 750 例初治的转移性肾癌患者，舒尼替尼组与 IFN-α 组的有效率分别为 31% 和 6%（$P<0.001$），中位 PFS 为 11 和 5 个月（$P<0.001$）。在中期分析后，允许 IFN-α 组肾癌进展的患者交叉接受舒尼替尼治疗，舒尼替尼组的 OS 仍优于 IFN-α 组，分别为 26.4 和 20.0 个月（$P=0.0362$），而两组中未接受交叉治疗的患者 OS 分别为 28.1 和 14.1 个月（$P=0.0033$）。其主要不良反应：约 30% 以上的患者出现腹泻、恶心和乏力。10% 的患者出现左心室射血功能下降。约 7% 以上的患者会出现 3～4 度的不良反应，主要表现有淋巴细胞、中性粒细胞及血小板减少等血液学事件及血压升高，约 38% 的患者因不良反应而中断用药。

　　因此目前对于术前新辅助治疗，选择病例需严格谨慎，主要的适应证包括：①下腔静脉瘤栓较长，Mayo 瘤栓分级≥Ⅱ级，手术困难；②肿瘤>7cm，包括转移性肾癌，拟行原发灶切除；③双肾肿瘤，多发肿瘤，拟行肾部分切除；④解剖性或功能性孤立肾肿瘤，拟行肾部分较困难；⑤伴广泛转移的肾癌，暂时切除原发灶意义不大；⑥不具上述情况，但患者心肺很差，亟待改善。该患者双肾肿瘤负荷大，伴有肺部结节，家属积极要求术前应用靶向药物，1 个月评价治疗效果为 PR（部分缓解）。后手术部分切除双肾原发病灶，预后良好。

（北京协和医院　纪志刚）

【参考文献】

[1] Motzer RJ，Rini BI，Bukowski RM，et al. Sunitinib in patients with metastatic renal cell carcinoma. JAMA，2006，295（21）：2516-2524.

[2] Bex A，Jonasch E，Kirkali Z，et al. Integrating surgery with targeted therapies for renal cell carcinoma：current evidence and ongoing trials. Eur Urol，2010，58（6）：819-828.

病例 10　体检发现右肾占位 3 天——局部晚期肾癌

患者，女性，38 岁，于 2008 年 9 月 3 日入院。

一、主诉

体检发现右肾占位 3 天。

二、病史询问

> **思维提示**：患者系中青年女性，3 天前体检时发现右肾占位，问诊应详细了解患者有无症状及体征，如有无腰部包块、血尿和疼痛（三联征）。肾脏占位多考虑为肿瘤性病变，且 85% 以上为恶性肿瘤。部分肾癌患者会出现"副瘤综合征"，如高血压、体重减轻、发热等表现，在问诊时也应详细询问。肾癌包括散发性和遗传性，问诊时应详细了解患者有无相关家族史（遗传性），以及与肾癌相关的危险因素，如吸烟、高血压、肥胖等（散发性）。随着影像技术、生活水平及健康意识的提高，越来越多的无症状早期肾癌被检出。

（一）问诊的主要内容及目的

1. 有无疼痛及疼痛特点　是否出现腰部疼痛？疼痛是钝性疼痛还是锐性疼痛？疼痛时持续性还是间歇性？是否有放射痛或牵涉痛？

早期肾脏肿瘤往往不会引起明显腰部疼痛，较大肿瘤因引起肾脏包膜张力过高而出现腰部胀痛不适；局部晚期肾脏肿瘤可侵犯周围组织，甚至肌肉及神经等而引起持续性较剧烈的疼痛。

2. 有无血尿？血尿的程度、时间，及其与疼痛的关系如何　引起血尿的原因较多，包括了泌尿系肿瘤、损伤、结石、结核和泌尿系感染等。明确血尿的程度以决定是否需要急诊处理血尿，了解肉眼血尿为全程血尿、排尿前血尿还是终末期血尿有助于鉴别血尿来源的部位及原因。全程血尿多为上尿路来源，包括了肾脏内科疾病、肾脏或输尿管肿瘤及结石等；终末期血尿多为膀胱结核等；排尿前血尿多为尿道来源，如损伤、炎症等。

早期肾癌通常不会引起血尿，肾癌侵犯集合系统时可出现血尿，多表现为无痛间断血尿，可有长条状血凝块，与肾盂癌类似。

3. 发病时是否有高血压、发热、体重减轻等症状　部分肾癌患者会出现"副瘤综合征"，如高血压、体重减轻、发热等表现，在问诊时也应详细询问。

4.病人的家族史及职业　病人亲属是否有肿瘤病史，尤其是肾癌病史。患者是否有放射性物质及致癌性化学物质接触史。

（二）问诊结果

患者3天前体检经B超发现右肾占位，可疑腹腔淋巴结长大。患者无明显腰痛、腰胀，无畏寒发热、咳嗽、咯血、肉眼血尿、尿频尿急尿痛、消瘦等不适。既往体健，无家族遗传史及其他成员肿瘤史。否认高血压、糖尿病、高血脂等病史。否认肝炎、结核或其他传染病史，否认过敏史，15+年前行"阑尾切除术"。2+年前行"腹腔镜下子宫肌瘤剥离术"。体格检查未见阳性发现。

三、体格检查

（一）重点检查内容和目的

患者右肾肿瘤并无明显症状，因此对患者进行系统而全面的体格检查时，应重点注意测量患者的体温、初诊及叩诊肾区及输尿管压走行区，了解有无包块及疼痛等体征。

（二）体格检查结果及思维提示

T 36.5℃、P 76次/分、R 20次/分、BP 121/81mmHg；意识清楚，无病容，皮肤巩膜无黄染，全身浅表淋巴结未见肿大；颈静脉正常，心界正常，心律齐，各瓣膜区未闻及杂音；胸廓未见异常，双肺叩诊呈清音，双肺呼吸音清，未闻及干湿啰音及胸膜摩擦音；腹部外形正常，全腹柔软，无压痛及反跳痛，腹部未触及包块，肝、脾肋下未触及；双下肢无水肿；双肾区未触及明显包括，无明显叩痛，双侧输尿管走行区无深压痛及叩击痛，外生殖器发育正常。

> **思维提示：**肾脏肿瘤包括良恶性之分，其中良性肿瘤最常见的是血管平滑肌脂肪瘤，恶性肿瘤包括肾细胞癌、肉瘤等，以肾细胞癌最为常见。常用于肾脏占位病变的检查有超声、CT和MRI，大多数肾癌可通过超声或CT的典型表现与血管平滑肌脂肪瘤进行鉴别。CT和MRI在肾肿瘤的诊断中占有重要价值，但其最主要的作用在于进行较为准确的肿瘤分期，协助明确肿瘤的具体大小、位置、深度等等，以便临床治疗方案的制订。若多考虑为肾癌，还应搜索是否有转移病灶存在。肾癌最常见的肾外转移部位为肺部，故临床上常选择胸部X片或CT排除肺转移。在进行术前准备时，还应对患者进行全身情况进行评估，包括血常规、肾功能、电解质、分肾功能测定（肾显像等），有助于手术方案的制订。

四、实验室和影像学检查

1.泌尿系彩超　左肾大小未见明显异常；右肾下极实性占位，大小约20mm，呈弱回声，右侧肾门及下腔静脉周围区域淋巴结增大。双侧输尿管及膀胱均未见明显异常。

2.全腹部增强CT　右肾下极占位，大小约18mm×15mm，位于右肾下极水平下腔静脉前方肿大淋巴结，大小约36mm×28mm。（图10-1）

3.数字化X线胸部正侧位检查　未见明显异常。

4.SPECT肾显像　双侧侧上尿路引流通畅，肾功能正常。

5．血清　BUN 5.8mmol/L，CREA 78.5μmol/L。

6．血常规　WBC $6.85×10^9$/L；RBC $5.35×10^{12}$/L；HGB 125g/L；PLT $198×10^9$/L。

7．血清生化及电解质　血清磷 2.35mmol/L，1.16mmol/L，碱性磷酸酶 87IU/L。

8．尿常规　白细胞 2 个 /HP、红细胞 1 个 /HP、脓细胞（－）；尿蛋白（－）；尿培养：无细菌生长。

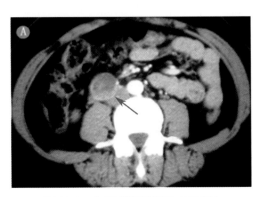

图 10-1　入院时腹部增强 CT 所见

> **思维提示**：重要的辅助检查有如下四项：①泌尿系；②腹部增强 CT/MRI；③利尿肾图 /SPECT 肾显像；④血液学检查：血清肌酐、血红蛋白、血红细胞、血白细胞、血清钙、磷、碱性磷酸酶等。结合患者病史、体格检查及辅助检查结果，排除了泌尿系结核、肾囊肿等疾病，确定了右肾实性占位的诊断，并了解到右肾门淋巴结增大，可疑转移。目前，患者肾功能正常、两侧肾功能良好。因此，结合患者情况，右肾肿瘤需考虑外科手术治疗，根据手术后病理检查结果及手术效果决定术后其他治疗方案。其治疗方案包括：右肾根治性切除术＋区域淋巴结清扫术，可以选择开放性手术、腹腔镜手术以及机器人手术。

五、治疗方案的制订及效果

（一）治疗方案及理由

腹腔镜右肾肿瘤根治术＋腹膜后淋巴结清扫术。

（二）治疗结果

患者最终接受手术治疗，术中发现肿瘤位于右肾下极，大小约 20mm，不规则。于腹膜后右肾下极紧贴下腔静脉及右肾门可见一肿大淋巴结，大小约 30mm，不规则；其下方另见一肿大淋巴结，大小约 30mm，不规则，包膜完整，紧贴下腔静脉，部分肿大淋巴结无法切除，即肿瘤组织无法完全切除。

（三）术后病理诊断

右肾细胞癌（2 型乳头状成分为主），Fuhrman 3 级。肿瘤侵及肾包膜，大小约 15mm×15mm。输尿管断端未见癌累及。肾门淋巴结（1/1）查见癌累及，腹膜后淋巴结（3/3）查见癌转移。

思维提示：根据现有检查，患者诊断考虑为右肾癌伴腹膜后淋巴结转移，为cT1aN1M0，属于局部晚期肾癌。目前的治疗方法主要包括辅助性的手术治疗和靶向药物治疗。2005年以前，几项随机对照试验表明只有体能状态良好，低危险因素的晚期肾癌患者可能从减瘤手术中获益。随着靶向分子药物的问世，减瘤手术的价值越发凸显。虽然前瞻性随机对照试验受到伦理缺陷的限制，多项回顾性研究均表明减瘤手术的合理性。NCCN指南推荐对于一般状况良好，器官功能正常的患者，可以在靶向治疗等系统治疗之前行减瘤手术。

六、不能完全切除的转移病灶的靶向治疗

治疗方案及效果：本例患者术中切除了原发病灶以及部分转移淋巴结，但仍有残留肿瘤组织未能完全切除，故术后给予靶向药物进行治疗。患者术后即予以"舒尼替尼50mg，4/2方案"治疗，治疗期间，患者出现高血压、手足综合征及全身水肿（3/4级，CTCAE 4.0）。遂予以减量，即"舒尼替尼50mg，2/1方案"治疗。经过4个月治疗后患者复查CT提示完全缓解（CR）（图10-2）。2年前，患者自行停药，但规律门诊复查。2个月余前，患者复查CT（图10-3）提示腹膜后淋巴结肿瘤多发复发（最大约20mm×23mm），遂恢复"舒尼替尼50mg，2/1方案"治疗，1个月余前复查CT（图10-4）提示肿瘤缩小至17mm×23mm。虽然靶向治疗依然有效，但仍然进行了包括泌尿外科、肿瘤科、放射科、病理科等多学科进行讨论，建议患者继续服用舒尼替尼靶向治疗，同时可以考虑进行第二次减瘤手术，但手术风险大，切除范围及效果不确定。

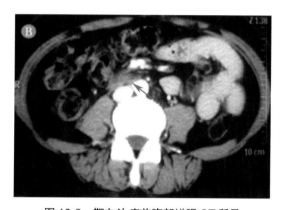

图10-2　靶向治疗前腹部增强CT所见

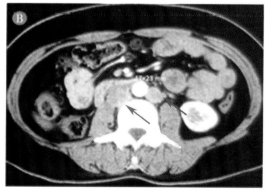

图10-3　靶向治疗后复查腹部增强CT所见

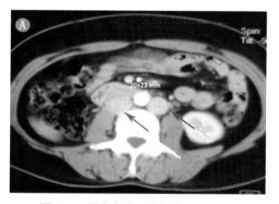

图10-4　局部复发后腹部增强CT所见

思维提示：目前对晚期肾癌术后尚无统一的辅助治疗方案。肾癌本身对放化疗不敏感。2006 年以前的免疫治疗为标准治疗方案，但其治疗效果有限，反应率均低于20%。而近十年来，以舒尼替尼为代表的靶向分子药物逐步替代了免疫治疗，无论从无疾病生存时间还是总生存时间，靶向药物治疗显著优于免疫治疗。

七、术后复发后，应如何选择治疗方案

治疗结果：经过多学科疑难病例讨论，患者最终决定再次接受手术切除腹膜后转移病灶，术后继续舒尼替尼治疗（50mg, 2/1 方案），3 个月后复查 CT（图 10-5）提示部分病灶增大，较大者约 2.8cm×2.2cm。遂予以舒尼替尼增量致 75mg 治疗，1 个月后复查 CT 示肿瘤缩小至 1.8cm×2.2cm，至今（2016 年 3 月）患者仍存活，疾病稳定（SD）。

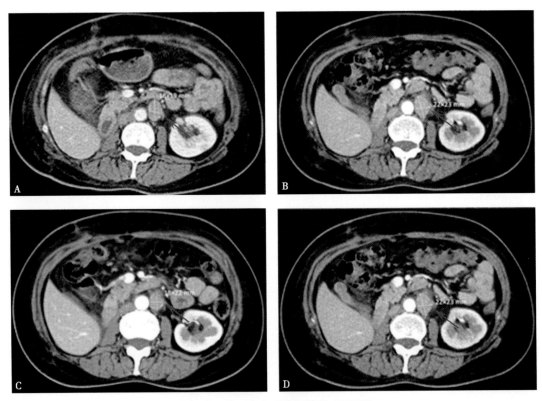

图 10-5　第二次术后腹部增强 CT 所见

八、对本病例的思考

1. 减瘤手术的价值　在靶向治疗出现前的免疫治疗时代，减瘤手术的价值是存在争议的。随着小分子靶向药物的问世，靶向药物联合减瘤手术对于晚期转移性肾癌的治疗价值日益凸显。2011 年的一项研究表明，不完全切除的病人中位生存时间比不进行手术的病人长（2.6 vs 1.1 年）。故对于一般状态良好，器官功能正常的患者，靶向治疗联合减瘤手术仍是该类患者的一种重要选择。

2．舒尼替尼用药方案的选择　舒尼替尼标准治疗方案为 50mg，4/2 方案，即服药 4 周、停药 2 周为一周期治疗。该例患者初始治疗即为标准治疗方案，但服药期间出现不可耐受的副作用，遂改为 2/1 方案（服药 2 周，停药 1 周），之后患者副作用较前明显减轻，且治疗 4 个月后转移灶完全消失（CR）。这表明在靶向治疗时，根据病人具体情况进行个体化治疗方案的重要性。随后患者自行停药，并出现肿瘤复发，提示停止靶向治疗应谨慎选择，尽管已经实现了 CR。

3．再次使用舒尼替尼治疗的意义　本例患者自第一次术后至最后病情进展，使用的靶向药物只有舒尼替尼一种。事实证明病情进展时再次使用舒尼替尼治疗并适当进行增量亦可对部分病人起效。

（四川大学华西医院　沈朋飞）

病例 11　检查发现右肾肿瘤，手术联合药物肾癌伴癌栓

患者，男性，56 岁，于 2012 年 10 月 16 日入院。

一、主诉

检查发现右肾肿瘤并服用靶向药物治疗 3 年余入院。

二、病史询问

> **思维提示：**早期肾癌往往无症状，多由于体检发现。晚期肾癌可表现为血尿、腰痛、腹部肿块，部分晚期患者还可有贫血、体重减轻、恶病质等全身症状。

（一）问诊的主要内容及目的

1. 有无晚期肾癌的常见症状　患者由于心血管疾病检查而发现肾癌，并无肾癌的常见临床表现，但影像学检查已经提示肿瘤侵犯至同侧肾上腺了。因此，晚期肾癌的临床表现可以不典型。

2. 病人的个人史和家族史　患者无肾癌家族史，既往吸烟，无放射物质及致癌化学物质接触史。

（二）问诊结果

患者 2009 年 8 月因心前区阵发性绞痛 2 周在外院住院，当时诊断为冠心病（心肌梗死型），放置了 4 个支架，同时服用阿司匹林联合氯吡格雷抗凝。住院时检查发现右肾肿瘤，无肉眼血尿，尿频尿急和畏寒发热。患者当时拒绝穿刺，签字并要求直接服用靶向药物舒尼替尼。2010 年 8 月服用药物 8 个月后，病灶评估（RECIST 标准）为部分缓解，肿瘤长径缩小 2/3，患者 ECOG 评分 0 分，不良反应轻度（多为 1～2 级）。此后病灶一直保持稳定状态。既往体健，无家族遗传史和肿瘤史。否认糖尿病和高血脂等病史。否认肝炎、结核和其他传染病史，否认过敏史。

三、体格检查

（一）重点检查内容和目的

全身浅表淋巴结有无肿大，有无皮肤转移结节。眼睑色泽，有无贫血貌和消瘦。血压是否正常。腹部是否可触及包块，肾区有无叩击痛。

（二）体格检查结果和思维提示

全身浅表淋巴结未及肿大。腹平软，无包块，膀胱区无隆起，膀胱区无压痛，无反跳痛。肝脾肋下未及。双肾区无叩击痛，脊肋点、腰肋点无压痛，输尿管点无压痛。

四、实验室和影像学检查

胸部 CT、头颅 MRI 和全身骨扫描未见远处转移。2009 年 8 月 12 日腹部 CT（图 11-1）显示：右肾见 11cm×10cm 肿瘤；侵犯同侧肾上腺，膈下下腔静脉瘤栓侵及静脉壁。2010 年 8 月 21 日腹部 CT 显示：右肾肿瘤较前缩小，6cm×5cm 肿瘤，膈下下腔静脉瘤栓侵及静脉壁。2012 年 10 月 15 日腹部 CT（图 11-2）显示：右肾肿瘤 6cm×5cm 肿瘤，膈下下腔静脉瘤栓侵及静脉壁。

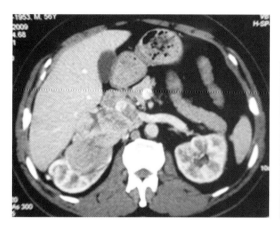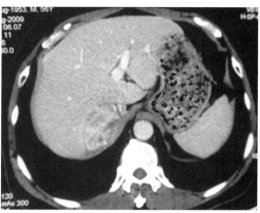

图 11-1　2009 年 8 月 12 日腹部 CT

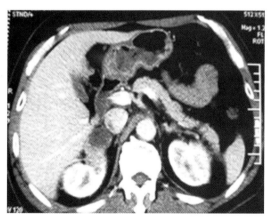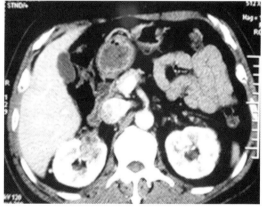

图 11-2　2012 年 10 月 15 日腹部 CT

思维提示：肾癌的临床诊断主要依靠影像学检查。实验室检查作为对患者术前一般状况、肝肾功能以及预后判定的评价指标，确诊则需依靠病理学检查。按照规范的诊疗操作，服用靶向药物之前常规应取得病理，但该例患者由于心肌梗死且服用抗凝药物，在外院诊疗过程中充分知情同意的前提下采用了先服用靶向药物治疗的选择。

五、治疗方案的制订和效果

（一）治疗方案及理由

患者术前 1 周停用舒尼替尼、波利维、阿司匹林，改用肝素皮下注射，2012 年 10 月 18 日进行了开放右肾部分切除转根治切除＋下腔静脉癌栓取出术。制订理由：患者服用靶向药物后肿瘤缩小控制稳定，一般状况可，远处无转移，本人和家属有积极治疗和切除原发灶强烈意愿。

（二）治疗结果

术中肾周组织粘连紧密，肿瘤贴近右肾静脉；行右肾部分切除和右肾静脉修补术。修补后发现右肾静脉回流障碍，遂改行根治性右肾切除。同时术中发现瘤栓由右肾上腺中央静脉延伸入下腔静脉并侵犯静脉壁，取栓并切除部分下腔静脉壁后修补血管（图 11-3）。手术顺利，术中估计出血量 400ml，术后 5 天患者康复出院。

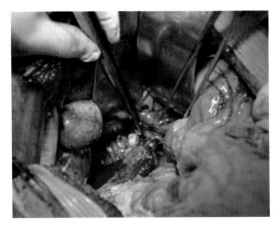

图 11-3　行右肾部分切除和右肾静脉修补术

（三）术后病理诊断

右肾及下腔静脉瘤栓透明细胞癌，肿瘤大小 6cm×5cm×5.5cm，质地硬，伴有大量胶原组织增生和钙化，切面灰白；侵犯肾被膜至肾周脂肪，肾上腺组织未见癌；病理分级 Fuhrman 4 级；切缘 1、2、3 未见癌。最后的病理诊断为：右肾透明细胞癌 T3N0M0G4（3 期）。

> **思维提示**：使用靶向药物治疗肿瘤缩小后，周边会导致粘连，对手术造成一定的困难，术前应充分估计到术中的困难。对于使用靶向药物的患者，围手术要注意停药时间和切口观察。

六、全身治疗方案

患者术后第 7 天开始继续服用舒尼替尼 50mg/d（4 周 /2 周方案）治疗，随访至 2016 年 12 月 CT 检查（图 11-4）：未见肿瘤复发转移。患者服药不良反应小（0～1 级），ECOG 评分 0 分。

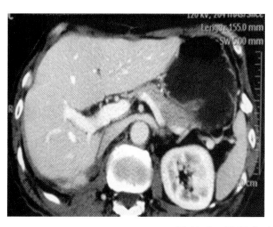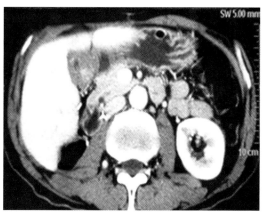

图 11-4　2016 年 12 月 18 日 CT 检查

七、对本病例的思考

1. 靶向药物在术前进行治疗部分患者可起到"肿瘤缩小降期"的作用，提高手术切除率。病灶可以包括原发灶、腔静脉瘤栓、局部复发灶和转移病灶。本例患者肿瘤体积缩小达 60%，术后病理证实有降期作用，由之前的 T4 降期至 T3[1-3]。

2. 靶向药物治疗是否影响切口愈合　靶向药物使用是否影响切口愈合、增加手术风险是外科医生关心的一个问题。本例患者术后恢复顺利，未发生并发症（术前 7 天停药，术后 7 天重新开始用药）。美国 MD Andson 中心报道了 44 例使用靶向药物治疗（舒尼替尼 / 索拉非尼 / 贝伐单抗）与 58 例术前未行靶向药物治疗患者术后发生并发症概率比较，其中舒尼替尼或索拉非尼术前 1 天以上停用，贝伐单抗停用 4 周以上，两组之间并发症发生概率相似[4]。靶向药物治疗并不明显增加术后并发症的发生率。

3. 舒尼替尼治疗肾癌的长期安全性　本例患者使用舒尼替尼长达 7 年，耐受性良好，药物不良反应多为轻度。一项临床研究报道舒尼替尼长期治疗患者（≥2 年）共 807 例，除甲状腺功能减退的发生率随治疗时间延长而升高外，其余大多数不良反应于初始治疗第 1 年后逐年下降，包括 3/4 级不良反应亦是如此[5]。

（中山大学肿瘤医院　周芳坚　尧　凯）

【参考文献】

[1] EscudierB，Pluzanska A，Koralewski P，et al. Bevacizumab plus interferon alfa-2a for treatment of metastatic renal cell carcinoma：a randomized，double-blind phase Ⅲ trial. Lancet，2007，370（9605）：2103-2111.

[2] Motzer RJ，Hutson TE，Tomczak P，et al. Sunitinib versus interferon alfa in metastatic renal-cell carcinoma. N Engl J Med，2007，356（2）：115.

[3] Harshman LC，Xie W，Bjarnason GA，et al. Conditional survival of patients with metastatic renal-cell carcinoma treated with VEGF-targeted therapy：a population-based study. Lancet Oncol，2012，13（9）：927-935.

[4] Motzer RJ，Hutson TE，Olsen MR，et al. Randomized phase Ⅱ trial of sunitinib on an intermittent versus

continuous dosing schedule as first-line therapy for advanced renal cell carcinoma. J Clin Oncol，2012. 30

（12）：1371-1377.

[5] Gore ME，Szczylik C，Porta C，et al. Safety and efficacy of sunitinib for metastatic renal-cell carcinoma：an

expandedaccess trial. Lancet Oncol，2009. 10（8）：757-763.

病例12　腹痛1个月余，发现左肾占位1周——局部晚期肾癌

患者，女性，23岁，于2016年9月6日入院。

一、主诉

腹痛1个月余，发现左肾占位1周。

二、病史询问

> **思维提示**：患者系青年女性，1个月前出现左侧腹痛，7天前检查发现左肾占位，问诊应详细了解患者有无症状及体征，如有无腰部包块、血尿和疼痛（三联征）。肾脏占位多考虑为肿瘤性病变，且85%以上为恶性肿瘤。部分肾癌患者会出现"副瘤综合征"，如高血压、体重减轻、发热等表现，在问诊时也应详细询问。肾癌包括散发性和遗传性，问诊时应详细了解患者有无相关家族史（遗传性），以及与肾癌相关的危险因素，如吸烟、高血压、肥胖等（散发性）。随着影像技术、生活水平及健康意识的提高，越来越多的无症状早期肾癌被检出。

（一）问诊的主要内容及目的

1. 有无疼痛及疼痛特点　是否出现腰部疼痛？疼痛是钝性疼痛还是锐性疼痛？疼痛是持续性还是间歇性？是否有放射痛或牵涉痛？

早期肾脏肿瘤往往不会引起明显腰部疼痛，较大肿瘤因引起肾脏包膜张力过高而出现腰部胀痛不适；局部晚期肾脏肿瘤可侵犯周围组织，甚至肌肉及神经等而引起持续性较剧烈的疼痛。

2. 有无血尿？血尿的程度、时间，及其与疼痛的关系如何　引起血尿的原因较多，包括了泌尿系肿瘤、损伤、结石、结核和泌尿系感染等。明确血尿的程度以决定是否需要急诊处理血尿，了解肉眼血尿为全程血尿、排尿前血尿还是终末期血尿有助于鉴别血尿来源的部位及原因。全程血尿多为上尿路来源，包括了肾脏内科疾病、肾脏或输尿管肿瘤及结石等；终末期血尿多为膀胱结核等；排尿前血尿多为尿道来源，如损伤、炎症等。

早期肾癌通常不会引起血尿，肾癌侵犯集合系统时可出现血尿，多表现为无痛间断血尿，可有长条状血凝块，与肾盂癌类似。

3. 发病时是否有高血压、发热、体重减轻等等症状　部分肾癌患者会出现"副瘤综合征"，如高血压、体重减轻、发热等表现，在问诊时也应详细询问。

4. 病人的家族史及职业 病人亲属是否有肿瘤病史,尤其是肾癌病史。患者是否有放射性物质及致癌性化学物质接触史。

(二)问诊结果

患者1个月前无明显诱因下出现左侧腹痛,呈隐痛,间断性,7天前当地医院经B超发现左肾占位,可疑后腹腔淋巴结肿大。患者无畏寒发热、咳嗽、咯血、肉眼血尿、尿频尿急尿痛、消瘦等不适。既往体健,无家族遗传史及其他成员肿瘤史。否认高血压、糖尿病、高血脂等病史。否认肝炎、结核或其他传染病史,否认过敏史,否认手术史,未婚未育,月经正常。

三、体格检查

(一)重点检查内容和目的

对患者进行系统而全面的体格检查时,应重点注意测量患者的体温、初诊及叩诊肾区及输尿管压走行区,了解有无包块及疼痛等体征。

(二)体格检查结果及思维提示

T 36.7℃、P 82次/分、R 20次/分、BP 120/78mmHg;意识清楚,无病容,皮肤巩膜无黄染,全身浅表淋巴结未见肿大;颈静脉正常,心界正常,心律齐,各瓣膜区未闻及杂音;胸廓未见异常,双肺叩诊呈清音,双肺呼吸音清,未闻及干湿啰音及胸膜摩擦音;腹部外形正常,全腹柔软,无压痛及反跳痛,腹部未触及明显包块,肝、脾肋下未触及;双下肢无水肿;双肾区未触及明显包块,无明显叩痛,双侧输尿管走行区无深压痛及叩击痛,外生殖器发育正常。

> **思维提示**:肾脏肿瘤包括良恶性之分,其中良性肿瘤最常见的是血管平滑肌脂肪瘤,恶性肿瘤包括肾细胞癌、肉瘤等,以肾细胞癌最为常见。常用于肾脏占位病变的检查有超声、CT和MRI,大多数肾癌可通过超声或CT的典型表现与血管平滑肌脂肪瘤进行鉴别。CT和MRI在肾肿瘤的诊断中占有重要价值,但其最主要的作用在于进行较为准确的肿瘤分期,协助明确肿瘤的具体大小、位置、深度等等,以便临床治疗方案的制订。若多考虑为肾癌,还应搜索是否有转移病灶存在。肾癌最常见的肾外转移部位为肺部,故临床上常选择胸部X片或CT排除肺转移。在进行术前准备时,还应对患者进行全身情况进行评估,包括血常规、肾功能、电解质分肾功能测定(肾显像等),有助于手术方案的制订。

四、实验室和影像学检查

1. 泌尿系彩超 右肾大小未见明显异常;左肾中下极实性占位,大小约80mm×50mm。双侧输尿管及膀胱均未见明显异常。

2. 全腹部增强CT 左肾中下极占位,大小约73mm×54mm,考虑肾癌可能性大,后腹膜及腹主动脉旁多发淋巴结肿大(图12-1)。

3. 数字化X线胸部正侧位检查 未见明显异常。

4. SPECT肾显像&全身骨显像 双侧侧上尿路引流通畅,左肾功能正常,右肾功能明显降低;全身骨扫描未见明显可疑病灶。

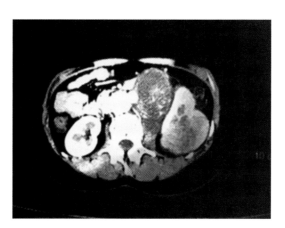

图 12-1　入院时腹部增强 CT 所见

5. 血清 BUN　5.8mmol/L，CREA 90.5μmol/L。

6. 血常规　WBC $8.85×10^9$/L；RBC $5.45×10^{12}$/L；HGB 138g/L；PLT $169×10^9$/L。

7. 血清生化及电解质　血清钙 2.30mmol/L，碱性磷酸酶 87IU/L。

8. 尿常规　白细胞 4 个 /HP、红细胞 0 个 /HP、脓细胞（－）；尿蛋白（－）；尿培养：无细菌生长。

思维提示：重要的辅助检查有如下四项：①泌尿系超声；②腹部增强 CT/MRI；③核素肾图 /SPECT 肾显像；④血液学检查：血清肌酐、血红蛋白、血红细胞、血白细胞、血清钙、磷、碱性磷酸酶等。结合患者病史、体格检查及辅助检查结果，排除了泌尿系结核、肾囊肿等疾病，确定了左肾实性占位的诊断，并了解到后腹膜淋巴结增大，可疑转移。目前，患者肾功能正常、两侧肾功能良好。因此，结合患者情况，右肾肿瘤需考虑外科手术治疗，根据手术后病理检查结果及手术效果决定术后其他治疗方案。其治疗方案包括：左肾根治性切除术 + 区域淋巴结清扫术，可以选择开放性手术、腹腔镜手术以及机器人手术。

五、治疗方案的制订及效果

（一）治疗方案及理由

开放经腹左肾肿瘤根治术 + 后腹膜淋巴结清扫术——考虑患者左肾肿瘤，伴有多发后腹膜淋巴结大，考虑分期为 T2aN1M0，故首先考虑肾肿瘤根治手术 + 后腹膜淋巴结清扫术；腹主动脉旁可疑淋巴结肿大，淋巴结直径大于 5cm，且肿瘤体积较大，选择后腹腔入径可能手术空间不足，影响手术治疗效果，故最终采用开放性经腹腔入径的肾肿瘤根治 + 后腹膜淋巴结清扫术。

（二）治疗结果

患者最终接受手术治疗，术中发现肿瘤位于左肾中下极，大小约 80mm×60mm，不规则。于腹膜后左肾下极紧贴腹主动脉可见一肿大淋巴结，直径约 50mm，不规则，质硬；肾门处可见一肿大淋巴结，直径约 15mm。完整切除左侧肾脏及肿瘤，清扫肾门处及后腹腔肿大淋巴结送病理。

（三）术后病理诊断

右肾透明细胞癌，Fuhrman 3 级。肿瘤侵及肾包膜，大小约 80mm×60mm。输尿管断端未见癌累及。肾门淋巴结（1/1）查见癌累及，腹膜后淋巴结（2/2）查见癌转移。

> **思维提示**：根据现有检查，患者诊断考虑为左肾癌伴腹膜后淋巴结转移，为cT2aN1M0，属于局部晚期肾癌。目前的治疗方法主要包括辅助性的手术治疗和靶向药物治疗。随着靶向分子药物的问世，手术＋辅助靶向分子治疗的方案已成为对于局部晚期肾癌的良好治疗手段。国外前瞻性随机对照试验也证实对于局部晚期肾癌进行根治性手术后辅助靶向治疗可降低术后肿瘤复发概率，延长肿瘤特异性生存时间。

六、术后辅助靶向治疗及随访

治疗方案及效果：本例患者术中根治性切除了原发病灶以及转移淋巴结，考虑患者术后病理诊断为局部晚期肾癌，故术后给予靶向药物进行治疗。患者术后 1 个月起予以"舒尼替尼 50mg，2/1 方案"治疗，期间无明显并发症出现。经过 4 个月治疗后停药，患者复查腹部增强 CT 提示：左肾切除术后，后腹腔未及明显残余病灶。

> **思维提示**：目前对晚期肾癌术后尚无统一的辅助治疗方案。肾癌本身对放化疗不敏感。2006 年以前的免疫治疗为标准治疗方案，但其治疗效果有限，反应率均低于20%。而近十年来，以舒尼替尼为代表的靶向分子药物逐步替代了免疫治疗，无论从无疾病生存时间还是总生存时间，靶向药物治疗显著优于免疫治疗。

七、对本病例的思考

1. **手术方案的选择**　肾肿瘤的治疗中，手术是对局限性肾癌最重要的治疗方法。目前主流的手术方案包括保留肾单位手术和肾癌根治手术，而手术入径分为经后腹腔及腹腔的方式，开放、腹腔镜和机器人的手术方法也已经广泛的成熟的在国内外各大医学中心开展。本例患者术前影像学诊断考虑为肾癌 T2aN1M0，属于局部晚期，且肿瘤体积较大，选择保留肾单位手术一来大大增加手术出血风险，二来可保留的健康肾实质及肾功能残余已相对较少，增大手术风险及手术操作难度的保肾手术收益不大，故确定手术方案为根治性肾切除＋后腹腔淋巴结清扫。而肿瘤体积大，转移淋巴结直径长，让我们最后确定经腹腔入径的开放性手术方式，最终也获得了良好的治疗效果。患者术后肾功能仍维持于正常范围，术后半年随访未出现转移或复发病灶。

2. **辅助靶向分子药物治疗**　随着小分子靶向药物的问世，靶向药物联合手术治疗对于晚期转移性肾癌的治疗价值日益凸显。2011 年的一项研究表明，不完全切除的病人中位生存时间比不进行手术的病人长（2.6 vs 1.1 年）。故对于一般状态良好，器官功能正常的患者，靶向治疗联合减瘤手术仍是该类患者的一种重要选择。不仅对于晚期 M1 的患者，对于局部晚期的肾癌患者，接受根治性手术后，术后辅助靶向药物的治疗，仍可让患者受益，国外前瞻性对照实验已证明，对于局部晚期肾癌患者，术后辅助靶向治疗，可明显降低患者术后无瘤生存时间。本例患者术后 1 个月开始予以舒尼替尼小计量方案治疗 4 个月，期间未出现明显不可耐受的副作用，短期随访结果令人满意，而长期肿瘤随访结果仍需进一步观察。

（上海交通大学医学院附属仁济医院　王　荀　张　进）

病例 13 体检发现双肾占位 3 天—双侧原发性肾癌

患者，男性，47 岁，于 2011 年 4 月 12 号入院。

一、主诉

体检发现双肾占位 3 天。

二、病史询问

> **思维提示：**患者为中年男性患者，3 天前体检时发现双侧肾脏占位，问诊应详细了解患者有无症状及体征。肾脏占位多考虑为肿瘤性病变，且 90% 以上为恶性肿瘤。部分肾癌患者会出现"副瘤综合征"，如高血压、体重减轻、发热等表现。患者为双侧肾癌，多有遗传性，问诊时应详细了解患者有无相关家族史以及与肾癌遗传性，同时肾癌的危险因素，如吸烟、高血压肥胖等应详细询问。

（一）问诊的主要内容及目的

1. 有无典型的三联征的临床症状　早期肾脏肿瘤往往不会引起明显腰部疼痛，较大肿瘤因引起肾脏包膜张力过高而出现腰部胀痛不适；晚期肾脏肿瘤可侵犯周围组织，甚至肌肉及神经等而引起较剧烈的持续性疼痛。

2. 有无血尿？血尿的程度时间，及其与疼痛关系如何　引起血尿的原因较多，包括了泌尿系统的肿瘤、损伤、结石、结核和感染等。明确血尿的程度以决定是否需要急诊处理，了解肉眼为全、排尿前血尿还是终末期有助于鉴别血尿来源的部位及原因。全程多为上尿路来源，包括了肾脏内科疾病、输管肿瘤及结石等；终末期血多为膀胱结核等；排尿前血多为尿道来源，如损伤、炎症。

早期肾癌通常不会引起血尿，肾癌侵犯集合系统时可出现血尿，多表现为无痛间断性血尿，可有长条状凝块，与肾盂癌类似。

3. 发病时是否有高血压、发热、体重减轻等症状　部分肾癌患者会出现"副瘤综合征"，如高血压、体重减轻、发热等表现，在问诊时也应详细询问。

4. 病人的家族史及职业　病人亲属是否有肿瘤病史，尤其是肾癌肿瘤病史。患者是否有放射性物质及致癌性化学物质接触史。

（二）问诊结果

3 天前，患者体检时发现双肾占位，伴双侧腰部不适，伴胀痛、不伴放射痛，运动不加重。无血尿、腹部肿块等，无体重减轻。无家族其他成员肾脏肿瘤病史。高血压 5 年，血压控制良好。无糖尿病病史，无肝炎、结核病史。入院体检，双侧肾区轻度压痛及叩痛。余体检查均未见阳性体征。院外检查结果：双肾增强 CT 示：双肾占位，其增强符合肾癌的表现。MRI 示：双侧肾脏占位性病变。

三、体格检查

（一）重点检查内容和目的

患者双肾肿瘤并无明显症状，因此对患者进行系统而全面的体格检查时应重点注意测量患者的体温、触诊及叩诊肾区及输尿管压走行区，了解有无包块及疼痛等体征。

（二）体格检查结果及思维提示

入院体检，双侧肾区轻度压痛及叩痛。双侧输尿管走行区无压痛及反跳痛，耻骨上无隆起，无压痛。余体检均未见阳性体征。T 36.3℃、P 76 次 / 分、R 20 次 / 分、BP 141/91mmHg。

> **思维提示**：患者为中年男性患者，体检发现双侧肾脏占位，考虑肾脏恶性肿瘤的可能性大。双侧肾癌多为家族遗传性，未见有遗传史，同时查体仅有腰痛的情况。需要进一步检查明确肾脏肿瘤的位置、大小、性质，同时需要评估全身有无转移情况。术前应对肺部、骨骼、肝脏、腹膜后淋巴结等着重检查，同时术前应评估患者心肺情况以及全身状况，包括抽血化验结果。综合结果有助于手术方案的制订。

四、实验室及影像学检查

1. 心电图　正常。
2. 双侧胸部 CT 平扫　未见明显占位、未见明显肿大淋巴结。
3. 彩超　双肾实性占位，肝胆胰脾未见明显异常，腹膜后未见肿大淋巴结；心脏彩超正常。
4. 泌尿系 CTA 示　双肾占位，考虑肾癌的可能性大（图 13-1～图 13-3）。
5. 肾动态　双侧肾小球滤过率：左侧 48.87ml/min，右侧 53.48ml/min。
6. 骨扫描　全身骨扫描未见明显异常。

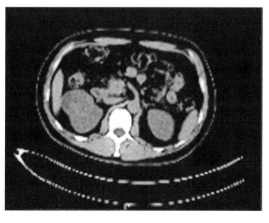
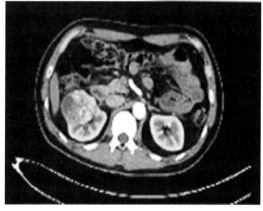

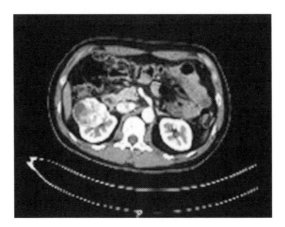

图 13-1　右肾肿瘤平扫期、动脉期、皮质期

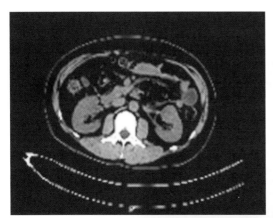

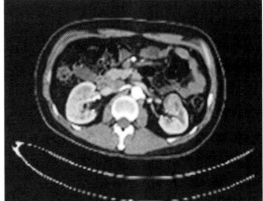

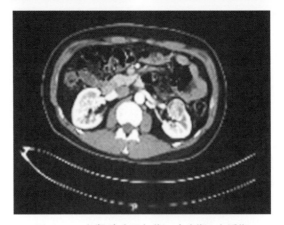

图 13-2　左肾肿瘤平扫期、动脉期、皮质期

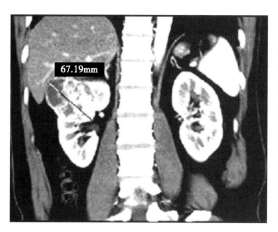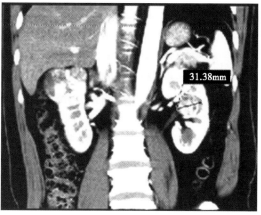

图 13-3　双侧肾脏肿瘤大小冠状位

> **思维提示**：主要的实验室及影像学检查应该包括以下几个方面：①主要疾病的评估，TNM 中 T 的评估，包括肿物的位置、大小、血供情况等；②肿瘤有无远处的侵犯及转移，TNM 中 N/M 的评估，包括肺部、肝脏、骨骼有无转移，周围淋巴结有无肿大等情况。③对于有助于手术方案制订的检查，包括肾动态扫描评估肾功能情况，以及抽血评估有无贫血、肌酐增高、红细胞沉降率、碱性磷酸酶增高，同时可以提示患者的预后；④心肺功能情况的评估，主要为手术提供辅助，包括心脏彩超及肺功能等。结合患者的疾病及检查结果情况，考虑行双侧保留肾单位的肾脏肿瘤切除术。

五、治疗方案的制订及效果

（一）治疗方案及理由

双侧同时性肾癌的治疗多样化，针对这个患者的治疗，经过了详细的讨论和积极的准备。可供选择的治疗方案有：双侧肾癌根治后透析等待肾移植、一侧肾部分切除术另外一侧的根治；双侧肾部分切除术。

我们结合患者的影像学检查结果，以及患者的年龄、身体状况等，决定选择双侧肾部分切除术。患者左侧肿瘤大小 32mm、右侧肿瘤 67mm，周围未见明显粘连的表现，全身各处均未见转移表现，诊断为双侧肾癌 T1N0M0，左侧 T1a，右侧 T1b。左侧肿瘤有明确的部分切除的适应证，右侧肿瘤手术难度稍大，但仍有保留肾脏的可能性，术中可能出现肾脏缺血时间长、出血多等导致肾脏完全切除的可能，但与患者及家属沟通后，愿意尝试保留肾单位手术。

双侧同时性肾癌的手术时机选择也不同。结合患者情况，经过科室讨论，先行难度较小，手术成功率比较高的左侧肾部分切除术，待患者恢复后，再行右侧肾部分切除术，这样可以使得右侧手术时，有左侧肾脏功能保障。

（二）治疗结果

患者及家属最终同意治疗方案，第一次全麻下行"后腹腔镜下左肾部分切除术"。院外休养 1 个月后，患者再次返院行"后腹腔镜下右肾部分切除术"。两次手术均在腹腔镜下完成，术中肾脏缺血时间均在 30 分钟以内，术中出血约 50ml，术中及术后均未输血。

（三）术后病理结果

左侧病理结果示：左肾透明细胞癌；右侧病理结果示：右肾透明细胞癌，周围脂肪组织内未见癌（图 13-4）。

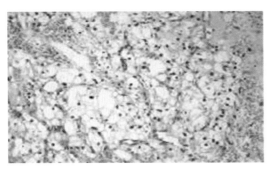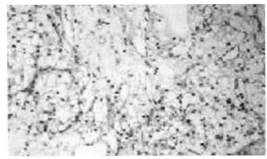

图 13-4　两次病理结果

> **思维提示**：患者分两次行后腹腔镜下肾部分切除术，术中顺利，完成切除肿瘤，术后病理结果可见肿瘤切除完整。后续需要继续免疫治疗及定期复查，密切监测患者恢复情况。对于双侧手术先做哪一侧的选择仍有争议，同时腹腔镜的方式也需讨论，但这个患者是此治疗方案的最大受益者，最小的创伤获得最佳的治疗效果。

六、术后的继续治疗及随访

术后给予白介素 -2 每半年一次治疗，连续应用 2 年。每半年复查一次，连续随访 72 个月，复查项目包括彩超（泌尿系、腹膜后淋巴结、肝胆胰脾）、胸部及双肾 CT、抽血化验，均未见复发、转移征兆。最近一次住院为 2017 年 4 月，复查各项结果均正常。

七、对本病例的总结、思考和讨论

> **重要提示（本病特点）**：①患者为双侧同时性肾脏肿瘤；②临床表现及影像学表现均考虑肾癌可能性大；③本病治疗选择分次的双侧肾脏部分切除术，术后效果满意；④患者定期复查相关指标，均无复发及转移表现。

本病例为双侧散发性肾癌。双侧散发性肾癌发病率较低，国外报道发生率约占肾恶性肿瘤的 1%～4%，男性明显多于女性。

1. 分类　双侧散发性肾癌主要分同时性双侧肾癌和异时性双侧肾癌，本病例为同时性双侧肾癌。与同时性肾癌相比，异时性肾癌总体预后较差，出现肿瘤再发及转移的风险也更高。

2. 诊断　双侧肾癌与普通肾癌的临床症状及诊断检查并无差异，术前诊断主要是影像学诊断，CT 是最重要的一种检查方法。对于异时性肾癌，尚无有效方法辨别是肿瘤先后发生或是对侧肾癌转移。

3. 治疗方法　由于肾癌对放疗和化疗均不敏感，外科手术是治疗肾癌的主要措施，而手术方式的选择在同时性双侧肾癌的治疗中有重要意义。手术方式包括：①双侧肾根治性切除术（RN）：适用于肿瘤体积较大，即使行肾部分切除术，也未必能保留足够数量的肾单位的双肾癌。对双侧肾癌尤其是双侧多灶性肾癌，行根治性切除术会有一个较好的肿瘤学预后，但是双侧根治性肾切除术后患者不得不依赖透析或者肾移植，因此选择此类手术方式应该十分慎重。②双侧保留肾单位的手术（NSS）：适用于双侧肿瘤大小、部位及分期等均符合 NSS 适应证的双肾癌。③一侧行 RN，对侧行 NSS：一般适用于一侧肿瘤较小且易于切除，术后可保留足够数量的肾单位，而对侧肾肿瘤较大或者靠近肾血管和集合系统，而大大增加手术操作的难度或者严重并发症的发生率高等的双肾癌。同时性双侧肾癌由于其疾病的特殊性应首选保留肾单位的手术，尽量保留肾功能，对于侵袭性强、手术难度较大且对侧可行 NSS 者，RN 也是可靠的治疗手段。

同时性双侧肾癌是选择一期手术还是分期手术，目前尚无明确标准。一期手术可以尽早的切除肿瘤，防止在等待分期手术时的肿瘤发展并减少肿瘤转移的几率，但是一期手术需要麻醉时间较长，对患者的循环和呼吸系统是一个很大的考验，高龄或者合并其他重要脏器功能障碍者不适宜施行；而且一期手术的本身以及长时间缺血使患者损失相当数量的肾单位，术后患者很可能需要透析治疗。分期手术优点在于麻醉时间较短，麻醉风险大大降低，同时手术时间短，有利于术后肾功能恢复，但等待分期手术间期可能发生肿瘤进展甚至转移。选择一期手术还是分期手术，应该根据患者的病情和全身状况综合决定。另外，行分期手术时，应根据肿瘤的大小、分期、手术难度等方面，综合评估确定术式和先手术侧。

对于一侧行保留肾单位的肾癌切除术，另外一侧肾癌根治性切除术患者，分期手术时，两侧手术的先后顺序也是存在争议的问题。有两种观点：第一种认为，如果临床明确一侧为肾癌并且无法行保留肾单位手术，早期手术可避免较大肿瘤进一步发展以至无法根治切除，为先行侧手术对于预后影响不大；第二种观点认为，如果一侧肾肿瘤需行根治性切除，另一侧肿瘤较小，理论可行 NSS 手术，应先行 NSS 手术，另一侧残存肾功能可能有利于术后恢复，待第一次手术侧肾功能恢复后再行另一侧根治手术，有利于明确肿瘤类型同时为另一侧手术做好充分准备。研究显示，两种方案患者术后肾功能、生存时间、肿瘤复发等方面差异无明显统计学意义，认为在肾癌根治和肾部分切除手术顺序上对术后肾功能没有影响。

对于双侧分期行 NSS 手术的患者，手术顺序的选择亦存在争议。第一种观点认为，应当先行难度较小一侧，手术成功率较高，为后续难度大的一侧的手术提供保障，即使难度大一侧无法行 NSS，对侧仍能满足患者肾功能需要；第二种观点认为，应先行难度大的一侧，一方面减少了肿瘤转移的风险，同时手术难度小的一侧手术成功率高，可以在患者身体状况最好的时候行难度较大手术。同时对于双侧肾癌的患者，NSS 手术的适应证亦应适当放宽，手术适应证可以放宽到 T2a 期肿瘤。

本病例虽然右侧肿瘤较大，最大直径 67mm，属于 T1b 期肿瘤，但患者为双侧肾癌患者，我们努力给予行保留肾单位的肾脏肿瘤切除术，最大程度地保护了残存的肾功能，手术很成功，术后患者未发生外科并发症，术后复查双肾分肾功能可见双侧剩余肾脏组织功能良好，随访期间未发现肿瘤复发、局部转移及肾功能不全，使得患者得到了最佳的治疗结果。

对于此患者手术顺序的选择方面，我们首先选择难度较小一侧行部分切除术，术后 1 个月再次行右侧保留肾单位的肾肿瘤切除术，手术疗效满意，术后复查 5 年，未见复发及转移的征象。根据我们的经验，如果行一侧肾部分切除术，另一侧肾根治性切除术时，理论上应先行部分切除术，万一手术失败而不得已做了根治性切除术，可以慎重考虑对侧是否还继续行根治性切除手术。如果行双侧肾部分切除术，应选择手术难度较小侧，这样成功率较高，可以给对侧更多的选择；同时，分期手术期间，最好应用生物靶向药物或者其他方式，预防二次手术间期可能发生的肿瘤发展和转移。分期手术的时间间隔以 1 个月为宜，因为肿瘤为限期治疗的手术，因此越早手术越好。

4. 预后　对可能影响散发性双肾癌预后的因素进行单因素分析，包括年龄、性别、体质指数（BMI）、就诊症状、同时 / 异时性、多灶性、肿瘤大小、核分级、临床病理分期以及手术方式。较高的肿瘤核分级、高肿瘤 T 分期是影响预后的独立危险因素。有研究显示，双侧 NSS 不会增加双侧散发性肿瘤的复发、转移及死亡风险。

综上所述，双侧散发性肾癌的发病率低，但预后不佳。治疗原则上应尽可能切除肿瘤和保留肾功能，NSS 是最理想的治疗方式。即便是单侧肾癌，因为对侧 4%-15% 概率再次生长肿瘤，因此若有机会也应行 NSS。作为单侧肾癌患者，加强对于对侧肾脏的随访观察是十分必要的。

（郑州大学第一附属医院　杨锦建　贾占奎）

【参考文献】

[1] 巩会杰，王保军，张旭，等. 散发性双肾癌的临床病理特征及手术疗效分析. 中华泌尿外科杂志，2015，36（4）：249-253.

[2] Simmons MN，Brandina R，Gilt IS，et a1.Surgical management of bilateral synchronous kidney tumors：functional and oncological outcomes. J Urol，2010，184（3）：865-872.

[3] 李汉忠，毛全宗，纪志刚，等. 双肾多发性肾细胞癌的手术疗效分析. 中华泌尿外科杂志，2013，34（3）：171-173.

病例 14 体检发现双肾占位 7 天——双肾多发肿瘤

患者，男性，31 岁，于 2009 年 11 月 21 日入院。

一、主诉

体检发现双肾占位 7 天。

二、病史询问

（一）问诊的主要内容及目的

1. 有无腰痛疼痛及疼痛发作特点　是否出现腰部疼痛？疼痛是单侧还是双侧，钝性疼痛还是锐性疼痛？疼痛时持续性还是间歇性？是否有放射痛或牵涉痛？

早期肾脏肿瘤往往不会引起明显腰部疼痛，较大肿瘤引起肾脏包膜张力过高而出现腰部胀痛不适，局部晚期肾脏肿瘤可侵犯周围组织，甚至肌肉及神经等而引起持续性较剧烈的疼痛。

2. 有无血尿以及血尿发生的特点　常见引起血尿的原因泌尿系肿瘤、损伤、结石、结核、泌尿系感染合血管畸形、使用抗凝药物等。是否为肉眼血尿，以及肉眼血尿属于全程血尿、排尿前血尿还是终末期血尿，可以帮助鉴别血尿来源的部位及原因。全程血尿多为上尿路和膀胱来源，包括了肾脏内科疾病、肾脏或输尿管肿瘤及结石、膀胱肿瘤、炎症等。终末期血尿多来自膀胱颈部及三角区、前列腺部位。排尿前血尿多为尿道来源，如损伤、炎症等。

大多数肾癌以及早期的肾癌通常不会出现血尿。只有当肾癌侵犯肾脏集合系统后才会出现血尿，多表现为无痛间断血尿，可有长条状血凝块，与肾盂癌类似。

3. 发病时是否有高血压、发热、体重减轻等症状　部分肾癌患者会出现"副癌综合征"，如高血压、体重减轻、发热等表现。

4. 肾癌发生时可能存在其他系统病变　比如胰腺多发囊性病变，眼底和小脑等神经系统病变合并相应临床表现，以及皮肤多发丘疹等。因此，系统性出现上述临床表现的时候应该考虑有无肾脏肿瘤可能。

5. 病人的家族史及职业　病人的亲属是否有肾癌病史。患者是否有放射性物质及致癌性化学物质接触史，有无长期吸烟史等。

> **思维提示**：患者系中青年男性，7 天前体检时发现双肾占位。问诊应详细了解患者有无症状及体征，如有无腰部包块、血尿和疼痛（三联征），以及其他系统的临床表现，

如裸眼视力、行走、腹痛等。双侧肾脏多发占位应考虑为肿瘤性病变，一般为恶性肿瘤，但是不排除多发错构瘤的可能。部分肾癌患者会出现"副瘤综合征"，如高血压、体重减轻、发热等表现，在问诊时也应详细询问。肾癌包括散发性和遗传性，问诊时应详细了解患者有无相关家族史（遗传性），以及与肾癌相关的危险因素，如吸烟、高血压、肥胖等（散发性）。随着我国医疗卫生事业的发展、医学影像技术、群众生活水平及健康意识的提高，越来越多的无症状早期肾癌在体检时被发现，而患者却无显著临床表现。

（二）问诊结果

患者 7 天前体检经 B 超发现双肾多发占位。患者无明显腰痛等表现，也无畏寒发热、咳嗽、咯血、肉眼血尿、尿频尿急尿痛、消瘦等不适。既往无特殊病史，无家族遗传史及其他成员肿瘤史。否认高血压、糖尿病、高血脂等病史，否认肝炎、结核或其他传染病史，否认过敏史。

三、体格检查

（一）重点检查内容和目的

患者双肾肿瘤并无明显症状，应该对患者进行系统而全面的体格检查，重点注意测量患者的体温、初诊及叩诊肾区及输尿管走行区，有无触及包块及腹部压痛合腰部叩击痛等体征。

（二）体格检查结果及思维提示

T 36.2℃，P 80 次 / 分，R 20 次 / 分，BP 121/81mmHg，意识清楚，皮肤巩膜无黄染，全身浅表淋巴结未见肿大。颈静脉无怒张，心界叩击正常，心律整齐，各瓣膜区未闻及杂音，胸廓未见异常，双肺叩诊呈清音，双肺呼吸音清，未闻及干湿啰音及胸膜摩擦音。腹部外形正常，全腹柔软，无压痛及反跳痛，腹部未触及包块，肝、脾肋下未触及，双下肢无水肿。双肾区未触及明显包块，无明显叩击痛，双侧输尿管走行区无深压痛及叩击痛，外生殖器发育正常。

> **思维提示**：肾癌体格检查多数情况下无阳性发现，部分患者肿瘤体积较大时腹部可触及包块，对于包块的位置、大小、硬度、活动度的触诊有助于评估病变的性质，并为制订手术方式提供参考（选择开放性手术还是腹腔镜手术？经腹手术还是经腹膜后手术？）。

四、实验室和影像学检查

1. **泌尿系彩超** 双肾大小未见明显异常；右肾中上极实性占位，大小约 60mm，内部回声不均匀，右侧其他区域可见多个小占位，约 30mm，右肾门及下腔静脉周围区域未见淋巴结增大。左侧肾脏表面可探查到多个小结节，大小约 30mm 和 10mm 等。肾实质内可探及多个低回声包块，大小约 20mm 和 6mm。双侧输尿管及膀胱均未见明显异常。

2. **上腹部增强 CT** 右肾中上极占位，大小约 60mm×40mm，靠近肾门区，邻近可见大小约 32mm×26mm 和大小 20mm×10mm 结节，推注造影剂后可见典型不均匀强化特征。未见肾门区淋巴结增大,肾静脉和下腔静脉通常,未见癌栓表现。胰腺多发囊性表现,未见强化。根据上述表现提示为 Von Hippel-Lindau 综合征。(图 14-1、图 14-2、图 14-3、图 14-4)

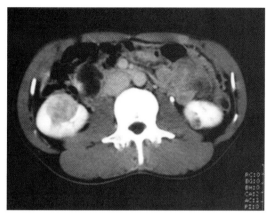

图 14-1　术前 CT 表现(1)

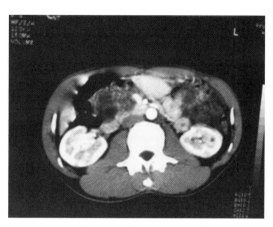

图 14-2　术前 CT 表现(2)

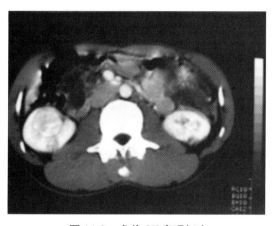

图 14-3　术前 CT 表现(3)

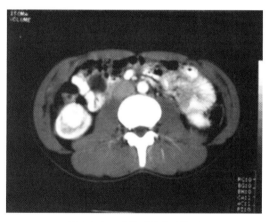

图 14-4　术前 CT 表现(4)

3. 数字化 X 线胸部正侧位检查　未见明显异常。

4. SPECT 肾显像　双侧侧上尿路引流通畅,肾功能正常,右肾 GFR 47ml/min,左肾 GFR 58ml/min。

5. 血清 BUN　6.3mmol/L,CREA 85.4μmol/L。

6. 血常规　WBC 7.75×10^9/L;RBC 5.35×10^{12}/L;HGB 125g/L;PLT 198×10^9/L。

7. 肝功能、血脂、血糖和电解质　正常。

8. 尿液分析　白细胞 1 个 /HP,红细胞 2 个 /HP,脓细胞(−)。尿蛋白(−)。

9. 血清肿瘤标志物　正常。

> **思维提示:**Von Hippel-Lindau 综合征,表现为血管母细胞瘤合并肾脏或胰腺囊肿,嗜铬细胞瘤、肾癌以及外皮囊腺瘤等疾病,称 VHL 综合征(1964 年由 Melmon 和 Rosen 提出)。其病变包括:①视网膜、脑干、小脑或脊髓的血管母细胞瘤;②腹腔脏器病变

（嗜铬细胞瘤、肾囊肿或肾细胞癌、胰腺囊肿等）。建立 VHL 综合征的诊断：不同病变的组合其临床表现不相同。VHL 综合征是根据视网膜和中枢神经系统两个以上不同部位的血管母细胞瘤或一个血管母细胞瘤伴有腹腔器官的病变而作出临床诊断。腹脏器官两个以上的病变，或有家族史的患者有一个上述病变也要考虑该病的可能。该患者存在双肾多发肿瘤，多囊胰腺，因此符合 VHL 综合征的诊断标准。

五、治疗方案的制订及效果

（一）治疗方案及理由

对于 VHL 综合征的肾脏肿瘤，应该尽可能采取保留肾单位的手术。根据该患者右肾肿瘤体积大，肿瘤位于肾中上极和肾门区，而且肾实质内多发卫星灶，判断保留该肾脏的可能性不大，可以考虑肾根治性切除。而左侧肾肿瘤多数位于肾脏表面，而且肿瘤体积偏小，尽可能地切除肿瘤并最大限度能够保留肾脏的可能性较大。根据上述考虑制定治疗手术计划。一期做左肾肿瘤切除，尽量保留肾正常单位。根据患者术后恢复和肾功能保留情况决定二期是否切除右肾。

（二）治疗结果

与患者和家属充分沟通病情，患者最终接受手术治疗。一期手术术中发现肿瘤位于左肾背侧和上极，一共切除 5 个肿瘤，直径约 30mm 不等，出血约 150ml，术中观察肾脏血供良好。肾周结构清晰未见肿瘤转移表现和局部淋巴结肿大。

（三）术后病理诊断

左肾细胞癌（透明细胞癌），Fuhrman 分级 3/4 级。肿瘤侵及肾包膜，直径各约 20mm、15mm、30mm、23mm、9mm 和 6mm，肿瘤包膜均完整。

六、二期手术治疗

1. 一期术后效果　患者一期手术后恢复良好，总肾功能正常。出院后 1 个月和 2 个月随访，左肾形态基本正常和血供正常。证据显示左肾大的肿瘤基本切除干净，（见图 14-5，图 14-6）左肾功能可以代偿人体需要，决定二次手术行右肾根治性切除。

2. 右肾根治性切除过程顺利，未见肿瘤周围侵犯和淋巴结增大表现。

3. 术后病理诊断　右肾细胞癌（透明细胞癌），Fuhrman 分级 3/4 级。肿瘤位于肾中上极并推压肾盂和肾静脉属支，直径各约 63mm。另外可见邻近肿瘤直径约 13mm 和 34mm，肿瘤包膜均完整。

七、术后辅助靶向治疗，应如何选择治疗方案

本例患者术中切除了双肾多个病灶，但左肾仍存在残留肿瘤组织未能完全切除（见图 14-7），故术后给予靶向药物进行治疗。患者术后即 2010 年 1 月开始予以"舒尼替尼 50mg，4/2 方案"治疗。

靶向药物治疗期间，密切观察和随访。患者出现轻度高血压和明显手足综合征，皮肤变白。在靶向治疗 5 个月后，患者调整舒尼替尼治疗（37.5mg，4/2 方案），复查 CT 提示左肾

多个强化病灶，较大者直径约 22mm。部分囊性病灶存在强化，但是病灶体积未见增大（见图 14-8，图 14-9，图 14-10，图 14-11，图 14-12，图 14-13，图 14-14），故坚持舒尼替尼靶向治疗。目前患者疾病稳定（SD）且生活质量良好。

> **思维提示**：口服舒尼替尼期间应该随访肿瘤抑制或者生长转移情况，同时密切观察药物副作用并正确处理，使得患者在靶向治疗过程中能够坚持用药并获得最大收益。口服舒尼替尼期间应该观察的主要不良反应包括以下。消化系统：恶心、呕吐、便秘、食欲下降、口腔溃疡、肝功能；呼吸系统：阵发性气喘、呼吸困难；循环系统：心慌、高血压、疲乏。皮肤颜色、手足表皮硬化、下肢或者全身组织水肿；血液系统：凝血功能、白细胞、血小板、血红蛋白水平变化；代谢系统：甲状腺功能、电解质、血糖。

八、患者靶向治疗效果和随访情况

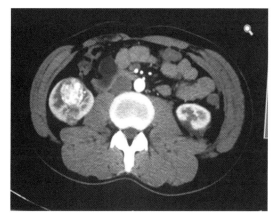

图 14-5 左肾 NSS 术后第 1 个月的 CT 表现

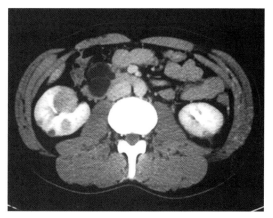

图 14-6 左肾 NSS 术后第 2 个月的 CT 表现

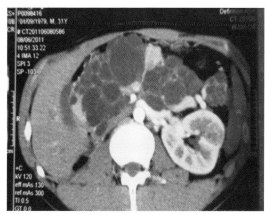

图 14-7 右肾根治术术后第 5 个月的 CT 表现

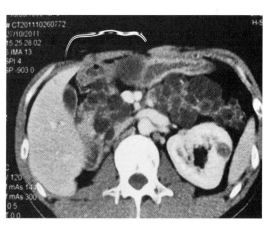

图 14-8 左肾 NSS 术后第 12 个月的 CT 表现

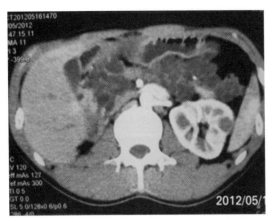

图 14-9　左肾 NSS 术后第 19 个月的 CT 表现

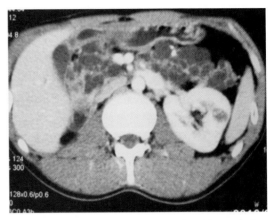

图 14-10　左肾 NSS 术后第 32 个月的 CT 表现

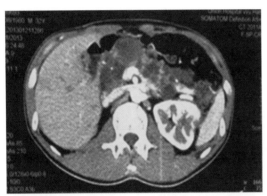

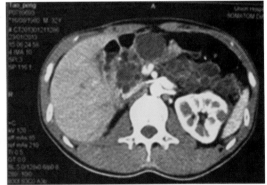

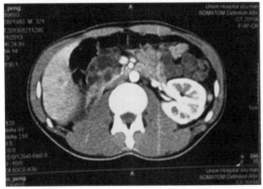

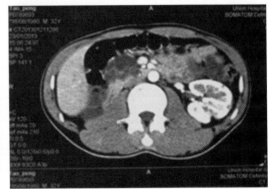

图 14-11　左肾 NSS 术后第 42 个月的 CT 表现

九、本病例的靶向治疗总结

患者 2009 年 11 月行左肾 NSS 手术,2010 年 1 月行右肾根治性切除,随后开始口服舒尼替尼治疗。随访至今靶向治疗 80 个月,观察到患者存在皮肤变白和手足局部皮肤硬化表现,舒张压偏高,曾经一度出现白细胞轻度下降,通过对症处理和调整剂量后均可耐受。目前,患者一般情况良好,生活和劳动无影响,术后生育小孩一个。

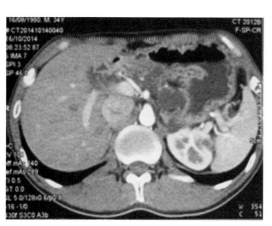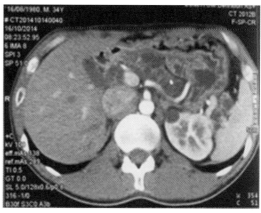
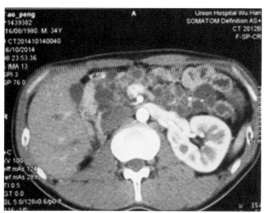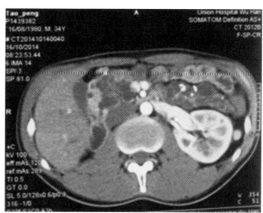

图 14-12　左肾 NSS 术后第 48 个月的 CT 表现

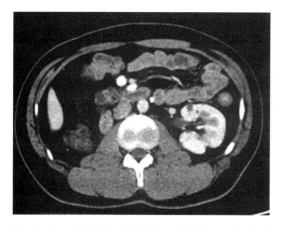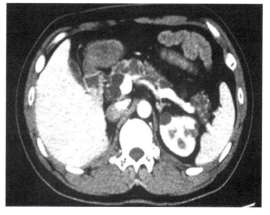

图 14-13　左肾 NSS 术后第 80 个月的 CT 表现（1）　　图 14-14　左肾 NSS 术后第 80 个月的 CT 表现（2）

十、对本病例的思考

1. VHL 综合征肾脏肿瘤的处理　对于存在双肾肿瘤的 VHL 综合征，特别是一侧肾脏不能保留，等同于孤肾的情况下，应该在保证肿瘤控制和患者生存的前提下，尽可能实施保留健康肾单位的 NSS 手术。NSS 手术应该以保留肾功能为主要目的，尽量采用微创的腹腔镜或者机器人手术方式。

随着小分子靶向药物的问世,靶向药物联合减瘤手术对于晚期转移性肾癌的治疗价值日益凸显。本例右肾进行根治术,左肾进行 NSS 术,即使术前已经预测到不可能完全切除多发肿瘤,仍然可以借助术后的靶向治疗和密切观察实现长期带瘤和非透析生存。

舒尼替尼标准治疗方案为 50mg,4/2 方案,即服药 4 周、停药 2 周为一周期治疗。该例患者初始治疗即为标准治疗方案,但服药期间出现较大的副作用,遂改为 37.5mg,4/2 方案,之后患者副作用较前明显减轻,且治疗 4 个月后转移灶完全消失(CR)。现在的临床研究发现采用 50mg,2/1 方案(服药 2 周,停药 1 周),可以在不影响的情况下,降低副作用,提高患者的生活质量。这表明在靶向治疗时,根据病人具体情况调整个体化治疗方案的重要性。随后患者自行停药,并出现肿瘤复发,提示停止靶向治疗应谨慎选择,尽管已经实现了 CR。

2. 舒尼替尼在 VHL 综合征中的应用价值　对于存在 VHL 基因表达异常的肾癌患者,TKI 类药物是比较理想的分子靶向治疗方案。TKI 靶向药物已经成为局部进展和远处转移等晚期肾癌的一线治疗,足量足疗程用药,严密随访复查,正确和及时处理副作用是保证疗效的重要措施。当病情进展时再次使用舒尼替尼治疗仍然可对部分病人起效。不同靶向药物之间的序贯疗法和联合用药要根据肿瘤进展、药物毒副作用和经济情况慎重选择。本例患者自第一次术后至最后病情进展,使用的靶向药物只有舒尼替尼一种。

3. VHL 综合征患者诊疗意义　VHL 综合征患者平均寿命不超过 49 岁。其主要死亡原因是中枢神经系统血管母细胞瘤破裂出血、肾细胞癌和嗜铬细胞瘤引起的恶性高血压。中枢神经病变根据部位行手术或 X 刀、伽马刀治疗。VHL 综合征患者肾癌常双侧多发,肿瘤生长较慢,应该尽量行保留肾单位的肿瘤切除手术。免疫抑制治疗和血液透析可能诱发或加快其他部位的 VHL 特性肿瘤生长,双侧全肾切除并肾移植应当谨慎使用。VHL 综合征患者偶见有胰腺囊肿,无恶性变倾向,可以不处理。

(华中科技大学同济医学院附属协和医院　章小平)

局部晚期肾癌，手术联合药物治疗病例评析

靶向药物治疗晚期肾癌获得了巨大成功后，临床医生开始关注其在肾癌新辅助和辅助治疗中的作用。

本节作者展示了数例局部晚期肾癌患者实行新辅助治疗后下腔静脉瘤栓成功降级后实施根治性肾切除术和肿瘤缩小后实施行肾部分切除术的病例，同时显示靶向治疗没有增加手术并发症或者改变围术期的结局。已有大量文献证实，靶向药物的新辅助治疗可降低肿瘤分期和减少远处转移可能性，选择合适的患者，可提高根治性肾切除概率和保留肾单位手术可能。还有学者认为靶向治疗后肿瘤的缩小及纤维化能够改善手术过程中肿瘤切缘的处理方式，可减少手术过程的副损伤及手术相关并发症产生。但现阶段新辅助治疗数据多来源于Ⅱ期临床试验，关于新辅助治疗的应用指征和治疗安全性值得进一步探究。

还有作者展示了局部晚期肾癌患者术后实行靶向药物辅助治疗的病例，显示靶向药物使用并未影响切口愈合而且耐受性良好。对于肿瘤预后的影响，近年来关于高危肾癌患者术后使用靶向药物辅助治疗的大型的Ⅲ期随机对照临床研究结果陆续公布，包括ASSURE、S-TRAC、SORCE研究等，涉及索拉非尼、舒尼替尼、培唑帕尼、依维莫司、阿昔替尼等药物，目前除了S-TRAC研究证实舒尼替尼治疗可以延长高危肾癌术后无疾病生存（disease free survival，DFS）以外，其他均为阴性结果。2016年分别发表于柳叶刀和新英格兰杂志的ASSURE研究和S-TRAC研究最为引人注意。这两项研究均为双盲、随机、对照Ⅲ期临床研究，纳入了手术切除且伴有高复发风险的肾癌患者，使用靶向药物或安慰剂治疗一年，观察的主要终点是无疾病生存（disease free survival，DFS）。在主要终点上，ASSURE研究显示舒尼替尼、索拉非尼相比安慰剂不能改善DFS。而S-TRAC研究结果则发现，舒尼替尼相比安慰剂显著改善DFS（6.8∶5.6年）。为何两项研究中靶向药物治疗时间相同，但DFS获益不一致？可能的原因是ASSURE和STRAC研究在人群构成和治疗上主要存在以下差异：纳入患者数量（1294∶615例）；透明细胞癌患者比例（79%∶99%）；病理学分级（T1～2：36.3%和0%；T3～4：63.7%和100%）；舒尼替尼初始剂量为50mg/d的患者比例（67.7%∶100%）等。虽然靶向药物在高危肾癌术后辅助治疗上S-TRAC研究初步得出了DFS的阳性结果，但是目前证据仍然有限，同时缺乏总生存获益（overall survival，OS）的数据。随着ASSURE和S-TRAC研究总生存结果的公布，以及其他研究结果的公布，高危肾癌术后靶向药物辅助治疗效果会逐渐明朗。

值得关注的是，以程序性死亡受体-1（PD-1）单抗为代表的免疫治疗时代的来临，给肾癌新辅助和辅助治疗带来了新的理念和信号。PD-1单抗能够抑制PD-1与其配体的结合，阻断PD-1与其配体的相互作用，使T细胞恢复抗肿瘤免疫应答。免疫治疗或者免疫治疗联合靶向药物治疗等方案值得临床医生关注，但距离临床实践，仍然有一段相当长的路要走。

（中南大学湘雅医院　齐　琳）

复发/转移性肾癌，

药物治疗

病例15 肾癌术后13年,骨转移8年

患者,女性,56岁,2003年10月4日入院。

一、主诉

体检发现左肾肿瘤4天。

二、病史询问

患者4天前单位体检行彩超及CT检查发现左肾肿瘤,进一步于我院门诊行彩超检查提示左肾肿瘤,恶性可能大。病来无发热,无腰腹疼痛,无肉眼血尿,无尿频尿急尿痛,饮食睡眠可,大便正常,体重无明显改变。

三、体格检查

T 36.5℃、P 78次/分、R 16次/分、BP 125/80mmHg;意识清楚,无病容,皮肤巩膜无黄染,全身浅表淋巴结未见肿大;颈静脉正常,心界正常,心律齐,各瓣膜区未闻及杂音;胸廓未见异常,双肺叩诊呈清音,双肺呼吸音清,未闻及干湿啰音及胸膜摩擦音;腹部外形正常,全腹柔软,无压痛及反跳痛,左下腹部似可触及一拳头大小包块,活动度可,肝、脾肋下未触及;双下肢无水肿;双肾区未触及明显包括,无明显叩痛,双侧输尿管走行区无深压痛及叩击痛,外生殖器发育正常。

四、实验室和影像学检查

1. 泌尿系彩超　左肾下1/2可见7.25cm×5.22cm弱回声区,轮廓不清晰,其内回声不均匀。
2. CT(外院)　左肾中下部靠近肾门可见一实性肿块影,大小约7.5cm,增强后可见不均匀强化。
3. 术前血生化,血常规,尿常规检查正常。
4. 患者于2003年10月8日于我院行经腹左肾根治性切除术,术中顺利。剖开标本见左肾中下部外侧靠近肾门一大小约8cm实性肿物,剖面黄白色伴出血坏死,包膜完整。术后病理:以嗜酸细胞为主的透明细胞癌。

五、治疗方案的制订及效果

2008年1月因左髋关节疼痛于外院就诊。当时行全身骨扫描提示左髋臼显像分布增浓区,恶性病变骨转移不除外。全身其他检查未发现转移灶。于外院给予白介素-2,共6

个周期。DC 治疗 4 个周期。同时配合抗骨转移治疗。一直持续至 2010 年 5 月给予生物治疗,过程顺利。之后骨痛仍有,尚可忍受。

2010 年 9 月因咳嗽于中国医大一院复查全身骨扫描:左侧髋臼显像剂分布增浓区,恶性病变骨转移不除外(图 15-1)。同时行肺 CT 提示双肺及胸膜下可见多发结节影(图 15-2)。

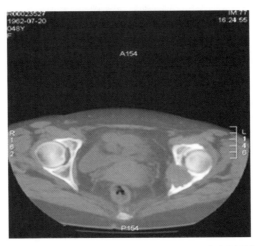

图 15-1　全腹 CT:左侧髂骨,坐骨,髋臼可见致密影及骨质破坏,软组织密度影直径约 3.7cm,CT 值 35HU,边缘较规整。

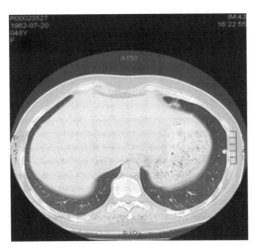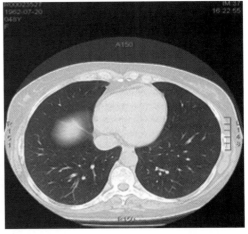

图 15-2　肺 CT:双肺内及胸膜下可见多发结节影,以下叶为主,结合病史考虑转移不除外。

临床考虑肿瘤进展。阿昔替尼Ⅲ期临床试验。符合标准入实验组。

起始剂量给予 5mg,口服,每日 2 次。1 个月后开始给予 7mg,口服,每日 2 次。持续用药,无间断,持续至 2015 年 9 月。

期间间断复查肺 CT 及全腹 CT(图 15-3)。右肺部病灶基本消失,左肺下叶少量小结节影,无明显变化。髋臼病变无明显改变。

患者用药期间总体不良反应较小:①轻度的口腔及会阴部溃疡;②轻度的声音嘶哑;③轻度脱发;④轻度乏力。

2015 年 9 月复查肺 CT 提示肿瘤进展,肺部(右侧叶)出现新发病灶(图 15-4)。

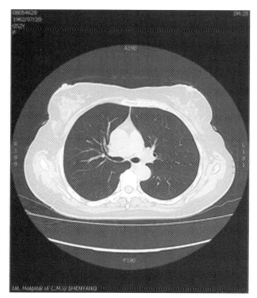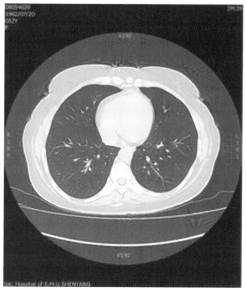

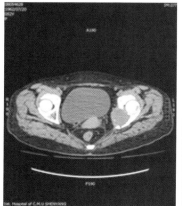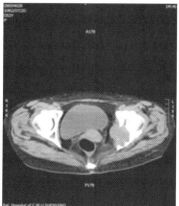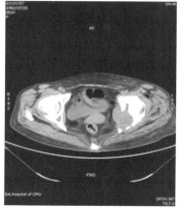

图 15-3　不同年份复查肺 CT 及全腹 CT

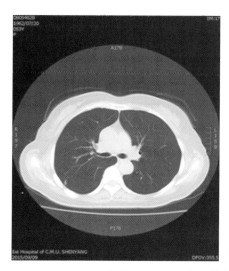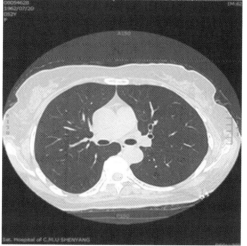

图 15-4　2015 年 9 月复查肺 CT（右为 2015 年 3 月）

考虑肿瘤进展。退出阿昔替尼实验组。改为依维莫司 10mg 日一次口服。服用期间无明显不良反应，有轻微的口腔溃疡。

3 个月后复查肺 CT：与 2015 年 9 月 9 日对比减小（图 15-5）。

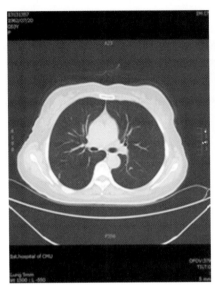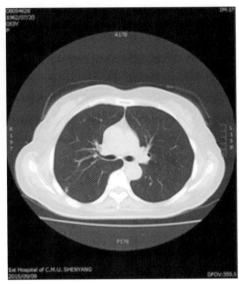

图 15-5　2015 年 12 月复查肺 CT（右为 2015 年 9 月）

因患者肺纹理改变，呼吸科会诊考虑轻度纤维化不除外，进一步行肺功能检查提示肺通气功能正常，弥散功能轻度减低。患者因担心出现肺间质纤维化，将依维莫司减量为 5mg，每日一次口服。

3 个月后，2016 年 3 月 15 日复查肺 CT 提示：右肺病灶明显增大，左肺出现新发病灶，并有轻度的胸膜炎（图 15-6）。

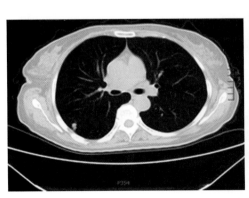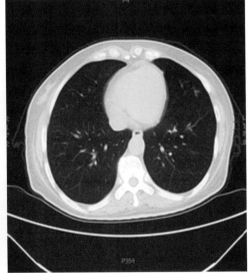

图 15-6　2016 年 3 月复查肺 CT

　　根据患者的状况，呼吸科给予拜复乐 400mg 口服连续一周。因患者复查 CT 仅提示新发病灶，但是未出现肺间质纤维化，之后本人选择继续口服依维莫司，加量至 10mg 日一次口服。

　　2016 年 5 月患者突发晕厥，于外院检查提示重度贫血，血红蛋白 57g/L，给予输血对症治疗。

　　目前患者贫血已纠正，停用依维莫司，2016 年 6 月重新开始服用阿昔替尼。尚未影像学复查。检测血常规 HGB 维持在 110～115g/L。骨痛依然存在。

（中国医科大学附属第一医院　于秀月）

病例 16　肾癌术后孤立性肺转移

患者,男性,56岁,于 2008 年 8 月 13 日入院。

一、主诉

体检发现右肾占位 7 天。

二、病史询问

(一)问诊的主要内容及目的

1. 是否存在肾癌的典型症状(疼痛、血尿和腰部包块)及其特点　早期肾癌一般因肿瘤较小或隐匿,对肾脏、肾包膜及其周围组织影响较小,因而多数早期患者几乎没有任何症状,以偶然体检发现为主。

随时间延长,肿瘤持续增大,可对肾实质、肾包膜、肾周脂肪、周围肌肉以及周围脏器进行挤压或侵犯,从而出现一系列相关症状,包括腹部不适、肿胀感以及疼痛,严重者可出现持续的剧烈疼痛。

肿瘤侵犯集合系统后并持续增大,肿瘤内及肾实质血管破裂出血汇入集合系统,混合尿液通过输尿管、膀胱,经由尿道排出形成血尿,多数表现为无痛间歇性血尿,严重者可见血凝块。身材瘦弱者在肿瘤持续增大时还可能扪及腰部肿块,这提示肿瘤巨大。

2. 肾癌的其他症状及其特点　持续性骨痛或骨折、刺激性干咳及咯血是肾癌转移灶的典型症状,往往提示骨转移、肺转移可能。血压升高、消瘦、恶病质、发热等临床症状时常提示肾癌副瘤综合征可能。

3. 患者的既往病史和家族遗传史　肾癌发生与吸烟、肥胖、高血压及抗高血压药物有关。另外,不应忽略的是 VHL 综合征,表现为血管母细胞瘤合并肾脏或胰腺囊肿、嗜铬细胞瘤、肾癌以及外皮囊腺瘤等疾病,因此,需要详细询问相关既往病史。多数患者为散发性,遗传性或家族性肾癌所占比例为 2%~4%,因此也需要了解直系亲属既往患有恶性肿瘤与否。

(二)问诊结果

患者是体检发现右肾占位 7 天,无明显腰酸腰痛、肉眼血尿、尿频尿急、发热、骨痛、咳嗽、咯血、消瘦等不适。患者否认既往高血压、糖尿病、长期吸烟等相关病史及家族肿瘤病史。2010 年 11 月胆囊切除术,否认其他手术史。无传染病、过敏、输血史。已婚育,家人体健。

思维提示：不同期别的肾脏肿瘤具有相互联系又不尽相同的症状体征。肾癌高发年龄为 50～70 岁，男女比例为 1.8∶1。患者系中年男性，7 天前体检时发现右肾占位，其年龄正处于高发病年龄。同时问诊时需要详尽了解患者存在的临床症状，肾癌三联征（疼痛、血尿和腰部包块）实际发生率不到 6%～20%，一旦出现常常提示疾病严重。特别不应忽略副瘤综合征，血压升高、乏力、消瘦等可能是患者唯一的临床症状，通过检查还可以发现红细胞增多、肝功能异常、高血钙、高血糖、凝血功能异常、溢乳等副瘤综合征表现。VHL 综合征是最常见的有关肾癌的遗传病之一，具有多脏器病变以及肿瘤遗传病史。通过询问和进一步检查可逐步明确鉴别诊断。既往吸烟、肥胖、高血压病等病史则体现外部环境或其他疾病对肿瘤发生可能的影响。因此，这类患者的既往病史、遗传病史、直系亲属的肿瘤病史不可忽视。

三、体格检查

（一）重点检查内容和目的

患者无明显临床症状，体格检查显得尤为重要，应特别注意有无贫血貌、发热、腰部包块、肾区叩痛、输尿管走行区压痛等情况。

（二）体格检查结果及思维提示

体格检查：T 37℃；HR 72 次/分；R 18 次/分；BP 130/80mmHg；身高 173cm；体重 77kg。一般情况意识清醒，精神安静，营养良好，发育正常，自动体位，检查合作。皮肤、黏膜未见黄染及出血点。无瘀斑、红肿及皮下结节。全身浅表淋巴结未扪及明显增大。头部及其器官外观无畸形，巩膜无黄染、瞳孔等大，对光反应存在，伸舌居中，咽喉无充血，扁桃体大小正常。颈软，颈静脉无怒张，气管居中，甲状腺无肿大。胸廓对称，呼吸均匀、清晰。心律齐，心率 72 次/分，未闻及病理杂音。右上腹可见陈旧性手术瘢痕。腹平软，无压痛及反跳痛，右肾区轻叩痛，左肾区无叩痛，输尿管走行区无压痛和叩击痛。肝肋下未及，剑突下未及，脾肋下未及。亦未扪及明显肿块。外生殖器发育正常。

思维提示：体格检查是诊疗行为的重要组成部分，尤其是针对无典型临床症状患者，往往可以通过体格检查提供蛛丝马迹，有助于疾病的鉴别诊断和程度期别的判断。对于肾脏肿瘤，部分体格检查阳性结果缺乏特异性，体检只是综合判断的依据之一，实验室和影像学检查对于肾脏肿瘤的分期判断价值更大。

四、实验室和影像学检查

1. 泌尿系彩超　左侧肾脏大小形态正常，肾内结构清晰，血流分布正常。右肾上极见低回声 78mm×72mm×86mm，边界不清晰，形态不规则，内部回声不均匀，可见点条状血流信号。肾门未见肿大淋巴结。提示：右肾上极实质不均质占位（MT 可能）。

2. 腹部增强 CT　右肾上极前部占位，约 37mm×40mm，局部凸起肾脏轮廓之外，平扫为等稍高密度，增强后明显不均匀强化，边界不清（图 16-1）。

3. 腹部增强 MR　右肾上极类圆形占位，边界尚清，约 48mm×39mm，T1WI 等低信号，T2WI 不均匀高信号，增强后明显不均匀强化（图 16-2）。

4. 胸部平扫 CT　未见明显异常。

5. 肝肾功能　ALT 25.2IU/L；AST 22.5IU/L；血清尿素氮 6.43mmol/L；血肌酐 100μmol/L；血清钙 2.30mmol/L；血钾 3.56mmol/L；碱性磷酸酶 92IU/L，均正常。

6. 血常规　WBC 5.5×10⁹/L；RBC 4.74×10¹²/L；HGB 152g/L；PLT167×10⁹/L。

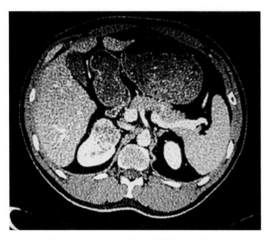 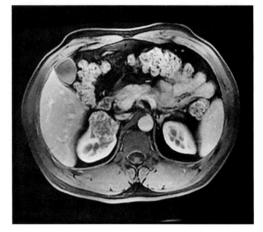

图 16-1　入院时腹部增强 CT 所见　　　　　图 16-2　入院时腹部增强 MR 所见

7. 尿常规　白细胞 1 个 /HP；红细胞 1 个 /HP；尿蛋白（-）。

8. 静脉肾盂造影　右肾盂可疑充盈缺损，左侧肾盂显影良好。

> **思维提示**：肾癌的临床诊断主要依靠影像学检查。实验室检查作为患者术前评估及预后判定有一定的价值。确诊则需要依靠病理学检查。患者入院必做检查包括血常规、肝肾功能、电解质、尿常规以及胸部平扫 CT、腹部 B 超、腹部增强 CT/MR 检查。根据患者实际情况和临床症状，还可考虑加做放射性同位素肾图或静脉肾盂造影、骨扫描、头颅 CT/MR。对于良好经济条件患者或需要明确全身转移病灶情况或相关治疗疗效的可考虑 PET-CT 检查。早期患者不推荐穿刺活检明确病理。

五、治疗方案的制订及效果

（一）治疗方案及理由

腹腔镜右肾肿瘤根治术。患者入院评估右肾肿瘤位于上极，已接近 5cm 且位置靠近肾门血管，向外凸起明显，向内侵犯较深，综合考虑选择根治性手术切除患者获益最大。

（二）治疗结果

经过详细交流和术前谈话，患者及家属同意上述治疗方案。术中可见：右肾肿瘤位于右肾中上极，大小约 6cm×5cm×5cm，切面呈现红黄相间，中央有坏死病灶。肿瘤局部疑似突破肾包膜，侵犯肾盂和右肾静脉。右肾肾门处无明显肿大淋巴结。

（三）术后病理诊断

透明细胞癌，Fuhrman 分级 2 级，肿瘤切面灰白灰红，大小 5.8cm×5cm×4cm。坏死（+），纤维被膜侵犯（−），肾周脂肪侵犯（−），输尿管切缘（−），脉管内癌栓（−），神经侵犯（−），深静脉瘤栓（+），肾上腺侵犯（−），肾盂侵犯（+）。

> **思维提示**：根据现有检查，患者诊断考虑为右肾肿瘤，为 cT2N0M0。依据临床常用的 RENAL 评分，区分低（4~6 分）、中（7~9 分）、高度复杂性（10~12 分），该患者评分为 10 分。对于这一期别，选择腹腔镜右肾肿瘤根治术是恰当的选择。根据术后病理分期为 pT3N0M0。对于这类患者术后辅助治疗尚无肯定获益方案，本患者最终采纳术后辅助干扰素 300MIU 皮下注射，隔天一次，连续治疗 3 个月。

六、根治术后肺孤立转移病灶的手术治疗

患者根治手术后定期随访检查，在术后 2 年复查 CT 发现左上肺叶出现新发结节。结合患者相关病史，考虑右肾癌术后肺转移可能性大（图 16-3）。患者无任何临床症状，进一步完善腹部 B 超、腹部 CT（图 16-4）、骨扫描等检查（图 16-5）。结果提示目前患者仅存在肺部新发转移病灶。结合肺部新发病灶位置和大小，经泌尿外科、影像医学科、胸外科、放射治疗科、化疗科多学科讨论，决定施行左肺结节切除术。术后病理提示：（左上肺）腺癌，肿瘤直径 1.2cm，结合病史符合透明细胞性肾细胞癌肺转移。术后 CT 复查提示肺部转移病灶已切除（图 16-6）。

> **思维提示**：对于根治性肾切除术后复发的常见部位是肺、肝和骨骼。这些部分是术后定期复查的重点，特别是存在临床新发症状时。对于根治术后单一肺转移病灶且一般状况良好的患者，完善检查明确为孤立性肺转移病灶的，可以考虑外科手术治疗。

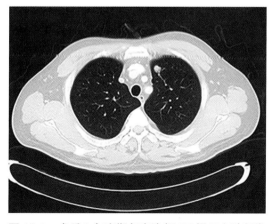

图 16-3　术后 2 年定期复查胸部 CT 提示左肺新发结节，转移不能除外

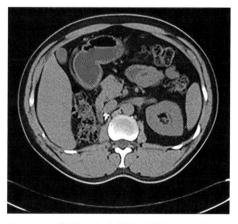

图 16-4　术后 2 年定期复查腹部 CT 术后未见明显异常

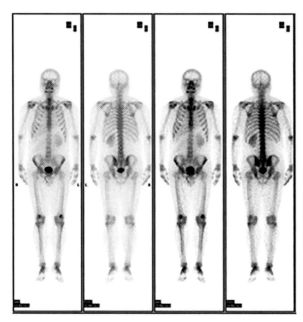

图 16-5 进一步检查骨扫描未见明显异常

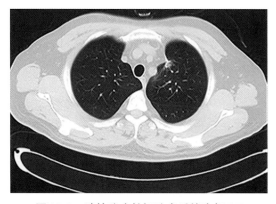

图 16-6 肺转移病灶切除术后的胸部 CT

七、再发肺转移病灶的靶向治疗

肺部病灶切除术后 2 年，患者定期复查胸部 CT 再次提示左上肺新发结节（图 16-7）。经多学科疑难病例讨论，决定采取舒尼替尼 50mg，口服，每日 1 次，4/2 周方案治疗。患者服用后出现手足综合征、血白细胞下降等不良反应，经过对症处理后好转，未见其他明显不良反应。之后定期复查胸部 CT，至今已 4 年，肺部病灶稳定，未见持续增大。

> **思维提示：** 靶向药物出现前，中高剂量 IFN-α 及 IL-2 是转移性肾癌标准一线治疗，但客观反应率和中位无进展生存时间非常低。靶向药物的出现，显著提高 mRCC 患者的客观反应率，明显延长无进展生存时间和总生存时间。常见靶向药物包括：索拉非尼、舒尼替尼、替西罗莫斯、依维莫斯、阿昔替尼、帕唑帕尼等。

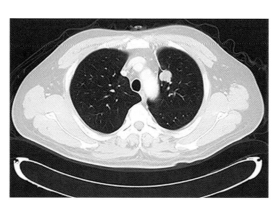

图 16-7　复查胸部 CT 提示左上肺再出现新发结节

八、对本病例的思考

1. 肺孤立转移病灶的切除价值　回顾性研究表明，根治性肾切除术后孤立的转移灶如能完全切除，患者 5 年生存率可以达到 44%，不完全切除则 5 年生存率可以达到 14%。目前观点也认为，不论是肺、骨或肝脏，孤立单一的转移病灶在患者身体条件许可条件下完整切除，对患者的生存获益价值很大。但客观而言，目前转移灶的手术治疗仍缺乏大宗病例研究，转移灶切除适应证尚未达成广泛共识。因此，转移灶的完整切除还应在多学科讨论的基础上，与患者充分详细沟通利弊后再综合决定。

2. 舒尼替尼用药方案的选择　舒尼替尼作为一种羟吲哚酪氨酸激酶抑制剂，选择性抑制 PDGFR-α、β，VEGFR-1、2、3，KIT，FLT-3，CSF-1R 和 RET，具有抗肿瘤和抗血管发生活性。相比于 IFN-α，其客观缓解率、无进展生存时间和总生存时间分别提高或延长 35%、6个月和 14 个月。是目前转移性肾细胞癌的标准一线治疗药物之一。舒尼替尼的不良反应为手足综合征、乏力、白细胞减少、高血压、血小板减少等，一般及时对症处理均可纠正。该例患者在经过 4 年的靶向治疗后，依然维持病灶稳定的状态，且不良反应尚可控制，达到了理想的控制疾病的目的。

（复旦大学附属肿瘤医院　叶定伟　林国文）

病例17　肾癌术后多发肺转移

患者,男性,51岁,于2007年8月30日入院。

一、主诉

体检发现左肾肿瘤1周。

二、病史询问

患者1周前健康体检超声发现左肾约5cm实性占位,无血尿、腰痛、发热等伴随症状。至我院门诊胸腹CT:左肾中部见类圆形软组织肿物,约4.3cm×4.5cm×6cm,轻度不均匀强化;考虑左肾癌。以左肾癌收入我科。自发病来,患者无尿频尿急等症状,大小便正常,体重无减轻。患者既往体健,吸烟20余年,每日约5支,无饮酒嗜好。家族无肿瘤及遗传病史。体格检查未见阳性发现。

> **思维提示**:患者为中年男性,体检发现左肾占位,无首发症状。肾癌患者问诊应详细了解患者伴随症状。肾癌典型的"三联征"表现为血尿、腰痛和肿块。血尿可能为肾癌侵犯至肾盂;疼痛一般因肾癌肿瘤增大侵犯周围脏器和腰肌引起;如可触及肿块则表明肾癌已达相当大体积。目前大部分患者为体检发现,没有首发症状,其余患者多数只有其中的1~2个病症。部分肾癌患者会出现肾癌的肾外表现,如高血压、体重减轻、发热等。部分肾癌有遗传因素,应详细了解患者家族史。吸烟、高血压、糖尿病、肥胖、其他药物应用史等肾癌的危险因素也应被详细记录。

三、体格检查

T 36.8℃、P 78次/分、R 18次/分、BP 130/75mmHg;意识清楚,无病容,皮肤巩膜无黄染,全身浅表淋巴结未见肿大;颈静脉正常,心界正常,心律齐,各瓣膜区未闻及杂音;胸廓未见异常,双肺叩诊呈清音,双肺呼吸音清,未闻及干湿啰音及胸膜摩擦音;腹部外形正常,全腹柔软,无压痛及反跳痛,腹部未触及包块,肝、脾肋下未触及;双下肢无水肿;双肾区未触及明显包括,无明显叩痛,双侧输尿管走行区无深压痛及叩击痛,外生殖器发育正常。前列腺Ⅰ度大,质软。

思维提示：对肾癌患者应该进行系统而全面的体格检查，应重点关注患者的体温、血压、有无贫血表现、有无激素水平改变、男性患者检查有无精索静脉曲张等肾癌的肾外表现。触诊及叩诊肾区及输尿管走行区，了解有无肿块、疼痛等体征。

四、实验室和影像学检查

1. 泌尿系彩超　右肾大小未见明显异常；左肾中部实性占位，大小约 5.5cm×5.0cm，中低回声，腹膜后未见肿大淋巴结。双侧输尿管及膀胱均未见明显异常。

2. 全腹部增强 CT　左肾中部见类圆形软组织肿物，约 4.3cm×4.5cm×6cm，轻度不均匀强化；考虑左肾癌。

3. 数字化 X 线胸部正侧位检查　未见明显异常。

4. SPECT 肾显像　双侧侧上尿路引流通畅，肾功能正常。

5. 血清 BUN　6.1mmol/L，CREA 58.5μmol/L。

6. 血常规　WBC $4.92×10^9$/L；RBC $5.75×10^{12}$/L；HGB 128g/L；PLT $218×10^9$/L。

7. 血清生化及电解质　血清钙 2.65mmol/L，碱性磷酸酶 49IU/L。

8. 尿常规　白细胞 2 个 /HP、红细胞 1 个 /HP、脓细胞（－）；尿蛋白（－）；尿培养：无细菌生长。

思维提示：肾细胞癌占肾恶性肿瘤的 80%～90%，其中透明细胞癌最为常见约占 85%。常用于肾脏占位病变的检查有超声、CT 和 MRI，大多数肾癌可通过平扫＋增强 CT 或 MRI 下的典型表现确诊。平扫＋增强 CT 或 MRI 同时可以进行较为准确的肿瘤分期。对 T2 期及以上的肾癌，还应排查转移病灶。常选择胸部 CT 排除肺转移，全身骨扫描排除骨转移，腹部增强 CT 排除腹部脏器及淋巴结转移，和脑 MRI 或 CT 排除脑转移。安排手术前，需要对患者一般情况进行评估，包括血常规、肝肾功能、凝血功能和分肾功能测定。

五、治疗方案的制订及效果

（一）治疗方案及理由
全麻下行根治性左肾切除术。

（二）治疗结果
患者最终接受手术治疗，术中发现肿瘤位于左肾中部，大小约 5cm，不规则。腹膜后未触及肿大淋巴结。

（三）术后病理诊断
左肾透明细胞癌，4cm×4cm×5cm，Fuhrman 分级 2 级，侵犯肾被膜。

思维提示：根据现有检查，患者诊断考虑为左肾癌，为 cT1bN0M0，属于早期肾癌。目前的治疗方法为根治性或保留肾单位的手术治疗。对于一般状况良好，器官功能正常的患者，可以行根治性手术切除。对于有糖尿病、慢性肾炎、对侧肾结石等基础疾病的患者，可以行保留肾单位的手术治疗。

六、不能完全切除的转移病灶的靶向治疗

术后定期规律复查。

2009 年 10 月 26 日复查胸腹部 CT：右肺下叶背段及左肺下叶后基底段见不规则小结节影，大者约 0.8cm×1.3cm，边缘清晰；诊断双肺多发结节，转移可能大。行 IFN-a 6MU i.h. W1、3、5×8 周治疗。2009 年 12 月 16 日复查胸腹部 CT：双肺结节影，均较前略有增大，左肺下叶结节现约 1.2cm×1.4cm，均考虑转移（图 17-1）。2010 年 1 月 4 日开始口服舒尼替尼 37.5mg，每日一次，连续服用的治疗方案。期间每 4～6 周随访一次，每 8 周复查胸腹部 CT 评价靶向治疗疗效。本病例双肺多发转移结节，仅左肺下叶结节为可测量病灶。

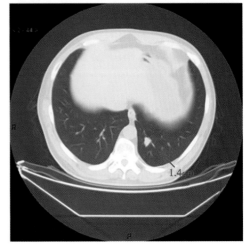

图 17-1 2009 年 12 月 16 日复查胸腹部 CT

2010 年 3 月 9 日胸腹部 CT：双肺数个转移瘤，部分较前缩小，部分同前，现大者约 0.9cm×1.1cm（图 17-2）。继续舒尼替尼靶向治疗并随诊，期间综合评价最佳疗效 SD。至 2011 年 12 月 21 日复查胸腹部 CT：双肺下叶结节及类结节影，较前饱满，大者约 1.4cm×1.6cm；余双肺未见新发肿物（图 17-3）。服药期间患者未出现严重药物不良反应，主要不良反应为Ⅰ度乏力、Ⅰ度纳差、Ⅰ度口腔黏膜疼痛、Ⅰ度皮肤色泽改变、Ⅱ度腹泻、Ⅱ度手足综合征。至此 PFS：23.6 个月。最佳疗效评价 SD。

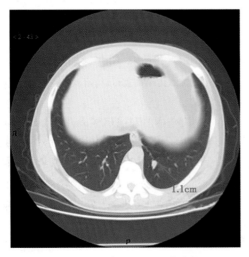

图 17-2 2010 年 3 月 9 日胸腹部 CT

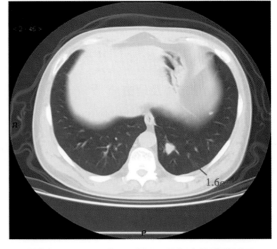

图 17-3 2011 年 12 月 21 日复查胸腹部 CT

因转移瘤持续增大，患者并未出现Ⅲ度及以上严重药物不良反应。2011 年 12 月 22 日开始口服舒尼替尼 50mg，每日一次，连续服用的治疗方案。2012 年 3 月 15 日复查胸腹部 CT：双肺下叶结节及类结节影，较前有不同程度缩小，现左下叶大者直径约 1.3cm，考虑病

变有好转（图17-4）。2012年6月5日复查胸腹部CT：左肺下叶结节，较前缩小，现大者约0.8cm，内见空洞形成，请追随。余双肺未见具体结节、肿物（图17-5）。

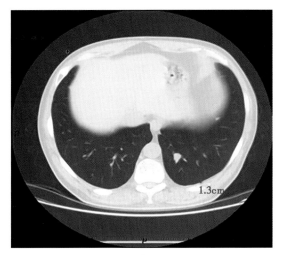 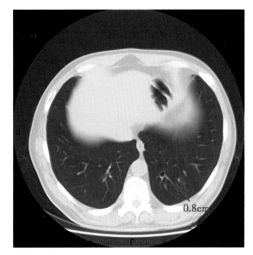

图17-4　2012年3月15日复查胸腹部CT　　　图17-5　2012年6月5日复查胸腹部CT

之后患者继续服药及随诊，左肺下叶转移瘤保持空洞状态。增量服药期间患者药物不良反应略加重，主要不良反应为Ⅱ度乏力、Ⅰ度纳差、Ⅱ度口腔黏膜疼痛、Ⅰ度皮肤色泽改变、Ⅱ度（偶Ⅲ度）腹泻、Ⅱ度手足综合征。2013年6月9日复查胸腹部CT：左肺下叶中空小结节，较前进一步缩小，现约0.6cm×0.7cm，余双肺下叶散在微小结节，均同前相仿。余肺未见新发结节或实变。因病情稳定舒尼替尼更改为37.5mg，每日一次，连续服用的治疗方案。随诊至今。双肺病变同2013年6月复查结果相同。至截稿，二次增量后PFS：55.3个月。最佳疗效评价PR。

> **思维提示：**目前对肾癌转移灶推荐以舒尼替尼为代表的分子靶向治疗，无论从无进展生存时间还是总生存时间，靶向药物治疗显著优于化疗、放疗和干扰素为主的免疫治疗。

七、对本病例的思考

肾透明细胞癌出现多发转移首先选择靶向治疗。该患者应用舒尼替尼靶向治疗后肺转移瘤得到有效控制。但23个月后肺转移瘤逐渐增大。根据患者对舒尼替尼较好的耐受性给予了舒尼替尼增量治疗。舒尼替尼增量治疗后获得了很好的肿瘤控制效果。

在治疗转移性肾细胞癌的所有酪氨酸激酶抑制剂中，舒尼替尼具有目前最长的中位无进展生存期（progression-free survival，PFS）和中位生存期（overal survival，OS）。大多数指南都推荐舒尼替尼为治疗转移性肾细胞癌的一线治疗方案。在临床应用中，舒尼替尼的推荐用量为每天50mg，连用4周后停2周为一治疗周期。为缓解严重或不可控的不良反应，舒尼替尼的治疗方案常减量为每日37.5mg或调整为50mg，连用2周后停1周。一线舒尼替尼治疗失败后，目前可以应用阿昔替尼、依维莫司、索拉非尼或其他二线临床试验药物。

目前仅有少数临床研究和个案报道探索了舒尼替尼常规治疗失败后的增量应用。临床应用中部分患者对舒尼替尼常规治疗中耐受性好并没有出现Ⅲ度及以上不良反应。这部分患者在充分知情的情况下在我院自由选择是否进行舒尼替尼 50mg 每日一次的增量连续服用。选择舒尼替尼增量治疗的患者中，增量后 38.2% 的转移瘤较前有缩小，增量后的中位 PFS 为 4.1 个月。不良反应略有加重，但经对症治疗后不良反应均可以耐受。

具体在该病例，该患者肿瘤增长后经过舒尼替尼的增量治疗转移瘤得到很好的控制。说明舒尼替尼的治疗效果同药物剂量高低存在明确关系。舒尼替尼治疗后出现耐药的机制可以进行进一步的临床及基础研究。

（中国医学科学院肿瘤医院　石泓哲）

【参考文献】

[1] Shi HZ，Tian J，Chen X，et al. Clinical experience of escalated sunitinib dose in select patients with metastatic renal cell carcinoma. Clin Genitourin Cancer，2017，15（1）：139-44.

[2] Houk BE，Bello CL，Poland B，et al. Relationship between exposure to sunitinib and efficacy and tolerability endpoints in patients with cancer: results of a pharmacokinetic/pharmacodynamic meta-analysis. Cancer Chemother Pharmacol，2010，66（2）：357-371.

[3] Bjarnson GA，Naveen BH，Winquist E，et al. Phase Ⅱ study of individualized sunitinib as first-line therapy for metastatic clear cell renal cell cancer（MRCC）. Ann Oncol，2014，25（4）：292-292.

[4] Adelaiye R，Ciamporcero E，Miles KM，et al. Sunitinib dose escalation overcomes transient resistance in clear cell renal cell carcinoma and is associated with epigenetic modifications. Mol Cancer Ther，2015，14（2）：513-22.

病例 18　肾癌术后腹部多发转移

患者，女性，40 岁，于 2007 年 1 月 24 日入院。

一、主诉

右腰部阵发性疼痛 1 年，发现右肾肿块 7 天。

> **思维提示**：患者为中年女性，右腰部阵发性疼痛 1 年，发现右肾肿块 7 天，诊断为肾癌较明确，应详细询问患者发病情况，如疼痛的性质、有无血尿等症状；以及了解清楚患者有无远处转移的征象，如肺部转移的咳嗽、咯血，骨转移的征象骨痛；了解患者所做的辅助检查；患者发现右肾肿块的患者的既往史、个人史、家族史等也要详细询问，可为肾脏肿瘤的发病提供病因线索。

二、病史询问

（一）问诊的主要内容及目的

1. 患者发病情况　疼痛的性质？有无血尿？以及其他伴随症状？

肾脏肿瘤的起病隐匿，大部分患者都是无明显症状，一部分患者可有腰痛、血尿、腰部肿物等症状，要对这些症状进行详细询问，以鉴别其他疾病，如腰痛的性质，注意排除患者脊柱相关性疾病，以及有无血尿及其性质，是否为全程血尿。肾脏肿瘤也可有一些非特异性症状，临床称之为"副瘤综合征"，如体重下降，反复发热，血压波动等等，也要详细询问。

2. 患者有无转移征象　有无不明原因的咳嗽、咯血、骨痛等症状？

因肾脏肿瘤起病隐匿，有约 30% 的患者在发现时已经有远处转移，故需要仔细询问患者有无远处转移的症状，肾癌比较常见的远处转移为肺、肝、骨，注意了解有无不明原因的咳嗽、咯血、骨痛等症状。

3. 患者所做的辅助检查　B 超？CT？MR？

对于肾脏肿瘤来说，比较有意义的检查是 CT，能显示肿瘤的部位、大小、有无累及邻近器官等，是目前诊断肾癌最可靠的影像学手段；B 超在区分囊性还是实性肿块时有较高准确度，但确诊仍需要 CT；MR 对肾癌的诊断准确性与 CT 相仿，在显示下腔静脉癌栓时优于CT。

4. 患者的个人情况　既往史、个人史、家族史等。

患者的一般个人情况虽然对诊断没有直接的提示作用，但能为患者的发病提供线索，即肾脏肿瘤的病因，目前认为肾脏的起病可能与吸烟、肥胖、饮食、接触有害物质（如石棉）、遗传等因素有关。

（二）问诊结果

患者入院前 1 年无明显诱因出现阵发性右腰部隐痛，无明显规律，无放射痛，疼痛多在活动腰部时出现，不伴肉眼血尿、脓尿、尿路刺激征，无畏寒、发热，无潮热、盗汗，无咳嗽、咯血、骨痛。偶有头痛、头晕，活动时明显，无加重或减轻，自觉能忍受，未进行治疗。患者于入院 7 天前体检时行 CT 发现：右肾占位性病变，考虑肾癌与其他病变相鉴别。于 1994 年行剖宫产，余既往史、个人史、家族史无特殊。

三、体格检查

（一）重点检查内容和目的

患者目前考虑为肾脏肿瘤，应在全面体格检查的基础下，着重对肾脏进行检查，如肾区疼痛的性质，有无包块等。

（二）体格检查结果及思维提示

T 36.2℃，P 80 次 / 分，R 18 次 / 分，BP 120/70mmHg，身高 1.51cm，体重 56kg，BMI 24.5kg/m²。发育正常，营养中等，意识清楚，精神可，体检合作。全身皮肤黏膜无发绀、黄染、苍白，全身浅表淋巴结未触及肿大，头颅五官无畸形，巩膜无黄染，双侧瞳孔等大等圆，直径 2mm，对光反射及调节反射均存在，咽无充血，双侧扁桃体无肿大。颈软，气管居中，甲状腺未触及肿大，未闻及血管杂音。胸廓无畸形，胸骨无压痛；双侧乳房发育正常且对称。双肺呼吸音清，未闻及干湿性啰音，心前区无隆起，心率 80 次 / 分，律齐，各瓣膜听诊区未闻及病理性杂音。腹部平坦，下腹部可见 16cm 切口瘢痕，腹式呼吸存在，腹部触诊柔软，无压痛、反跳痛及包块，肝、脾未扪及，移动性浊音阴性，肠鸣音正常，约 3 次 / 分钟。双肾下极未扪及，双肾区未触及明显包块，无明显叩痛，未闻及血管杂音，双侧输尿管走行区无深压痛及叩击痛，外生殖器发育正常。

四、实验室和影像学检查

1. 心电图检查　ST-T 改变。

2. 胸部正侧位 X 线片　心肺正常。

3. 泌尿系 B 超　右肾病变，位于中部实质，单个，大小 5.1cm×4.3cm，呈多房囊性，边界清楚，病灶内血供无，肿物性质待定。

4. 肾血流灌注及功能显像　双肾功能及血流灌注正常。

5. 上腹 CT 平扫及增强　右肾下极背内侧可见一类圆形多房囊性肿块，囊壁及间隔厚薄不规则，局部见结节，增强后囊壁及间隔较明显强化，皮质期程度高于正常肾实质，实质期强化程度较正常肾实质低；低密度区未见强化，肿瘤直径 4.5cm，局部突出于肾轮廓外，边界清楚，病灶压迫右肾下盏，与肾周脂肪分界清楚，右肾静脉充盈良好。考虑为囊性肾癌。

6. 血常规　WBC 8.21×10⁹/L，RBC 3.49×10¹²/L，Hb 100g/L，PLT 305×10⁹/L。

7. 尿常规　尿隐血阴性，尿蛋白阴性，红细胞 1.9/μl，白细胞 3.5/μl。

8. 生化及电解质　血肌酐 50μmol/L。

> **思维提示**：除了一般的常规检查外，对肾脏肿瘤诊断意义较大的是影像学检查，可以选择 CT、MR 等检查，同时也应注意有无转移灶，肾癌肺转移比较常见，应行胸片检查以明确。

五、治疗方案的制订及效果

（一）治疗方案及理由
后腹腔镜下右肾癌根治术

（二）治疗结果
患者接受手术治疗，手术完整切除右肾，并清扫右肾门处淋巴结，右肾下极处脂肪囊游离至输尿管。术后病理提示：10cm×7cm×6cm 肾组织一个，切面见 3cm 结节，结节呈囊实样，切面有出血坏死，镜下诊断为肾透明细胞癌。

六、复发转移，其治疗方案及效果

（一）患者手术后随诊复查情况
患者术后定期复查：2008 年 2 月 21 日、2009 年 2 月 1 日、2010 年 2 月 20 日连续三年上腹部 CT 复查提示：右肾癌术后改变，右肾缺如，左肾代偿性增大；肝肾功能正常（图 18-1）。

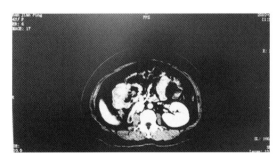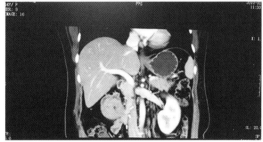

图 18-1　随访 CT 所见

2010 年 8 月 1 日患者"上腹部突发性疼痛半小时"入院，考虑为肠道穿孔，急诊手术治疗，术中诊断为"结肠肝曲穿孔"，行回肠双腔造口。后于 2010 年 9 月 10 日再次入院作系统性检查：

1. 胸部正侧位 X 线片　左下肺少许纤维灶。
2. 肠镜检查　回末及大肠黏膜未见明显病变，肝曲肠腔外压性狭窄（图 18-2）。
3. 全腹 CT　右肾癌术后肾缺如，左肾代偿性增大；结肠肝曲及盆腔左侧软组织团块，考虑转移瘤（图 18-3）。

诊断为肾癌术后多发转移。

（二）治疗方案及理由
患者为肾癌术后多发转移（结肠肝曲、盆腔左侧），无法手术治疗，可予行舒尼替尼靶向治疗。治疗方案：舒尼替尼 50mg，口服，每日 1 次，4/2 方案。

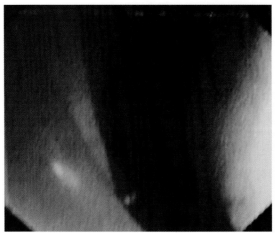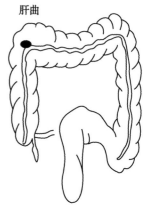

图 18-2　肠镜检查

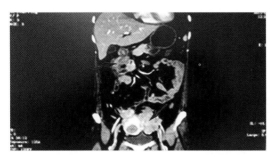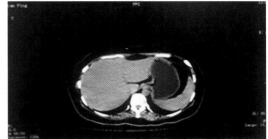

图 18-3　复发转移 CT 所见

> **思维提示**：患者肾癌术后复发，并结肠肝曲、盆腔转移，已经失去手术治疗的可能性，常规治疗措施为姑息性化疗以延长生存期，舒尼替尼为一种小分子多靶点受体酪氨酸激酶抑制剂，能有抗肿瘤血管生成、抑制肿瘤细胞的增殖，促进其凋亡的作用，可用于不能手术的晚期肾癌，本病例中患者符合要求，故选用舒尼替尼进行治疗。

（三）治疗效果

患者于 2010 年 9 月 20 日开始服用舒尼替尼，坚持连续用药，病情得到控制。服药后 2 周出现手足综合征，以脱皮为主，半年后逐渐耐受，症状减轻；服药 3 个月后出现甲状腺功能减退，需要服用优甲乐。

2012 年 3 月 12 日复查 CT：1. 结肠肝曲及盆腔左侧肿块较前缩小。2. 肝右叶出现多个囊性病灶，转移瘤和脓肿鉴别。（如图 18-4）

2013 年 4 月 16 日复查 CT：①结肠肝曲肿块较前缩小；②肝内多发病灶，部分呈囊性，均较前明显缩小；③左侧盆腔肿块稍增大；④子宫肌瘤较前增大。（如图 18-5）

患者坚持继续使用舒尼替尼至 2014 年 10 月末，期间仅因 2 次行肝脏转移瘤消融各停药约 1 个月（肝脏活检结果提示：肝脏腺癌）。2014 年 11 月 12 日全身 PET-CT：①右肾癌根治术后改变，未见局部复发征象；②肝 S4 占位，糖代谢稀疏，S6-8 病灶伴小钙化，未见糖代谢增高；③子宫多发占位，考虑子宫肌瘤。病情控制后，于 2014 年 12 月 15 日行"右半结肠切除 + 造瘘口回纳 + 子宫及左侧附件切除"，术后病理提示：结肠壁肌层增生伴玻璃样变，脂肪组织浸润浆肌层；左侧附件变性坏死组织；子宫肌瘤。

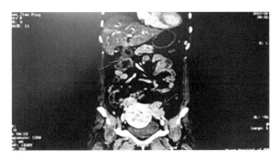 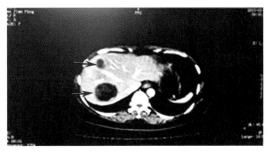

图 18-4　2012 年 3 月 12 日 CT 所见

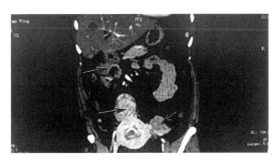 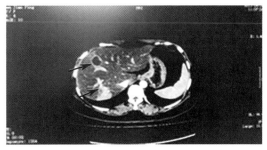

图 18-5　2013 年 4 月 16 日 CT 所见

七、对本病例的思考

1. 该患者右肾癌根治术后多发转移，病情进展迅速且复杂，常规治疗措施为姑息性化疗以延长生存期。靶向治疗药物舒尼替尼，不仅显著延长患者生命，甚至已经达到临床治愈的结果。

2. 从最后一次手术病理结果可以看到，舒尼替尼的使用不仅可控制肿瘤的进展，同时也可使肿瘤组织本身变性坏死，进一步印证了舒尼替尼抗肿瘤血管生成、抑制肿瘤细胞的增殖的作用机制。

3. 舒尼替尼的副作用明显，包括白细胞下降、血小板下降、甲状腺功能减退、口腔溃疡、手足疼痛脱皮等，本例患者出现手足脱皮、甲状腺功能减退，但处于可耐受范围内。

（中山大学附属第一医院　陈　炜）

病例 19 体检发现右肾肿物 5 天——肾癌术后肺转移

患者，女性，58 岁，于 2014 年 8 月 7 日入院。

一、主诉

CT 检查发现右肾肿物 5 天。

二、病史询问

> **思维提示**：患者系老年女性，5 天前健康体检行 CT 检查发现右肾肿物，问诊应详细了解患者有无腰部包块、肉眼血尿和疼痛等症状，部分肾肿瘤患者会出现高血压、体重减轻、发热等副瘤综合征相关症状，在问诊时也应详细询问。为术前准备，问诊时还应仔细询问患者有无高血压糖尿病、冠心病、气管炎等基础疾病，同时，也应询问有无过敏史。

（一）问诊的主要内容及目的

1．有无疼痛及疼痛特点　疼痛是钝性疼痛还是锐性疼痛？疼痛是持续性还是间歇性？是否有放射痛或牵涉痛？

肾肿瘤体积较小时通常不会引起明显的疼痛，而肿瘤体积较大导致肾脏包膜张力过大会引起腰、腹部疼痛，局部组织、脏器受压或受侵可能出现相应的疼痛症状，骨转移瘤可伴有相应部位的骨痛症状。

2．有无肉眼血尿？全程血尿还是终末血尿，持续性血尿还是间歇性血尿，血尿与疼痛的关系如何　肉眼血尿多由创伤、肿瘤、结石、感染等引起，肾实质肿瘤多不出现肉眼血尿，肿瘤侵犯肾盂时才可发生肉眼血尿，多为无痛、全程肉眼血尿，可伴有血凝块。

3．发病时是否有高血压、发热、体重减轻等症状　10%～40% 的肾肿瘤患者会出现高血压、贫血、体重减轻、恶病质、发热、红细胞增多症、肝功能异常、高钙血症、高血糖、红细胞沉降率增快等副瘤综合征改变。肿瘤肺转移可致咳嗽、咯血等相关症状，在问诊时也应详细询问。

4．有无糖尿病？有无冠心病？有无气管炎？有无药物过敏史　血糖异常、心肺功能异常会增加围术期风险，药物过敏史会影响术前、术中及术后用药，在问诊时也应详细询问。

5．患者的家族史及职业　患者亲属是否有肿瘤病史，尤其是肾癌病史。长期接触芳香烃类物质会增加罹患肿瘤的风险，因此应详细询问患者是否有放射性物质及致癌性化学物质接触史。

（二）问诊结果

患者职业为农民，5天健康体检行CT检查发现右肾肿物，无明显腰、腹部疼痛，无肉眼血尿，无尿频、尿急、尿痛，无尿流中断，无发热、乏力，无恶心、呕吐，无咳嗽、咳痰，无体重减轻。既往体健，否认高血压冠心病、糖尿病、气管炎病史，否认肝炎、结核及其他传染病史，否认过敏史，无手术史。无家族遗传病史及其他成员肿瘤史。

三、体格检查

（一）重点检查内容和目的

患者右肾肿瘤并无明显症状，因此对患者进行系统而全面的体格检查时，应重点注意测量患者的体温、血压、心率、呼吸频率、身高及体重，触诊及叩诊肾区及输尿管走行区，了解有无包块及压痛、反跳痛等体征。

（二）体格检查结果

T 36.5℃、P 84次/分、R 21次/分、BP 125/80mmHg；神志清楚，无病容，皮肤、巩膜无黄染，全身浅表淋巴结未见肿大；颈静脉正常，心界正常，心律齐，各瓣膜区未闻及杂音；胸廓未见异常，双肺呼吸音清，未闻及干、湿性啰音；腹部外形正常，全腹柔软，无压痛及反跳痛，腹部未触及包块，肝、脾肋下未触及；脊柱无压痛，无叩击痛；双肾区未触及明显包块，无压痛及叩击痛，双侧输尿管走行区无深压痛及叩击痛，耻骨上膀胱区无压痛，未触及明显包块，外生殖器发育正常。

> **思维提示：** 肾脏肿瘤包括良性肿瘤和恶性肿瘤，其中良性肿瘤最常见的是血管平滑肌脂肪瘤，恶性肿瘤包括肾细胞癌、肉瘤等，以肾细胞癌最为常见。常用于肾脏占位病变的检查有超声、CT和MRI，大多数肾癌可通过超声或CT的典型表现与血管平滑肌脂肪瘤进行鉴别。CT和MRI在肾肿瘤的诊断中占有重要地位，其最主要的作用在于明确肿瘤的大小、位置、深度等，进行较为准确的临床分期，以便制订合理的治疗方案。如考虑肾癌可能性大，还应明确是否有转移病灶存在，肾癌最常见的肾外转移部位为肺部，因此影像学检查不能局限于腹盆部，还应包括胸部。在进行术前准备时，还应对患者全身状况进行评估，包括血常规、肝肾功能、电解质、血凝四项、病毒血清学、心电图、肺功能、ECT肾图等，有助于术前准备的顺利进行。

四、实验室和影像学检查

1. 胸、腹、盆CT　右肾见软组织密度影，最大截面约7.8cm×6.0cm，病变向肾外生长，其内可见低密度坏死区，增强后呈不均匀强化，胸部扫描未见异常，余各脏器无异常，腹膜后未见明显肿大淋巴结。

2. ECT肾图　右肾占位，功能重度受损，左肾功能大致正常。

3. 血清　BUN 5.2mmol/L；Cr 64.8μmol/L。

4. 血常规　WBC $5.21×10^9$/L；RBC $4.80×10^{12}$/L；HGB 131g/L；PLT216×10^9/L。

5. 血生化及电解质　血清钙2.04mmol/L，碱性磷酸酶117IU/L。

6. 尿常规　白细胞（-）、红细胞（-）、细菌（-）、尿蛋白（-）。

7. 心电图 正常心电图。

8. 肺功能 肺功能大致正常。

> **思维提示**：重要的辅助检查有如下五项：①胸腹盆 CT；②ECT 肾图；③血液学检查：血清肌酐、尿素氮、血红蛋白、红细胞、白细胞、血小板、血清钙、碱性磷酸酶等；④心电图；⑤肺功能。结合患者家族史、病史及辅助检查结果，排除了泌尿系结核、结石、肾囊肿等疾病，确定了右肾肿瘤的诊断。目前患者左肾功能正常，心、肺功能正常，肝功能正常，无贫血及感染表现，提示无明显手术禁忌，肾肿瘤首选外科手术治疗，根据手术后病理检查结果及手术效果决定术后其他治疗方案。其治疗方案包括：右肾根治性切除术，可以选择开放性手术、腹腔镜手术以及机器人手术。

五、治疗方案的制订及效果

（一）治疗方案及理由

右肾根治性切除术。右肾肿瘤，可选择右肾根治性切除术，或保留肾单位的右肾肿瘤切除术。肿瘤直径>7cm，保肾手术有肿瘤残留可能，且术中及术后出血、尿瘘风险较大，ECT 肾图提示右肾功能重度受损，左肾功能正常，患者心、肺功能正常，无明显手术禁忌，因此应行右肾根治性切除术。

（二）治疗结果

患者最终接受右肾根治性切除术，术中探查：腹腔无腹水，肝脏、腹膜未触及转移性结节，右肾中下可见一 8cm×7cm×6cm 肿物，未侵出肾周筋膜，肾静脉内未触及瘤栓，肾门未触及明显肿大淋巴结，先后断扎右肾动脉、静脉，完整切除右肾及肿瘤、右输尿管大部，手术顺利。

（三）术后病理诊断

（右）肾透明细胞癌，侵犯肾被膜，未侵犯周围脂肪囊及肾盂。"右输尿管残端"未见癌（2014-6516）。

> **思维提示**：根据现有检查结果，患者诊断为右肾透明细胞癌，为 pT2aN0M0，Ⅱ期），属于早中期肾癌，pT1b～pT2 期肾癌手术后 1～2 年内约有 20%～30% 的患者发生转移，局限性肾癌手术后尚无标准的可推荐的辅助治疗方案。该患者肿瘤直径>7cm，为高危型肾癌，可密切随访或给予细胞因子白介素 -2 辅助治疗。

六、术后的辅助治疗及转移后的靶向治疗

辅助治疗方案及效果：本例患者病理分期为 pT2aN0M0，肿瘤直径>7cm，复发或转移几率较高，遂给予白介素 -2 辅助治疗。具体方案为：600MIU，静脉滴注，10 天，18 天后重复。9 个月后（2015 年 8 月），患者无明显诱因出现咳嗽、咳白色粘痰，胸部 CT 发现多发转移瘤（图 19-1），右肾癌术后双肺转移诊断明确。转移性肾癌首选靶向治疗，患者有细胞因子治疗史，可予阿昔替尼靶向治疗，遂给予阿昔替尼靶向治疗，具体方案为 5mg，口服，每日 2 次，治疗期间，患者出现高血压（2 级，CTCAE 4.0）、疲乏（1 级，CTCAE 4.0），服用降压药

物后血压低于 140/90mmHg，且保持平稳。经过 5 个月治疗后，患者复查 CT 提示部分缓解（PR）（图 19-2），患者规律服药，并规律门诊复查。

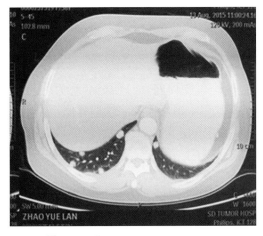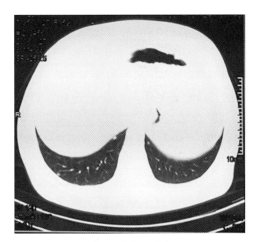

图 19-1　靶向治疗前胸部 CT 所见　　　　　图 19-2　靶向治疗后胸部 CT 所见

思维提示：近十年来，以舒尼替尼为代表的靶向分子药物逐步替代了免疫治疗，成为晚期肾癌的首选治疗。目前晚期肾癌的一线靶向药物包括舒尼替尼及索拉非尼，舒尼替尼及索拉非尼副反应发生率较高，而对细胞因子治疗失败的晚期肾癌，权威指南将阿昔替尼作为 I 类推荐。

七、疾病进展后，应如何选择治疗方案

服用靶向药物阿昔替尼后 10 个月（2016 年 6 月），患者复查胸部 CT 提示转移灶增大，且转移灶数目增多（图 19-3）。遂给予加大剂量，具体方案为 10mg，口服，每日 2 次，治疗期间患者高血压、疲乏等副反应未见明显加重，且未出现新的副反应。治疗 3 个月后，患者复查胸部 CT 提示部分缓解（PR）（图 19-4），至今（2016 年 12 月）患者仍存活，疾病稳定（SD），且生活治疗较高。

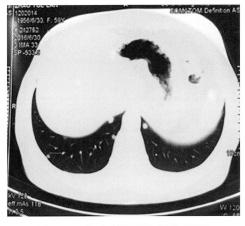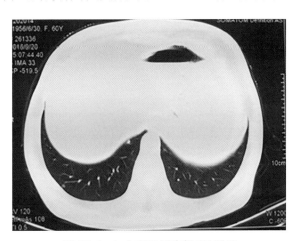

图 19-3　加大剂量前胸部 CT 所见　　　　　图 19-4　加大剂量后胸部 CT 所见

八、对本病例的思考

1. 高危肾癌患者术后的选择　pT1b～pT2 期肾癌手术后 1～2 年内约有 20%～30% 的患者发生转移，局限性肾癌手术后尚无标准的可推荐的辅助治疗方案。本例患者肿瘤直径>7cm，属复发转移高危人群，术后细胞因子治疗后，仍出现肺部转移，符合"尚无循证医学证据证明患者可从细胞因子治疗或靶向治疗中获益"的结论。

2. 阿昔替尼用药方案的选择　目前晚期肾癌的一线靶向药物包括舒尼替尼及索拉非尼，舒尼替尼及索拉非尼副反应发生率较高，而对细胞因子治疗失败的晚期肾癌，权威指南将阿昔替尼作为 I 类推荐。阿昔替尼标准治疗方案为 5mg，每日 2 次。该例患者初始治疗即为标准治疗方案，服药期间副作用较少，且较轻微，治疗 5 个月后，转移灶明显变小（PR），提示阿昔替尼标准治疗方案临床效果明显，副反应轻，患者可耐受。

3. 阿昔替尼剂量调整的意义　目前，序贯靶向药物治疗可使大部分晚期肾癌患者获益，但更换靶向药物增加经济负担，且面临未知副反应的风险。有研究统计了 22 例接受 TKI 靶向药物治疗的晚期肾癌患者，疾病进展（PD）后，加大药物用量，14 例患者获益，实现肿瘤缩小（PR）。该例患者服药 10 个月后，疾病进展（PD），给予加大剂量（10mg，每日 2 次），治疗 3 个月后，转移灶明显缩小（PR），且副反应可控、可耐受，提示晚期肾癌疾病进展时，靶向药物适当增量可使部分患者获益。

（山东省肿瘤医院　边家盛）

病例 20　左肾透明细胞癌术后 5 年，发现肝胰占位 2 周——肾癌术后多发转移

患者，男性，61 岁，于 2010 年 3 月 26 日入院。

一、主诉

左肾透明细胞癌术后 5 年，发现肝胰占位 2 周。

二、病史询问

（一）问诊的主要内容及目的

1. 患者已经是肾癌术后出现远处转移，当前的主要问诊重点应放在术后病史。

2. 术后病理类型对于预后判断及后续治疗选择非常重要。

3. 患者本次作为出现远处转移后的首次就诊，应判断期与初诊之间的间隔时间、转移器官数目等，这些是 MSKCC 模型中的预后判断因素。

4. 患者本次因何种症状而就诊？除阳性症状外，还应注重询问阴性体征，比如：有无疼痛，以决定是否需要进行晚期癌痛治疗；有无黄疸，以决定是否进一步检查了解黄疸原因，了解是否存在胆道梗阻因素等。体检发现哪些体征？有无腹部包块？有无移动性浊音及墨菲征？有无肾区叩痛？

（二）询问结果

患者 5 年前因无痛性肉眼血尿就诊，腹部 CT 检查发现左肾占位，行左肾根治性切除术，术后病理提示为左肾透明细胞癌。术后未行特殊治疗。定期复查无明确复发转移征象。1 个月前出现腹胀不适、食欲下降，无腹痛、腹泻，无黑便、便血，2 周前于我院就诊，复查腹部 CT 提示肝脏、胰腺占位性病变。

三、体格检查

ECOG PS 为 0 分，意识清楚。皮肤巩膜无黄染，全身浅表淋巴结未及肿大。心界正常，心律齐，各瓣膜区未闻及杂音。胸廓未见异常，双肺叩诊呈清音，双肺呼吸音清，未闻及干湿啰音及胸膜摩擦音。腹部无膨隆，可见左腰部手术瘢痕，腹肌软，未及腹部包块，墨菲征阴性，移动性浊音阴性，肠鸣音正常。双下肢无水肿。双肾区无明显叩痛。

四、实验室和影像学检查

HGB 163g/L，ALB 47.9g/L，ALT 21IU/L，Crea 109μmol/L，血钙 2.36mmol/L，LDH 154IU/L。2010 年 3 月 17 日腹部 CT（图 20-1）示：肝 S2 见低密度灶，动脉期明显强化，延时填充，

较大层面约 49mm×46mm，左肾术后缺如，局部见强化肿块，约 40mm×44mm，与胰腺尾部分界不清。胸 CT 未见明确异常。

> **思维提示**：①进行详细的体格检查，确定患者 PS 评分，来预估患者进行抗肿瘤治疗的耐受性。②追问重要的实验室检查，有助于通过 MSKCC 评分来进行预后判断并指导全身抗肿瘤治疗。MSKCC 评分项目包括：A. 乳酸脱氢酶；> 正常上限的 1.5 倍计 1 分；B. 血红蛋白：< 正常值低限计 1 分；C. 校正血清钙：>10mg/dl 计 1 分；D. 确诊原发癌至开始全身治疗的时间：<1 年计 1 分；E.KPS 评分：<80 分计 1 分。低危：0 分；中危：1~2 分；高危：≥3 分。③通过影像学检查来明确疾病分期，指导治疗。

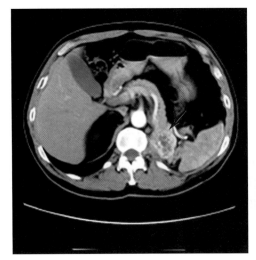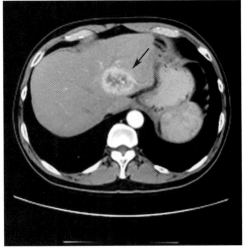

图 20-1　2010 年 3 月 17 日腹部 CT

五、入院诊断

左肾透明细胞癌术后，局部复发侵犯胰腺，肝转移。

六、治疗方案的制订

（一）治疗方案

手术治疗。

（二）方案制订的理由

患者左肾透明细胞癌术后 5 年出现局部复发，侵犯胰腺及肝转移，分期为Ⅳ期，但考虑患者一般情况良好，脏器功能正常，MSKCC 评分为 1 分（中危组），与肝胆胰外科联合查房讨论可以尝试手术，力争达到无瘤状态。

> **思维提示**：对于根治性肾切除术后出现的孤立性转移瘤以及肾癌伴孤立性转移、一般状况良好、低危的患者可选择外科手术治疗，部分患者手术后可延长生存期，极少数患者可通过外科手术治愈。

（三）治疗结果

2010 年 3 月 31 日完成胰体尾肿瘤＋脾＋部分横结肠＋左半肝＋胆囊切除术。

（四）术后病理

（胰体尾）胰腺组织内可见透明细胞恶性肿瘤浸润，（左半肝）肝组织内可见透明细胞恶性肿瘤浸润，结合病史符合透明细胞性肾细胞癌转移。

（五）术后定期复查及随访

七、二次复发的处理

（一）观察等待

2012 年 10 月 10 日胸部 CT（图 20-2）示左肺下叶外基底段见一类圆形低密度结节，约 20mm×17mm，呈低强化，边缘光滑，右肺上叶及下叶各见一小结节，大小分别为 2mm、6mm。考虑双肺结节，转移可能大。腹部 CT 未见异常，建议患者接受靶向药物治疗，患者要求 2 个月后复查再决定。

2012 年 12 月 6 日复查胸部 CT 示左肺病灶最大约 19mm×18mm，其余小结节同前，继续观察。腹部 CT 未见异常。

（二）靶向药物治疗

2013 年 4 月 11 日复查胸 CT（图 20-3）示双肺结节较前增大，较大者现约 22mm×20mm，原约 19mm×18mm，纵隔见数枚小淋巴结同前。腹部 CT 未见异常。

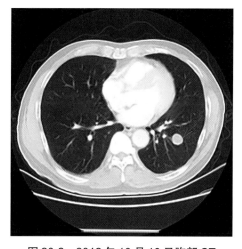 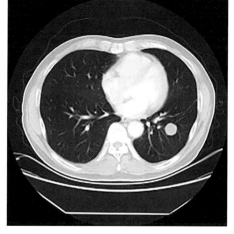

图 20-2　2012 年 10 月 10 日胸部 CT　　　　图 20-3　2013 年 4 月 11 日胸部 CT

再次予以多学科查房，胸外科考虑无手术指征，建议全身靶向药物治疗。遂于 2013 年 4 月 24 日开始接受舒尼替尼治疗（50mg，4/2 方案）。治疗后患者皮肤黄染，手足皮肤反应 1 级，骨髓抑制 1 级。

> **思维提示**：充分了解现有晚期肾癌治疗用靶向药物的不良反应谱，其中常见不良反应包括：高血压、手足皮肤反应、黏膜炎症、骨髓抑制等，密切监测患者治疗后反应和耐受性，及时对症处理甚至预防。在控制及减轻不良反应的基础上，使患者从靶向治疗中充分获益。因此，不良反应管理十分重要。

（三）随访及评效

2013 年 7 月 5 日复查胸 CT 示左下肺结节较前缩小，约 17mm×15mm，其余小结节较 2013 年 4 月有所缩小。评效为 SD（缩小），继续给予原方案舒尼替尼治疗，每 3 个月复查评效。

2014 年 3 月 18 日复查胸 CT（图 20-4）示双肺结节继续缩小，较大病灶为 10mm，腹部 CT 未见明确转移或复发，评效为 PR，继续给予原方案舒尼替尼治疗。

此后继续每 3 个月复查，多次评效为维持 PR，末次复查时间为 2015 年 2 月 17 日，胸 CT（图 20-5）示双肺散在结节同前，较大约 11mm×8mm，评效继续为维持 PR，PFS 时间已经超过 24 个月，自出现肝胰转移后存活 5 年。

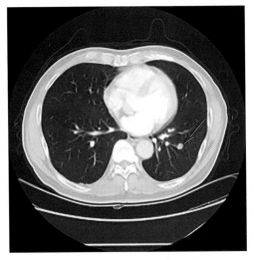 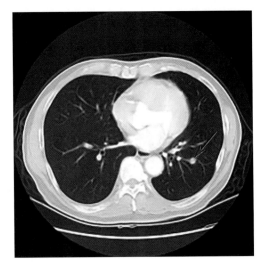

图 20-4　2014 年 3 月 18 日胸部 CT　　　　图 20-5　2015 年 2 月 17 日胸部 CT

八、对于"转移性肾癌的治疗"病例的思考

转移性肾癌的治疗以靶向药物治疗为主，虽然靶向药物不同于化疗毒性药物，但仍或多或少存在许多不良反应，有些不良反应严重影响了患者的生活质量，个别不良反应如间质性肺炎等可能危害患者的生命，因此靶向药物不良反应的管理也是晚期肾癌多学科综合治疗的较为重要的一部分内容。其中某些不良反应还需结合多学科知识共同管理，如晚期肾癌靶向药物大多为抗血管生成药物，容易合并心血管反应，常表现为高血压，个别出现射血分数下降，这时候需要与心脏内科一起控制血压，监测心功能；而 mTOR 抑制剂导致的间质性肺炎，如有条件，应与呼吸科医师一起参与处理；部分药物导致的甲状腺功能的改变又可能需要内分泌科医师共同诊治。

（北京大学肿瘤医院　盛锡楠）

病例 21　右肾透明细胞癌术后 4 年，发现肺转移 2 周——肾癌术后肺转移

患者，女性，61 岁，于 2011 年 12 月入院，既往肺隔离症病史。

一、主诉

右肾透明细胞癌术后 4 年，发现肺转移 2 周。

二、病史询问

（一）问诊的主要内容及目的

1．该病例的问诊思路基本同于病例 19（转移性肾癌的治疗 1）：患者已经是肾癌术后出现远处转移，当前的主要问诊重点应放在术后病史。

2．术后病理类型同样对于预后判断及后续治疗选择非常重要。

3．注意询问和追查 MSKCC 模型中的各个危险因素，指导预后判断及下一步治疗选择。

4．患者本次因何种症状而就诊？除阳性症状外，还应注重询问阴性体征，比如：有无疼痛，以决定是否需要进行晚期癌痛治疗；有无胸闷、憋气，有无发热，有无咳嗽、咳痰、咯血等？以指导最佳支持治疗（BSC）。体检有哪些阳性体征？

（二）询问结果

患者 4 年前因腰痛伴肉眼血尿就诊，腹部超声及 CT 检查先后发现右肾占位，行右肾根治性切除术，术后病理提示为透明细胞癌。术后曾行小剂量干扰素治疗 1 年。期间定期复查无明确复发转移征象。2 周前复查胸部 CT 提示右肺下叶基底段可见胸膜下结节。患者无胸闷、憋气，无咳嗽、咳痰、咯血，无发热、盗汗，无疼痛等不适。既往无肺结核等病史。

三、入院体检

ECOG PS 为 0 分，意识清楚。全身浅表淋巴结未及肿大。心界正常，心律齐，各瓣膜区未闻及杂音；胸廓未见异常，双肺叩诊呈清音，双肺呼吸音清，未闻及干湿啰音及胸膜摩擦音；腹软，可见右腰部手术瘢痕，未及腹部包块，移动性浊音阴性，肠鸣音正常。双下肢无水肿。双肾区无明显叩痛。

四、实验室和影像学检查

HGB 133g/L，ALT 22I U/L，Crea 101μmol/L，血钙 2.17mmol/L，LDH 182IU/L。

2011 年 11 月 21 日胸部 CT（图 21-1）示：右肺下叶基底段可见胸膜下结节，较大约

18mm×15mm,转移？左肺下叶不规则团块影约 45mm×24mm,可见胸主动脉血管影,首先考虑肺隔离症,腹部 CT 未见明确异常。

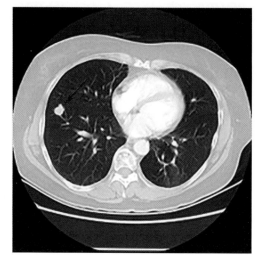

图 21-1　2011 年 11 月 21 日胸部 CT

五、入院诊断

右肾透明细胞癌术后,右肺占位性质待定,左肺隔离症。

六、治疗方案的制订

1. 治疗方案　手术治疗。

2. 方案制订的理由　患者右肾癌术后 4 年出现肺内孤立性病灶,结合肾癌病史,考虑转移可能性大,但不除外原发可能,与胸外科联合查房讨论可以手术切除,明确病理并达到根治无瘤目的。

3. 治疗结果　2011 年 12 月 14 日行胸腔镜右肺下叶楔形切除术。

4. 术后病理　右下肺可见透明细胞及嗜酸性细胞恶性肿瘤浸润,结合病史及免疫组化结果,符合肾细胞癌转移,大小为 2cm,肺切缘未见癌。

5. 明确诊断为右肾透明细胞癌术后肺转移切除术后,考虑术后无瘤状态,未给予任何辅助治疗,术后予以定期复查。

七、二次复发的处理

(一) 靶向药物治疗

2013 年 9 月 14 日胸部 CT(图 21-2)复查示左肺下叶基底团块影,符合肺隔离症,右肺术后改变,纵隔、右肺门可见多发肿大淋巴结,较大约 44mm×41mm,考虑转移。腹部 CT 未见异常,明确诊断为右肾透明细胞癌术后,肺转移术后,纵隔淋巴结转移。

再次予以多学科查房,胸外科无手术指征,建议全身靶向药物治疗。遂于 2013 年 10 月 25 日接受舒尼替尼治疗(50mg 4/2 方案),治疗后皮肤黄染,骨髓抑制 3 级(WBC 下降 3 级,PLT 下降 2 级)。

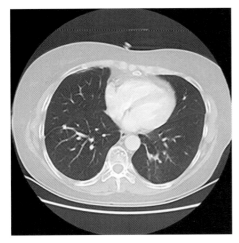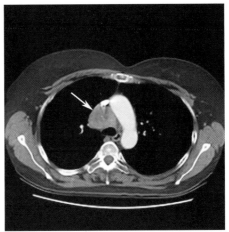

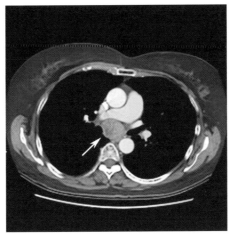

图 21-2　2013 年 9 月 14 日胸部 CT

（二）随访及评效

2014 年 1 月 9 日复查胸 CT 示纵隔、右肺门多发肿大淋巴结同前，较大仍约 44mm，评效为 SD，继续原方案治疗。

2014 年 9 月 20 日复查胸 CT（图 21-3）示左肺病灶同前，纵隔、右肺门淋巴结较前缩小，较大约 28mm×21mm，评效为 PR，继续给予原方案舒尼替尼治疗，考虑患者耐受性差，骨髓抑制，将 4/2 方案调整为 2/1 方案，即用 2 周，停 1 周，每六周为一周期，调整后骨髓抑制减轻，WBC 下降 1 级，PLT 下降 1 级，每 3 个月复查评效。

2015 年 3 月 18 日复查胸部 CT（图 21-4）示左肺隔离症同前，纵隔、右肺门多发肿大淋巴结较前增大，较大为 29mm，评效为维持 PR，继续给予原方案舒尼替尼治疗。

八、对于"转移性肾癌的治疗 1～2"两个病例的思考

对于晚期肾癌，虽然靶向药物近十年来取得突飞猛进的发展，多项临床研究显示晚期肾癌接受靶向药物治疗的中位总生存时间可以达到 26～32 个月，但对于其具体治疗，应采用以靶向药物等内科手段为主的多学科综合治疗，包含了在疾病的发展过程中，需要根据

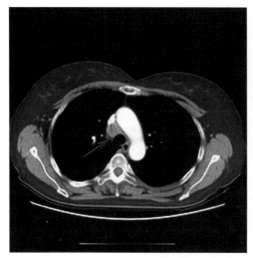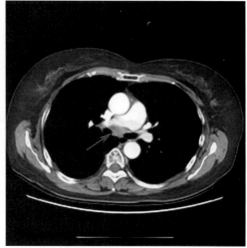

图 21-3　2014 年 9 月 20 日胸部 CT

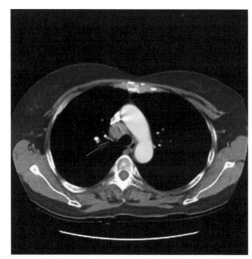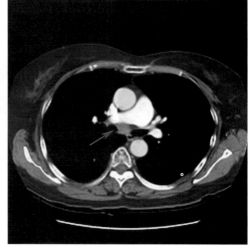

图 21-4　2015 年 3 月 18 日胸部 CT

病情联合外科,如泌尿外科、胸外科以及骨科,放疗科等采取外科手术或放疗,最大可能控制肿瘤,延缓病情,从而达到改善生活质量,延缓生存等目的。

1. 外科治疗　晚期肾癌的外科治疗主要为辅助性治疗手段,包括减瘤性肾切除术,转移灶切除等。

初诊即为转移性肾癌的患者,减瘤性肾切除术不仅能缓解肾癌引起的严重血尿、疼痛等症状,而且能提高细胞因子或靶向治疗转移性肾癌的疗效。2001 年一项前瞻性随机多中心对照研究比较了减瘤性肾切除术联合 IFN-α 与单独应用 IFN-α 的疗效,结果显示减瘤性肾切除术联合 IFN-α 治疗组中位生存时间为 11.1 个月,单独应用 IFN-α 组中位生存时间为 8.1 个月(P=0.05),研究结果证实减瘤性肾切除术 +IFN-α 可明显延长无疾病进展时间,改善了患者的生存。而对于靶向治疗时代减瘤性肾切除的价值,虽缺乏前瞻性临床研究,但多项回顾性研究均证实减瘤性肾切除术同样能延缓生存,美国筛查、流行病学以及预后

（SEER）数据库分析显示减瘤肾切除术提高了一年生存率（61% vs 22%），多因素分析显示减瘤性肾切除术能改善总生存（HR 0.40）。因此对于减瘤性肾切除术，已经逐渐形成共识，只要患者一般情况良好（ECOG评分为0或1），无中枢神经系统转移，就应该考虑行减瘤性肾切除术。

而对于根治性肾切除术后出现的孤立性转移瘤以及肾癌伴孤立性转移、一般状况良好、低危的患者可选择外科手术治疗，部分患者手术后可延长生存期，极少数患者可通过外科手术而治愈。这部分患者以肺转移居多，大约有50%的肾癌患者将发生肺转移，由于肺转移患者多于常规复查时发现，一般无明显临床症状，手术耐受性好，如果能手术完整切除，应考虑行肺转移灶切除，文献报道的肺转移瘤患者手术后5年生存率为21%~60%，主要的预后影响因素包括肺转移瘤切除的彻底性、肾原发病灶切除术后至发现肺转移的间隔时间、肺转移瘤大小等，但肺转移灶的完整切除是最重要的因素，因此对于一般情况良好，能够耐受手术并且能完整切除肺转移灶的患者，应考虑积极手术切除肺转移灶。另外骨转移是仅次于肺的常见转移病灶，骨转移的外科治疗作用主要能够缓解骨痛、治疗和预防病理性骨折及缓解脊髓压迫等症状。单发骨转移病灶术后1年、3年与5年生存率分别为83%、45%与23%，因此对于孤立性骨转移患者，手术切除转移病灶不仅可以缓解症状，而且可以显著延长部分患者的生存期。

但应该认识到晚期肾癌外科治疗仅是综合治疗的一部分，需注意手术适应证、患者全身状况、相关危险因素以及手术风险，综合判断，合理选择外科手术，使患者能够从中获益。

2. 放射治疗及其他　肾癌本身对于放疗并不敏感，但对于晚期肾癌合并多发骨转移的治疗中，尤其是承重骨，如脊柱等，需要局部放疗缓解骨痛以及预防病理性骨折。另外对于少部分出现脑转移患者，头颅伽马刀治疗作为放疗的一种形式，是控制脑转移病灶的主要手段。

介入治疗在晚期肾癌中同样存在一定的价值，如肾动脉栓塞控制局部症状，或者难治性肝转移的治疗，需要介入栓塞化疗，这同样是晚期肾癌多学科治疗的一部分。

（北京大学肿瘤医院　盛锡楠）

病例 22　肾癌根治切除术后 9 年，体检发现纵隔肿物 1 个月——肾癌术后转移

患者，男性，58 岁，于 2010 年 6 月 12 日入院。

一、主诉

右肾癌根治性切除术后 9 年，体检发现纵隔肿物 1 个月。

二、病史询问

> **思维提示：**患者系中年男性，9 年前因"右肾癌"行右肾根治切除术，1 个月前体检发现纵隔肿物。患者目前考虑肾癌术后纵隔转移可能，故问诊应详细了解患者有无症状及体征，如有无胸闷、胸痛、憋气等呼吸系统症状。肾癌 90% 的病理类型为透明细胞癌，问诊时应注意询问患者肾脏肿瘤的病理类型。肾癌远处转移的患者也可能会出现局部复发的征象，如腰背部肿块、腰痛等表现，在问诊时也应详细询问。患者术后已 9 年，期间可能进行了必要的复查工作与相应的辅助治疗，在问诊时应予以详细了解，以指导后续诊疗方案的制订。

（一）问诊的主要内容及目的

1. 有无疼痛及疼痛特点　是否出现胸部疼痛？是否出现腰部疼痛？疼痛是钝性疼痛还是锐性疼痛？疼痛是持续性还是间歇性？是否有放射痛或牵涉痛？

肾癌根治性切除术后体检发现纵隔肿物，考虑肿物可能压迫胸腔内脏器而出现胸部疼痛。若肾脏肿瘤同时存在局部复发，可以引起腰部疼痛，较大肿瘤因引起肾脏包膜张力过高甚至可导致明显的腰部胀痛不适，局部晚期肾脏肿瘤亦可侵犯周围组织，甚至肌肉及神经等而引起持续性较剧烈的疼痛。

2. 发病时是否有胸闷、憋气、呼吸困难等症状　肾癌根治性切除术后体检发现纵隔肿物，压迫胸腔内脏器可以出现呼吸系统的症状，如胸闷、憋气、呼吸困难等表现，在问诊时也应详细询问。

3. 病人前次手术的肿瘤病理类型　需注意询问病人 9 年前手术时肿瘤的大小、病理分期分级，以及最重要的基本信息——肿瘤病理类型，根据病理类型可以指导后续的用药选择。

4. 病人既往的复查与治疗情况　具体询问病人在 9 年中定期复查的各项影像学检查指标，以及是否接受过相应的辅助治疗，辅助治疗过程中效果如何，以及是否有相关的不良反应发生。

（二）问诊结果

患者 9 年前因"右肾癌"行右肾根治性切除术，术后病理提示"肾透明细胞癌 T1G3"，术后规律复查，未予以特殊治疗。3 年前常规体检复查时，胸部 CT 提示"左前胸壁肋骨可疑转移"，未予特殊处理；2 年前常规体检复查时，胸部 CT 提示"右肺转移"，后因患者个人原因未及时接受相关治疗。

5 个月前患者开始接受干扰素治疗，2 个月前行胸壁及右肺转移灶切除术，术后病理提示"符合透明细胞癌改变"，1 个月前体检复查经 CT 发现纵隔肿物。患者目前无胸痛、胸闷、憋气、呼吸困难，无明显腰痛、腰胀，无畏寒发热、咳嗽、咯血，无肉眼血尿、尿频尿急尿痛、消瘦等不适。患者无家族遗传史及其他成员肿瘤史。否认高血压、糖尿病、高血脂等病史。否认肝炎、结核或其他传染病史，否认过敏史。

三、体格检查

（一）重点检查内容和目的

患者目前右肾肿瘤术后远处转移可能，因此对患者进行系统而全面的体格检查时，应重点注意患者的胸部体查结果，了解有无局部包块、肺部呼吸音改变等体征。同时也应注意对右肾区局部的体格检查。

（二）体格检查结果及思维提示

T 36.5℃、P 75 次 / 分、R 20 次 / 分、BP 128/84mmHg；意识清楚，无慢性病容，皮肤巩膜无黄染，全身浅表淋巴结未见肿大；在右侧肘关节内侧可触及一皮下硬结，直径约 1.5cm，全身可见多处皮肤瘢痕样改变；颈静脉正常，心界正常，心律齐，各瓣膜区未闻及杂音；胸壁可见手术瘢痕，瘢痕愈合良好，胸廓未见异常，双肺叩诊呈清音，双肺呼吸音清，未闻及干湿啰音及胸膜摩擦音；腹部外形正常，全腹柔软，无压痛及反跳痛，腹部未触及包块，肝、脾肋下未触及；双下肢无水肿；右腰季肋部可见手术瘢痕，双肾区未触及明显包块，无明显叩痛，双侧输尿管走行区无深压痛及叩击痛，外生殖器发育正常。

> **思维提示**：肾癌最常见的肾外转移部位为肺部，故临床上常选择胸部 X 片或 CT 排除转移。若患者通过胸部 CT 检查明确有转移征象，则有必要重新评估泌尿系 CT 增强检查，了解原发灶手术区域有无局部复发征象。同时，建议通过骨扫描和全身 PET-CT 检查明确有无骨转移及全身其余脏器转移情况。在进行术前准备时，还应对患者全身情况进行评估，包括血常规、肝肾功能、电解质、分肾功能测定（肾显像）等，有助于手术方案的制订。

四、实验室和影像学检查

1. 泌尿系彩超　左肾大小未见明显异常，右肾区未见明确异常肿物及肿大淋巴结。左侧输尿管及膀胱均未见明显异常。
2. 泌尿系增强 CT　左肾大小未见明显异常，右肾区未见明确异常肿物及肿大淋巴结。左侧输尿管及膀胱均未见明显异常。
3. 胸部增强 CT 检查（图 22-1）　T9～T11 水平主动脉右侧可见最大直径约为 64mm 大

小的不均匀软组织密度肿块影,病变与主动脉分界不清,食管受压向前移位。

4．骨扫描检查　全身未见明确骨转移征象。

5．血常规、生化(肝肾功能及电解质)、尿常规均未见明显异常。

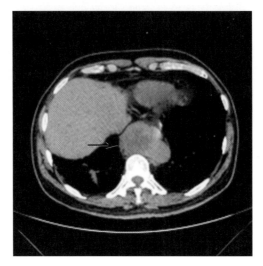

图 22-1　入院时胸部增强 CT 所见

> **思维提示**：重要的辅助检查有如下四项：①胸部增强 CT 检查；②泌尿系增强 CT 检查；③骨扫描及全身 PET-CT 检查；④血液学检查：血清肌酐与尿素氮、血红蛋白、血白细胞、血清钙、磷、碱性磷酸酶等。结合患者病史、体格检查及辅助检查结果,排除了骨转移等全身其余脏器转移可能,确定了右肾癌术后、主动脉旁淋巴结远处转移的诊断,并通过体检了解到右肘关节内侧一皮下硬结,可疑转移。目前,患者一般状况良好,肝肾功能正常。因此,结合患者情况,右肾癌术后存在 >1 处的远处转移,可予考虑靶向治疗。靶向药物治疗方案包括：阿昔替尼、舒尼替尼、索拉非尼等。

五、治疗方案的制订及效果

(一) 治疗方案及理由

阿昔替尼(英立达)5mg 口服,每日两次。

阿昔替尼是新一代肾癌靶向治疗药物(酪氨酸激酶抑制剂 TKI)。在国内,阿昔替尼主要用于既往细胞因子相关治疗方案(白介素 -2、干扰素 -α、肾癌疫苗、自体免疫细胞治疗)失败的成人进展期肾癌患者,也可用于既往抗血管生成治疗药物失败的晚期肾癌患者。目前临床上同时用于肾癌靶向治疗的药物还包括舒尼替尼、索拉非尼两种药物,两种药物在国内的适应证均为不能手术的晚期肾细胞癌。结合三种药物的官方适应证说明,参考患者既往曾接受干扰素治疗失败的病史,考虑选用阿昔替尼治疗更加适宜,故推荐患者口服阿昔替尼治疗,使用剂量为一次 5mg,一日两次。

(二) 治疗结果

(1) 患者服药 6 周后,主动脉旁软组织密度影最大径缩小至 53mm；服药 12 周后,继续缩小至 43mm；服药 3 年半后，继续缩小至 32mm；服药 5 年后，依然保持在 32mm（图 22-2～图 22-5）。

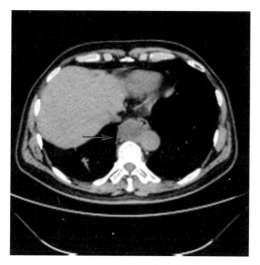

图 22-2　靶向治疗后 6 周胸部增强 CT 所见

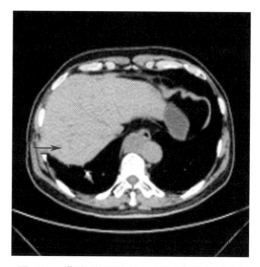

图 22-3　靶向治疗后 12 周胸部增强 CT 所见

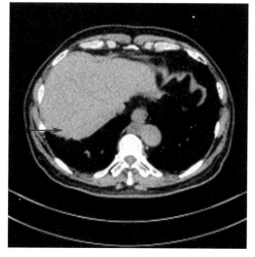

图 22-4　靶向治疗后 3 年半胸部增强 CT 所见

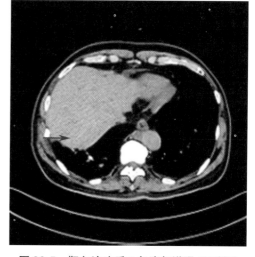

图 22-5　靶向治疗后 5 年胸部增强 CT 所见

（2）患者服药 6 周后，右肘内侧皮下结节稍减小；服药 28 周后，右肘内侧皮下结节明显减小；服药 2 年后，右肘内侧皮下结节完全消失。

　　思维提示：根据现有检查，患者诊断考虑为右肾癌术后、主动脉旁淋巴结远处转移、右肘内侧皮下结节转移可能性大，属于晚期肾癌、远隔器官多处转移。目前对晚期肾癌术后发生远处转移尚无统一的辅助治疗方案。晚期肾癌本身对放化疗并不敏感，2006年以前的免疫治疗为标准治疗方案，但其治疗效果有限，反应率均低于 20%。而近十年来，以阿昔替尼、舒尼替尼、索拉非尼为代表的分子靶向药物逐步替代了免疫治疗，无论从无疾病生存时间还是总生存时间，靶向药物治疗效果均显著优于免疫治疗。

六、出现不良反应后,应如何选择治疗方案

用药第 5 个月,患者出现手足反应,停止用药 2 天,症状改善后恢复;用药第 6 个月,再次出现手足反应,减量用药至 3mg,口服,每日 2 次;用药第 8 个月,出现上呼吸道感染症状,停止用药 2 天,症状改善后恢复;用药第 11 个月,手足反应好转,恢复 5mg,口服,每日 2 次;用药第 13 个月,出现腹泻,减量用药至 3mg,口服,每日 2 次;用药第 14 个月,腹泻加重伴胃部不适,停止用药 2 天,症状改善后恢复;用药第 15 个月,再次出现腹泻加重,停止用药 2 天,症状改善后恢复;用药第 20 个月,腹泻情况好转,恢复 5mg,口服,每日 2 次;用药第 28 个月,出现腹泻、上呼吸道感染症状,停止用药 2 天,症状改善后恢复;用药第 30 个月,再次出现腹泻、上呼吸道感染症状,停止用药 2 天,症状改善后恢复;用药第 31 个月,出现血压升高,停止用药 2 天,症状改善后恢复;用药第 32 个月,再次出现血压升高,停止用药 3 天,症状改善后恢复;用药第 38 个月,出现蛋白尿,24 小时尿蛋白定量 >2g,停止用药 1 个月后,蛋白尿消失,恢复 5mg,口服,每日 2 次;用药第 39 个月,出现血压升高,停止用药 9 天,症状改善后恢复;用药第 42 个月,再次出现血压升高,停止用药 2 天,症状改善后恢复。

用药第 42～65 个月期间,未再出现明显不良反应及不适主诉,未再出现减量或停药现象。

> **思维提示:**使用靶向药物治疗常可出现各类不良反应,包括上呼吸道感染、声音嘶哑、皮疹、胸痛、腹胀腹痛、胃部不适、体重下降、脱发、牙痛、头痛、眼痛、心悸等全身多处不适。尤以腹泻、手足皮肤反应、蛋白尿等为著。出现不良反应后,根据患者的耐受程度,多需减低剂量或完全停用药物。大部分患者减药或停药后,症状多可明显改善或完全消失。临床观察发现,使用阿昔替尼的多数不良反应在开始治疗后的 6 个月内发生,随着治疗时间的延长,发生率逐步稳定或降低。

七、对本病例的思考

1. 靶向药物的价值 肾癌是原发于肾脏的最常见的恶性肿瘤,发病率正在逐渐提高,细胞因子曾是进展期肾癌的标准治疗,但效果有限,分子靶向治疗的出现显著提高了患者获益,已成为局部进展期肾癌或晚期转移性肾癌的标准治疗。

2. 阿昔替尼用药方案的选择 阿昔替尼标准治疗方案为 5mg,口服,一日两次。该例患者初始治疗即为标准治疗方案,但服药期间出现不可耐受的副作用,包括腹泻、手足皮肤反应、蛋白尿、高血压、上呼吸道感染等,通过间断停药或减低剂量后,患者副作用较前明显减轻。症状减轻后,即应尽快将药物恢复至正常剂量服用。患者服药 6 周后开始见效,主动脉旁软组织密度影及右肘内侧皮下结节明显缩小,治疗 2 年后,右肘内侧皮下结节转移灶完全消失(CR),治疗 5 年后,主动脉旁软组织密度影转移灶好转(MR)。

3. 使用阿昔替尼治疗的意义 阿昔替尼是新一代 VEGFR 酪氨酸激酶抑制剂,对 VEGFR-1、2、3 的抑制作用明显高于舒尼替尼、索拉非尼等传统药物,因此其较传统的索拉非尼等靶向药物可以显著延长无进展生存期,且其不良反应可控、长期应用安全性佳。阿

昔替尼商品名阿昔替尼，是 FDA 批准的首个用于既往治疗失败（包括细胞因子和其他靶向药物）的进展期肾细胞癌患者的靶向药物。因此包括美国 NCCN、欧洲 EAU、欧洲 ESMO、中国 CAU 等国际权威指南均将阿昔替尼作为既往接受过一种酪氨酸激酶抑制剂或细胞因子治疗失败的进展期肾癌患者的 I 类推荐。

（北京大学第一医院　湛　诚　徐　奔）

复发/转移性肾癌，药物治疗评析

由于肾脏位于隐蔽的腹膜后腔隙，很多肾癌在早期阶段无临床症状而且不能被触及，直到病情进展才被发现。肾癌相关的临床症状可以由局部肿瘤生长增大、副瘤综合征或者肿瘤发生转移引起。有症状的肾癌患者中最常见的临床症状是腰部酸痛和肉眼血尿，少数患者因腹部包块就诊。腰部酸痛、肉眼血尿和腹部肿块被称为肾癌"典型三联征"。目前随着健康体检的普及和健康意识的提高，目前典型的三联征已很少见，一旦出现这些症状说明疾病已是晚期，因此部分学者也称之为肾癌"晚期三联征"。临床上，约50%~60%的肾癌于健康体检时发现，无明显的临床症状。

早期局限性肾癌排除手术禁忌后首选外科手术治疗，综合肿瘤部位、大小、肾功能情况等可选择肾癌根治性切除术或保留肾单位的肾脏肿瘤切除术。但是约有30%的局限性肾癌患者术后仍会发现复发或转移。肾癌最常见的转移部位为肺、肝、骨。对于肾癌伴发孤立性转移灶以及根治性肾切除术后出现的孤立性转移瘤、体能状态良好的患者可选择外科手术治疗。研究表明转移性肾癌患者转移灶完全切除后的5年生存率达44%，而不完全切除转移灶患者的5年生存率仅为14%。

针对转移性肾癌患者，细胞因子治疗是一种可选的治疗方法，但多数患者不能获得满意的疗效。近年来以舒尼替尼、索拉非尼为代表的分子靶向药物在转移性肾癌患者中的治疗价值得到了广泛认可，尤其为不能手术切除转移灶的晚期肾癌患者提供了有效的治疗手段。近年来国内外的研究结果显示，分子靶向药物能显著提高转移性肾癌患者的客观反映率、延长无进展生存期和总生存期。2006年以来，NCCN、EAU将分子靶向治疗药物（索拉非尼、舒尼替尼、帕唑帕尼、贝伐珠单抗联合α干扰素、阿昔替尼、依维莫司、替西罗莫司）作为转移性肾癌的一、二线治疗用药。舒尼替尼为一种羟吲哚酪氨酸激酶抑制剂，其选择性抑制PDGFRα、PDGFRβ，VEGFR-1、2、3，KIT，FLT-3，CSF-1R和RET，具有抗肿瘤血管生成、抑制肿瘤细胞的增殖、促进其凋亡的作用。相比于IFN-α，舒尼替尼治疗转移性肾癌的客观缓解率、无进展生存时间和总生存时间分别提高或延长35%、6个月和14个月。舒尼替尼推荐治疗方案为50mg，口服，每日1次，4/2方案（即连用4周后停2周）。临床应用中，为缓解严重或不可控的不良反应，舒尼替尼的治疗方案常减量为37.5mg，口服，每日1次，连续服用或调整为50mg，，口服，每日1次，2/1方案（即连用2周后停1周）。舒尼替尼常见副作用包括手足皮肤反应、高血压、腹泻、口腔黏膜炎、乏力、甲状腺功能减退、骨髓抑制等，因此靶向药物治疗前需对患者进行基线评估，用药过程中注意副反应的预防和管理。临床经验发现，舒尼替尼的治疗效果和副反应与药物剂量高低有一定的相关性。提示临床医生可以根据病情控制情况及副反应的严重程度进行适当的用药剂量调整，当出现较严重的副反应时可适当减量或调整用药方案，甚至停药。阿昔替尼是第二代抗血管生成靶向药物，是 VEGFR-1、2、3 的一种强效和选择性的酪氨酸激酶抑制剂。其可显著延长患者无进展生存时间，且毒副反应相对较小，因此阿昔替尼常作为细胞因子治疗失败的晚期肾癌患者首选靶向治疗药物。阿昔替尼推荐治疗方案为 5mg，口服，每日 2 次。阿昔替尼常见副反应包括腹泻、高血压、疲劳、食欲降低、恶心、发声困难、手足皮肤反应、体重下降等。临床经验提示，阿昔替尼的治疗疗效与用药剂量存在一定相关性，在患者可以耐受的情况下，当阿昔替尼治疗晚期肾癌出现疾病进展时，可逐步增加阿昔替尼的剂量以获得最佳疗效。依维莫司是一种口服 mTOR 抑制剂，推荐剂量为 10mg，口服，每日 1 次。研究显示对于一线舒尼替尼或索拉非尼治疗失败的转移性肾癌患者，二线使用依维莫司均可使患者获益。依维莫司常见副反应包括贫血、感染、疲劳、高血糖、高胆固醇血症等，提醒临床医生靶向药物治疗期间应重视毒副反应的预防和管理，包括间质性肺纤维化等少见副反应。

（复旦大学附属肿瘤医院　叶定伟）

复发/转移性肾癌，

手术联合药物治疗

病例 23 发现左肾占位并右侧肱骨转移 7 天——肾癌合并单发骨转移

患者,男性,58 岁,于 2015 年 3 月 12 号入院。

一、主诉

发现左肾占位并右侧肱骨转移 7 天。

二、病史询问

> **思维提示**:患者为中年男性患者,7 天前因肱骨疼痛就诊,骨科考虑为转移癌,查 PET-CT 发现左肾占位。问诊应详细了解患者有无肾脏的症状及体征,同时应着重询问有无其他部位的不适情况。

(一)问诊的主要内容及目的

1. 有无典型的三联征的临床症状 早期肾脏肿瘤往往不会引起明显腰部疼痛,较大肿瘤因引起肾脏包膜张力过高而出现腰部胀痛不适;晚期肾脏肿瘤可侵犯周围组织,甚至肌肉及神经等而引起较剧烈的持续性疼痛。

2. 有无其他部位的可疑的转移的表现 初诊出现骨转移的肾癌患者比例不高,但骨是肾癌的主要好发转移部位,同时肺部、肾上腺、肝脏也是主要转移的好发部位。应着重询问有无其他部位可疑转移的表现,如有无咳嗽、咯血,有无右上腹部疼痛,有无其他部位的疼痛等情况。

3. 发病时是否有高血压、发热、体重减轻等症状 部分肾癌患者会出现"副瘤综合征",如高血压、体重减轻及发热等表现,在问诊时也应详细询问。

4. 病人的家族史及职业 病人亲属是否有肿瘤病史,尤其是肾癌肿瘤病史。患者是否有放射性物质及致癌性化学物质接触史。

(二)问诊结果

7 天前,患者因右侧肱骨疼痛,于当地医院发现右侧肱骨肿瘤,至我院骨科就诊,骨科考虑肱骨处肿瘤为转移癌,遂行 PET-CT 示:左肾上极占位,考虑肾癌;右侧肱骨考虑转移。患者无腰痛、血尿、发热,无尿频、尿痛等不适,无咳嗽、咳血咯血,无上腹部疼痛等表现。入院体检,患者右侧肱骨有压痛,余体检均未见阳性体征。入院前 PET-CT 示:左肾上极软组织影代谢活跃,考虑肾癌,右侧肱骨骨质破坏,考虑转移。既往史:2 型糖尿病 10 年,冠心病 10 年。

三、体格检查

（一）重点检查内容和目的

患者左肾上极占位并肱骨转移，并无明显症状，因此对患者进行系统而全面的体格检查时应重点注意测量患者的体温、触诊及叩诊肾区及输尿管走行区，了解有无包块及压痛叩痛等体征。对于此患者出现转移，应着重评估转移部位的情况，同时要注意评估有无肾癌转移好发部位的不适情况。

（二）体格检查结果及思维提示

入院体检，双侧肾区轻度压痛及叩痛。双侧输尿管走行区无压痛及反跳痛，耻骨上无隆起，无压痛。右侧肱骨有压痛，余体检均未见阳性体征。T 36.5℃、P 72 次 / 分、R 16 次 / 分、BP 143/81mmHg。

> **思维提示**：患者为中年男性患者，体检发现左侧肾脏占位，右侧肱骨肿物，考虑肾脏恶性肿瘤的可能性大，并转移至肱骨。需要进一步检查明确肾脏肿瘤的位置、大小、性质，同时需要评估全身其他部位有无转移情况。术前应对肺部、骨骼、肝脏、腹膜后淋巴结等着重检查，同时术前应评估患者心肺情况以及全身状况，包括抽血化验结果。综合结果有助于手术方案的制订。

四、实验室及影像学检查

1. 心电图　正常。
2. 胸片　两肺纹理增粗。
3. 胸部 CT 及泌尿系 CTA　左肾上极占位，由肾动脉分支供血，考虑肾癌可能（图 23-1）；两肺微结节，建议定期复诊；左侧肺部炎症。
4. 肾小球滤过率　左侧 47.92ml/min，右侧 62.58ml/min。
5. 右侧肱骨磁共振　右侧肱骨上段占位性病变，呈溶骨性改变，考虑转移癌可能性大。

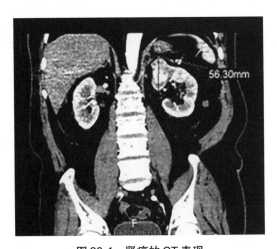

图 23-1　肾癌的 CT 表现

思维提示：主要的实验室及影像学检查应该包括以下几个方面：①主要疾病的评估，TNM中T的评估，包括肿物的位置、大小、血供情况等；②肿瘤有无远处的侵犯及转移，TNM中N/M的评估，包括肺部、肝脏、骨骼有无转移，周围淋巴结有无肿大等情况；③对于有助于手术方案制订的检查，包括肾动态扫描评估肾功能情况，以及抽血评估有无贫血、肌酐增高、红细胞沉降率、碱性磷酸酶增高，同时可以提示患者的预后；④心肺功能情况的评估，主要为手术提供辅助，包括心脏彩超及肺功能等。

五、治疗方案的制订及效果

（一）治疗方案及理由

结合患者的各项检查，考虑患者肿瘤已发生远处转移，行保留肾单位的肾癌切除术意义不大，为减小局部复发风险，建议行肾癌根治术。同时待肾脏肿瘤切除后，行肱骨转移肿瘤的切除。

（二）治疗结果

患者及家属最终同意治疗方案全麻下行"后腹腔镜下左肾肿瘤根治术"，手术在腹腔镜下完成，术中出血约20ml，术中及术后均未输血。术后7天转至骨科，行"右侧肱骨占位探查＋右侧肩关节假体置换"，术后恢复良好。

（三）术后病理结果

肾脏肿瘤病理结果（图23-2）：左肾透明细胞癌，肾门脉管内、输尿管断端、肾周脂肪囊均未见癌细胞浸润；左侧肾上腺皮质结节状增生；免疫组化：CK（+），EMA（+），P504（+），CD10（+），RCC（+），Vimentin（+），PAX-2（灶+），TFE3（+），Ki-67（15%+）。肱骨占位病理结果：肾透明细胞癌转移。

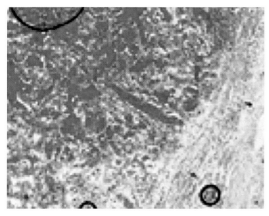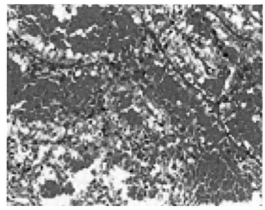

图23-2 术后病理结果

思维提示：患者经过两次手术，术后病理证实了术前诊断。此患者为局部早期，但早期出现远处转移的经典病理，通过手术实现了肿瘤的根治，术后患者恢复良好，患者最终诊断为：左肾透明细胞癌并右侧肱骨转移。治疗效果良好，术后需要定期复查。

六、术后的继续治疗及随访

患者每半年返院复查，复查 24 个月，查彩超（泌尿系、腹膜后淋巴结、肝胆胰脾）、胸部及双肾 CT、抽血化验，均未见复发、转移征兆；每半年应用白介素 -2 免疫治疗。最近一次住院为 2017 年 3 月，复查各项结果均正常。

七、对本病例的总结、思考和讨论

重要提示：①患者为肾癌患者，初发症状为转移灶临床表现；②术后病理结果证实为早期肾癌，未见周围侵犯的表现；③临床表现为单发的骨转移，给予治疗后疗效明显。

典型的肾癌临床表现可以是血尿、腰痛、腹部肿块等"肾癌三联征"，也可以无明显临床表现，而由影像学检查发现肾肿瘤。肾细胞癌早期缺乏明显的临床表现，导致很多患者进展到中晚期，在发现肾癌时，约 1/3 的患者已出现远处转移。骨骼是其常见的转移部位之一，骨转移是肾癌晚期的表现，可导致剧烈的骨痛、病理性骨折、截瘫和褥疮等并发症，骨转移也是肾癌患者死亡的重要原因，但由于此类患者较为少见，临床上肾原发灶的诊断易被延误。本例患者首发症状为骨转移所致的病理性骨折临床表现，行 PET-CT 后考虑肱骨病灶为转移病灶，肾脏肿瘤为原发肿瘤，从而使患者得到了正规及时的诊治。

1. 临床表现　以转移灶的临床表现为首发的肾癌患者中，骨转移造成的症状和体征最为常见，其次为肺转移。肾癌最常见的转移部位为肺，其次为骨骼，但肺转移灶常无明显症状，文献报道在肺转移瘤患者中，有症状者仅占 26.8%，而骨转移瘤的患者超过 50% 会表现出相应的症状或体征，因此临床上骨转移灶的临床表现为首发的患者最为多见。以转移灶临床表现为首发的肾癌患者已属晚期，文献报道与根治性肾切除术后异时出现转移的肾癌患者相比，其预后更差，患者的平均生存期不超过 1 年。

2. 手术治疗方法　由于肾癌及骨转移病灶对放疗和化疗均不敏感，手术是肾癌及骨转移的重要治疗方法。

（1）原发灶的手术治疗：欧洲及中国的指南均推荐，肾脏原发肿瘤应以根治性肾切除术为主。肿瘤巨大局部侵犯较重无法行根治性切除可行姑息性肾切除缓解症状，也可肾动脉介入栓塞治疗缓解症状，或应用分子靶向药物的肾癌新辅助治疗。由于出现骨转移已为肾癌晚期的表现，此类病人的预计生存期不长，因此保留肾单位肾肿瘤切除术对此类患者无明显优势，反而增加了局部复发的风险。因此，对于发现肾脏肿瘤时即伴有骨转移的患者，我们建议原发灶尽量行根治性肾切除术，以降低局部肿瘤复发的风险。

（2）转移灶的手术治疗：骨转移病灶表现为骨多发病灶和孤立病灶。①多发病灶的肾癌患者，常伴有内脏转移，预后极差，应施以内科为主的综合治疗，以提高患者生存质量为目的；对多发骨转移病灶及复发骨转移病灶，如患者一般状况良好，仍应积极手术病灶切刮＋骨水泥填充＋内固定术，可以显著提高患者的生存质量。②单发骨转移灶且不伴其他器官转移者，以延长患者生存期为目的，采取积极的手术治疗，对转移病灶根治性切除加内固定术或人工关节置换。根治性骨转移病灶切除可明显延长患者的生存期，应作为此类患者的首选。本例患者术前评估详细，发现仅有肱骨一处的转移病灶，因此骨科给予采用了转移病灶根治性切除，并给予局部行置换术，最大程度了切除肿瘤病灶，对患者生存期的延长有巨大的帮助。

3. 转移性肾癌的后续治疗方案　有观点认为, 肾细胞癌在侵袭和转移的早期阶段, 肿瘤细胞可播散于淋巴系统、血液循环、骨髓等组织器官中, 无临床表现, 称为微转移。微转移是肿瘤转移、复发的基础和前提。术后辅助治疗可协助在微转移发展成为临床转移之前清除隐蔽的微转移肿瘤细胞, 具有重要的临床意义。肾细胞癌对化疗和放疗均不敏感, 细胞因子治疗及分子靶向药物治疗是主要的辅助治疗手段。细胞因子治疗主要为白介素 -2, 分子靶向药物治疗可缩小肾脏原发肿瘤及转移病灶的体积, 改善患者生活质量, 延长生存期。转移性肾癌已切除原发灶和转移病灶者, 细胞因子治疗和分子靶向药物治疗可帮助清除微转移病灶。局限性肾癌和局部进展性肾癌在切除原发病灶以后, 细胞因子治疗和分子靶向药物治疗可能对微转移病灶有一定作用, 可考虑使用。

然而有研究认为, 干扰素或大剂量白介素 -2 疗效不明显, 与干扰素、白介素 -2 相比, 索拉非尼、舒尼替尼能改善转移性肾癌患者的无进展生存期, 但其疲乏、高血压、腹泻及血液学不良反应等副作用亦较明显。还有研究表明, 舒尼替尼治疗仅能使 10% 患者肾肿瘤缩小, 约 1/4 患者治疗期间仍继续进展。对于靶药物治疗能否延长肾癌患者的总体生存率尚有争议, 有学者认为肾癌骨转移的患者靶向药物疗效不佳。

4. 肾癌骨转移的预后　对肾癌骨转移的预后因素尚存有争议。肾癌骨转移患者的预后不良, 1 年和 5 年的患者总体生存率分别为 47% 和 11%。有研究认为透明细胞癌伴骨转移预后好, 单发骨转移, 年龄 65 岁以下, 无病理性骨折, 切缘阴性的患者生存率高。还有研究发现肉瘤样分化、脊椎骨受累、骨外转移、碱性磷酸酶升高和 C 反应蛋白升高是肾癌骨转移患者预后不良的高危因素。碱性磷酸酶、C 反应蛋白与预后是否相关仍有争议, 尚需进一步研究。

总之, 对肾癌骨转移灶积极治疗, 可控制局部肿瘤的进展, 改善功能和延长患者的生存时间。尤其对单发性骨转移患者进行根治性切除术, 效果良好。

(郑州大学第一附属医院　杨锦建　贾占奎)

【参考文献】

[1] Santoni M, Conti A, Procopio G, et al. Bone metastases in patients with metastatic renal cell carcinoma: are they always associated with poor prognosis? J Exp Clin Cancer Res, 2015, 34 (1): 10.

[2] Kume H, Kakutani S, Yamada Y et al. Prognostic factors for renal cell carcinoma with bone metastasis: who are the long-term survivors? The Journal of Urology, 2011, 185 (5): 1611-1614.

[3] Fottner A, Szalantzy M, Wirthmann L, et al. Bone metastases from renal cell carcinoma: patient survival after surgical treatment. BMC Musculoskelet Disord, 2010, 11: 145.

[4] 刘流, 梁德江, 郝林, 等. 肾癌骨转移的治疗. 中华泌尿外科杂志, 2002, 23 (5): 288-290.

病例 24 手术联合药物治疗转移性肾癌

患者，男性，64 岁，于 2016 年 10 月 28 日入院。

一、主诉

体检发现右肾肿瘤及肺转移瘤 1 个月。

> **思维提示**：患者为老年男性，属于肾癌高发年龄（60～70 岁）。肾脏实性占位超过 80% 为肾细胞癌，最常见病理类型为透明细胞癌，其次为乳头状细胞癌和嫌色细胞癌。肾透明细胞癌有两大特征：①转移灶临床显著性可能高于原发灶，早期也可以发生转移。②转移部位的多样性，基本上全身器官皆可转移。大约 30% 的患者在诊断时就已经发生远处转移，最常见转移部位为肺、淋巴结、骨等。

二、病史询问

患者 1 个月前因体检发现右肾肿瘤，同时胸片提示肺多发转移结节。自发病以来患者无腰痛及肉眼血尿；无尿频、尿急、尿痛；无发热、消瘦及血压增高；无咳嗽、痰中带血及呼吸困难。既往体检，无家族遗传性疾病及肿瘤病史。否认高血压、糖尿病、冠心病及高脂血症。否认肝炎、结核及其他传染病史。无食物药物过敏史及手术史。

三、体格检查

T 36.4℃，P 82 次 / 分，R 21 次 / 分，BP 119/82mmHg。神清语利，皮肤巩膜无黄染。全身浅表淋巴结未触及肿大，颈静脉无怒张。胸廓无畸形，双肺呼吸音稍粗，未闻及干湿性啰音。心界正常，心律整齐，心前区未闻及杂音。双肾区无隆起，腹部无膨隆；双侧肋脊点无压痛，输尿管走行区无压痛；右肾区叩痛(+)，左侧阴性；右肋下肾区可触及质硬肿物，活动度差，界限较清晰，无触痛。耻骨上区未触及包块。外生殖器发育正常。

四、实验室及影像学检查

1. 实验室检查 血常规、生化全项、凝血常规、感染筛查均正常。
2. 尿常规 RBC 50～70/HP，WBC 7～9/HP。
3. X 线胸片正位 双肺多发结节，考虑转移瘤，双肺纹理增粗（图 24-1）。

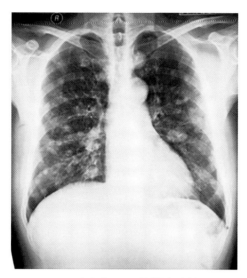

图24-1 治疗前胸片：双肺多发转移瘤

4. 泌尿系增强 CT　右肾巨大占位性病变，大小约 8.7cm×10.4cm×11.1cm（图24-2a），平扫为软组织密度实性病灶，伴低密度坏死，增强扫描可见不均匀强化。肿瘤侵犯膈下下腔静脉（肝静脉水平下），肿瘤与十二指肠关系密切，十二指肠受压移位。下腔静脉旁见多发淋巴结，短径 1.1cm。肝脏多发大小不等环形强化结节，较大者 2.3cm×1.8cm（图24-2b）；胆囊内 3.2cm×1.7cm 结节（图24-2c），可见强化。印象：右肾癌（T3bN1M1），肿瘤侵犯膈下下腔静脉，肝脏、双肺下叶多发转移，胆囊内转移瘤可能大。

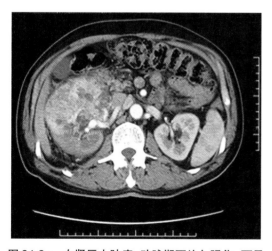

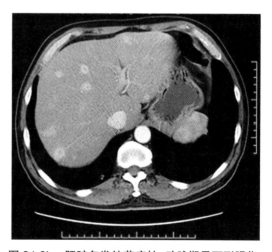

图24-2a　右肾巨大肿瘤，动脉期不均匀强化，可见肿瘤内坏死。肿瘤与十二指肠关系密切，界限不清（治疗前）

图24-2b　肝脏多发结节病灶，动脉期呈环形强化，考虑为转移瘤（治疗前）

201

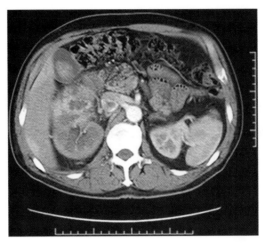

图24-2c 胆囊内可见软组织占位,动脉期强化明显;下腔静脉内可见充盈缺损,为瘤栓充填(治疗前)

思维提示: 肾脏肿瘤包括良恶性之分,其中良性肿瘤最常见的是血管平滑肌脂肪瘤和嗜酸细胞瘤,恶性肿瘤包括肾细胞癌、肉瘤等,以肾细胞癌最为常见。常用于肾脏占位病变的检查有超声、CT和MRI,大多数肾癌可通过超声或CT的典型表现与血管平滑肌脂肪瘤进行鉴别。CT和MRI在肾肿瘤的定性诊断中占有重要价值,而且可协助明确肿瘤的具体大小、位置、深度,判断肿瘤临床分期,以确立合适的治疗方式。

五、治疗方案的制订及效果

(一)治疗方案及理由

拟给予患者穿刺活检获取病理,而后进行靶向治疗,根据治疗效果决定是否手术切除原发病灶,术后继续靶向治疗。选择该方案主因患者肿瘤巨大,合并下腔静脉瘤栓,并已经多发转移,并且与十二指肠界限不清,不除外侵犯可能。手术操作复杂,风险极高,可切除性差。如肿瘤累及十二指肠,则肿瘤无法切除可能。选择阿昔替尼作为术前用药的原因:阿昔替尼安全性较高,3/4级不良反应发生率低;药物半衰期短,从而术前停药时间短,避免治疗延误;根据文献报道,阿昔替尼缩瘤效果显著,优于大部分靶向药物,在AXIPAN研究中肿瘤缩小患者所占比例达88.9%;而在Karam的研究中,PR+CR患者所占比例达46%,肿瘤缩小的绝对值3.1cm(中位值)。

(二)治疗效果

经超声引导下肿瘤穿刺活检术,术后病理回报:右肾肿物穿刺4针,各针可见肿瘤组织,形态及免疫组化符合肾细胞癌,透明细胞型,G2,伴大片坏死。

确定诊断后,给予患者口服阿昔替尼5mg,每日2次。患者在穿刺后曾出现严重肉眼血尿,严重时尿中可见大量血块,因患者血红蛋白尚稳定,建议患者观察,患者在使用阿昔替尼2周后肉眼血尿完全消失。患者服药期间定期随访,有轻度消化道反应及乏力,无3/4级不良反应发生,总体对药物耐受良好。

口服阿昔替尼1个月后复查泌尿系CT:右肾巨大占位性病变,体积较前缩小,大小约

7.4cm×8.2cm×9.4cm（图 24-3a），肿瘤局部侵入右肾静脉及下腔静脉，右肾静脉周围可见多发小淋巴结，直径均<1cm，肝脏多发低密度灶。印象：右肾癌复查，体积较前缩小；右肾静脉周围淋巴结较前缩小；胆囊腔内占位消失（图 24-3b）；肝脏多发转移，界限欠清。

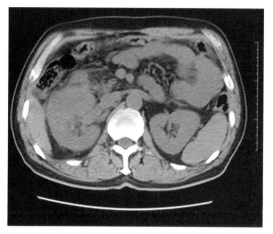 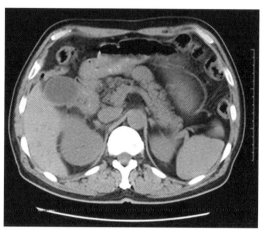

图 24-3a　右肾肿瘤较前体积缩小（新辅助靶向治疗 1 个月）　　图 24-3b　胆囊内占位消失（新辅助靶向治疗 1 个月）

　　患者口服阿昔替尼 2 个月后再次复查影像学检查：

　　胸片：双肺散在小结节影，考虑为转移瘤，数量较前减少，体积亦较前显著缩小（图 24-4）。

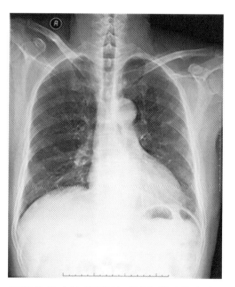

图 24-4　双肺转移瘤较前明显好转（新辅助靶向治疗 2 个月）

　　泌尿系增强 CT：右肾癌复查，肿瘤体积显著缩小，约 6.0cm×7.5cm×8.0cm，增强扫描肿瘤强化程度明显降低（图 24-5a）。右肾静脉及下腔静脉可见条状充盈缺损，程度较前缩小。右肾筋膜增厚，肾周脂肪密度增高；右肾静脉旁见多发小淋巴结，直径均<1cm。肝脏多发低

密度灶，边界不清，较大者直径约 1cm，可见轻度环形强化，数量较前明显较少（图 24-5b）。
印象：右肾癌治疗后体积缩小，肾静脉及下腔静脉瘤栓，肝脏多发转移较前减少（图 24-5c）。

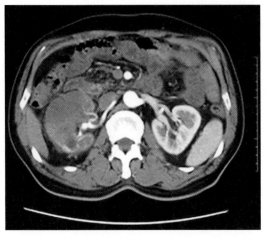 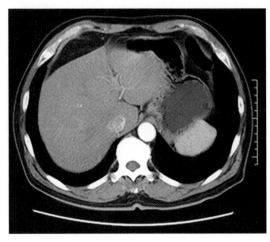

图 24-5a　右肾肿瘤体积缩小，动脉期强化程度显著降低（新辅助靶向治疗 2 个月）

图 24-5b　肝脏转移灶明显减少，大部分结节完全消失。（新辅助靶向治疗 2 个月）

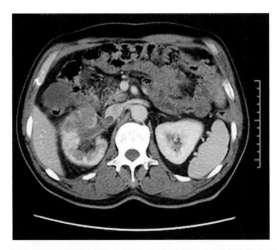

图 24-5c　瘤栓突入下腔静脉程度较治疗前减轻。（新辅助靶向治疗 2 个月）

患者经 2 个月阿昔替尼新辅助治疗，反应良好（胆囊和肝脏病灶几乎完全消失，肺部转移灶减少并缩小，右肾病灶与腔静脉瘤栓缩小，与十二指肠层次分开），总体疗效评估为部分缓解（PR）（图 24-6）。治疗后手术可行性增高，遂建议行完全腹腔镜下经腹膜后联合经腹腔减瘤性右肾切除 + 下腔静脉瘤栓取出术。术中可见肾周炎性反应明显，粘连较重，肿瘤及周围组织呈缺血性改变，肾周层次不清。总体手术过程顺利，出血不多，术后恢复平稳，如期出院。

（三）术后病理

肾透明细胞癌治疗后改变，肿瘤大片坏死，G3，肿瘤合并静脉瘤栓形成，肾门淋巴结可见转移，pT3bN1M1。（图 24-6a、图 24-6b、图 24-6c、图 24-6d）

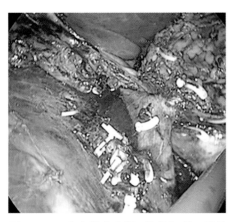

图 24-6a 完全游离右肾,使其仅剩下腔静脉与体相连。

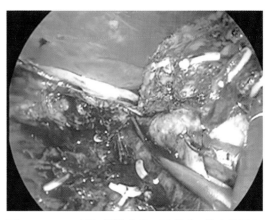

图 24-6b 无创阻断钳夹闭下腔静脉,使瘤栓局限于靠近肾静脉一侧。

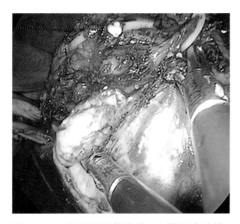

图 24-6c 切开下腔静脉壁,完整取出瘤栓。

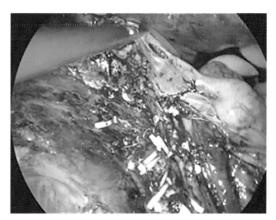

图 24-6d 以血管缝合线双层缝合关闭下腔静脉切口并松开阻断钳。

> **思维提示**:细胞因子治疗曾广泛用于转移性肾癌的治疗,但其临床效果不佳,有效率 10% 左右,而且不良反应较重。随着靶向治疗和免疫治疗的出现,细胞因子治疗基本成为历史。当前转移性肾癌的首选治疗为 TKI 类药物,包括索拉非尼、舒尼替尼、培唑帕尼、阿昔替尼等。因为阿昔替尼在临床研究中体现的优越的缩肿瘤作用,所以作为术前用药选择较多。减瘤性肾切除在靶向时代的意义仍有待进一步明确,当前大部分研究仍然支持减瘤性肾切除。对于体能状况良好的低风险组患者,尤其是对于靶向治疗反应良好的,建议减瘤性肾切除,但要充分平衡患者临床获益与手术风险。

六、术后治疗

患者术后 1 个月继续接受阿昔替尼靶向治疗至今,病灶控制良好,不良反应较轻,总体耐受良好。

七、对本病例的思考

靶向治疗自其诞生便引起医疗界广泛的关注,由于其良好的效果及相对可接受的安全性,迅速得到各国 FDA 批准,称为转移性肾癌的标准一线治疗,从而使转移性肾癌的治疗自细胞因子时代进入靶向时代。关于减瘤性肾切除术前使用靶向药物并非常规推荐,但对于肿瘤复杂可切除性差的患者,术前靶向药物可能使不可切除变为可切除;另外,对于肿瘤较大而有强烈保留肾单位需求的患者,术前用药可能使根治性手术变为肾部分切除术。但需要指出的是,适应证的选择务必严格,以免贻误治疗时间窗。

此外,对于转移性肾癌拟行手术治疗的患者在术前使用靶向药物,可以观察原发灶及转移灶对治疗的反应。如果在靶向治疗期间肿瘤持续性进展,则这部分患者往往并不能从减瘤性肾切除术获益。

关于术前靶向药物的选择,主要兼顾安全、半衰期短、有效率高的药物。安全必然是任何治疗首先要考虑的问题,如果不良反应严重致患者身体太差,则可能丧失手术机会;半衰期短可缩短术前停药时间,避免长时间停药带来的瘤灶反弹。因为术前用药的最终目的是为手术服务,所以要选择对肿瘤缩小明显从而增加手术可切除性的药物。

(北京大学第一医院　张崔建)

病例25　肾癌合并癌栓及肺部转移

患者，男性，65岁，于2012年11月12日入院。

一、主诉

左侧腰背部胀痛2周。

二、病史询问

（一）问诊的主要内容及目的　此部分症状介绍，会与其他病例重复，可不做重点详细介绍，可以着重介绍

> **思维提示：**目前多数肾脏肿瘤临床上并无症状，多由体检发现。但是传统"三联征"依然是提醒我们诊断肾脏肿瘤的重要提示。在病史询问时，除了要关注"三联征"，还要关注"副瘤综合征"的相应表现和肿瘤向外侵犯及转移等相应表现，以及询问患者的家族史和肿瘤相关的危险因素等。

1. 疼痛　患者主诉症状往往是腰背部疼痛。要仔细询问患者的疼痛病史，包括疼痛部位、性质、持续时间以及有无合并症等。

早期肾脏肿瘤患者常无任何症状。部分患者甚至表现为对侧腰背部不适。肾脏肿瘤体积较大时可引起明显腰部疼痛，主要原因是肾包膜张力过高，或因晚期肾脏肿瘤突破包膜侵犯周围肌肉、神经组织而导致腰部胀痛不适，甚至局部剧烈疼痛。疼痛的主要部位主要是腰部，部分患者有放射痛或牵涉痛。如果有骨痛则要考虑有无骨转移可能。腰部疼痛可表现为钝痛、锐痛等，如有血块阻塞则可表现为肾绞痛和（或）胀痛。此外，要询问患者是否合并有其他症状，如血尿、咳嗽、咯血、呕吐、发热等，借此判断是否有远处转移或其他系统的疾病。

2. 血尿　大多肾癌患者并无血尿，一旦出现肉眼血尿则提示肿瘤有侵及集合系统可能。事实上，血尿的病因较多，包括肿瘤、结石、感染和创伤等。要仔细询问患者血尿的性状，包括出现时间与持续时间、是否为无痛性肉眼血尿、有无凝血块等。血尿时相可帮助初步判断血尿来源的部位及原因：全程肉眼血尿多为上尿路来源，比如肾炎、结石、肿瘤等；终末期血尿多为下尿路来源，包括膀胱三角区炎等；排尿前血尿多为尿道来源，如创伤、炎症等。来自输尿管的凝血块常为细条状，而膀胱凝血块多呈碎片或块状。

3. 副瘤综合征　部分肾癌患者会出现"副瘤综合征"，主要有高血压、体重减轻、发热、

贫血、恶病质等。其他表现有：肝功能异常、凝血机制异常、红细胞增多症、高钙血症、高血糖、红细胞沉降率增快、神经肌肉病变、淀粉样变性、溢乳症等。

4. 其他　包括职业、吸烟史、家族史、有无放射性物质及致癌性化学物质接触史、长期服药史等。目前认为吸烟是肾癌的主要病因之一。报业印刷工人、焦炭工人、干洗业和石化产品工作者的肾癌发病危险性显著增加。肥胖、高血压等也被认为是肾癌风险因素。

（二）问诊结果

患者，男性，65岁，左侧腰背部胀痛2周。无肉眼血尿史。既往健康状况一般，发现高血压1年，口服苯磺酸氨氯地平片，血压控制良好。

三、体格检查

（一）重点检查内容和目的

患者左侧肾脏肿瘤，已有左侧腰背部胀痛，因此对患者进行系统而全面的体格检查时应重点注意触诊、叩诊左侧肾区及输尿管压走行区，了解有无包块及疼痛等。

（二）体格检查结果及思维提示

心肺未见明显异常。双肾区无明显隆起，未触及包块；左肾区叩击痛阳性。余未见明显阳性体征。

> **思维提示**：就体格检查而言，对肾脏肿瘤的最终确诊意义并不太大。然而，体格检查作为临床医生的一项基本技能依然需要切实掌握。体格检查的意义就在于和临床症状相配合，为临床疾病的诊断提供思考的方向以及为临床策略的制定提供最基本的信息。

四、实验室和影像学检查

1. 泌尿系彩超　腹部彩超示：左肾上极、中极分别可探及两个大小约6.2cm×4.8cm及3.3cm×2.8cm稍高回声团，呈类圆形，边界不清，内部回声不均匀，内可见丰富血流信号。腹部大血管彩超示：左肾静脉血流不畅，癌栓可能；腔静脉、肝静脉内血流通畅。

2. CT检查　腹部CT（平扫＋增强）：发现左肾上极、中极两个类圆形低密影，大小分别为6.5cm×5.3cm和3.3cm×2.8cm（图25-1a、b），边界不清，呈不均匀强化。左肾动脉分支进入肿块内供血（图25-1c、d）。左肾静脉内软组织影，考虑癌栓可能。胸部CT平扫：双肺多发结节，考虑转移癌可能（图25-1e）。

3. 实验室检查　血肌酐131μmol/L检查多，血常规、尿常规、大便常规、肝功能和凝血功能未见明显异常。

> **思维提示**：术前应常规行腹部大血管彩超明确有无癌栓形成。CT检查对肾脏肿瘤的诊断、术前TNM分期价值极大，是首选。肺是肾癌最常见的转移部位，我们推荐术前常规行肺部CT。肾脏CT+CTA对于手术策略的制定极为重要，通过对影像的判读，术者应明确以下几个方面：手术入径选择经腹或腹膜后、行根治术或部分切、术中应控制几根肾蒂血管、肾门淋巴结有无转移、有无静脉癌栓及是否需要血管外科术中协助等。

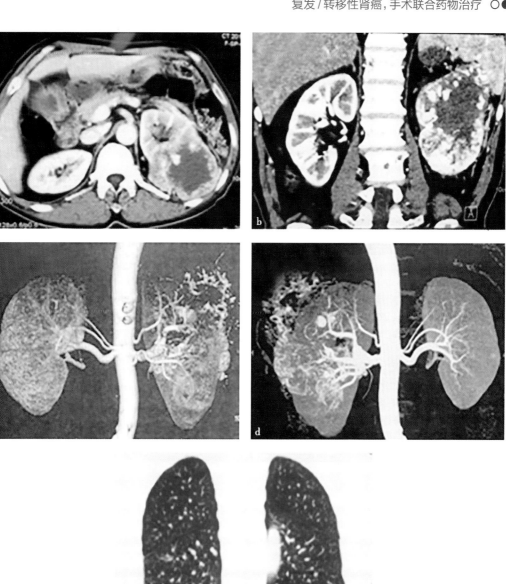

图 25-1　CT 示右肾中极占位性病变。a、b：CT 扫描，c、d：肾动脉造影（CTA），e：胸部 CT

五、治疗方案、治疗方案的制订及效果

（一）治疗方案及理由
后腹腔镜肾癌根治术（左侧）

（二）治疗结果
术中见肿块占据左肾中上极，左肾上极肿块有包膜，与肾脏周围组织界限清晰。肾门旁未见明显肿大淋巴结。手术顺利，术中出血约 100ml。

（三）术后病理诊断

送检左肾，大小约 13cm×8cm×6cm，肾静脉内见一条索状黄色癌栓（图 25-2a）。标本切面可见肾上极直径约 7cm 肿块，切面部分呈黄色，丧失正常组织结构，质中；肾中极直径约 3cm 肿块，切面黄白相间，质中（图 25-2b）。肾上极肿块切片 H-E 染色可见部分肿瘤细胞呈空泡样改变（图 25-2c），符合透明细胞癌特点；肾中极肿块切片 H-E 染色见肿瘤细胞呈肉瘤样改变（图 25-2d），Vim（+）（图 25-2e）。

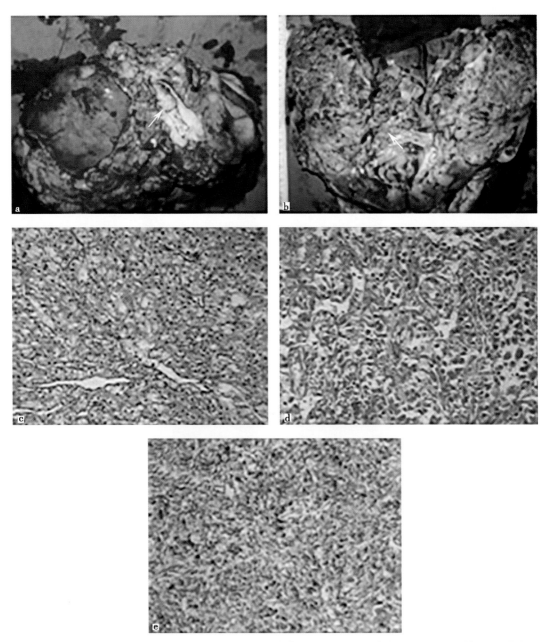

图 25-2　术后病理切片。a：左肾标本（白色箭头：左肾静脉癌栓），b：左肾标本切面（白色箭头：左肾静脉癌栓），c：肾上极肿块 H-E 染色，d：肾中极肿块 H-E 染色。e：肾中极肿块 Vim 染色

> **思维提示**:对于有远处转移的肾癌应采用以内科为主的综合治疗。外科手术主要为转移性肾癌辅助性治疗手段,极少数患者可通过外科手术而治愈,但切除原发灶行减瘤手术依然有价值。切除肾脏原发灶可提高内科治疗(包括化疗)对转移性肾癌的疗效。对根治性肾切除术后出现的孤立性转移瘤以及肾癌伴发孤立性转移、行为状态良好、低危险因素的患者可选择外科手术治疗。对伴发转移的患者,可视患者的身体状况与肾脏手术同时进行或分期进行。对肾肿瘤引起严重血尿、疼痛等症状的患者可选择姑息性肾切除术、肾动脉栓塞以缓解症状,提高生存质量。

六、辅助治疗

术后 2 周开始靶向治疗(舒尼替尼,25mg,2 次/日)。

> **思维提示**:对于以透明细胞为主型的肾细胞癌,经 FDA 批准、可考虑的靶向治疗药物/方案包括索拉非尼、舒尼替尼、大剂量 IL-2、替西罗莫斯、贝伐珠单抗+IFN、帕唑帕尼等。目前,以索拉非尼和舒尼替尼为代表的酪氨酸激酶抑制剂已广泛应用于肾细胞癌的靶向治疗。其中,舒尼替尼是一种多激酶抑制剂,能够抑制包括血管内皮生长因子受体、干细胞因子受体、集落刺激因子受体等多种受体的酪氨酸激酶活性,临床试验和目前临床应用数据提示该药物具有良好的耐受性,因此作为以透明细胞为主型晚期肾癌患者的一线靶向药物。

七、术后护理

术后常规给予镇痛、补液等对症支持治疗。

八、随访

术后随访 1 年。复诊未见肿瘤局部复发征象。

九、对本病例的思考

1. 肾细胞癌的发病趋势　肾细胞癌(renal cell carcinoma,RCC)占所有肿瘤的 2%～3%[1],在过去的 20 年中,其发生率呈逐年上升趋势,每年增长约 2%[2]。根据国际卫生组织对肾脏肿瘤的国际组织学分类标准(WHO International Histological Classification of Kidney Tumors),肾细胞癌主要为透明细胞(clear cell renal carcinoma,cRCC)、乳头状肾细胞癌(papillary renal cell carcinoma,pRCC)和肾嫌色细胞癌(chromophobe renal cell carcinoma,chRCC),占所有肾脏恶性肿瘤的 85%～90%;其他肾脏肿瘤包括肉瘤样肾细胞癌、肾集合管癌、肾髓质癌、囊性肾癌等。其中,肉瘤样肾细胞癌预后较差[3],伴远处转移者对静脉化疗灵敏度较低[4]。据报道,口服舒尼替尼(多靶点酪氨酸激酶抑制剂)具有一定的疗效[5]。其他化疗药物包括吉西他滨联合多柔比星等[6]。

2. 早期肾癌的临床表现　许多早期肾细胞癌可无任何临床表现,临床上约 50% 的肾细胞癌为偶然发现[2]。目前已很少见到典型的肾癌三联征,包括腰背部疼痛、肉眼血尿和可触及的腰腹部包块(约 6%～10%)[7]。约 30% 的患者可出现与肾脏恶性肿瘤相关的副瘤综合征(paraneoplastic syndromes),包括高血压、恶病质、体重下降、癌性发热、红细胞沉降率加快、贫血、肝功能异常、高钙血症以及红细胞增多症(2015 欧洲泌尿外科学会,肾细胞癌指南)。

3. 手术方式的选择 根治性肾切除术可以采用开放性、腹腔镜(经腹腔入路与经腹膜后入路)以及机器人辅助手术方式。采用经腹膜后腔入路进行腹腔镜肾脏手术,操作空间较经腹腔入路小,但能够快速暴露肾蒂,对位于背侧、甚至完全位于腹侧的中央型肾癌也可经该入路完成,适用于大多数肾脏肿瘤的根治性肾切除术以及肾部分切除术。文献报道区域淋巴结清扫并不能获得治疗益处,仅能提供判断预后的信息。NCCN 肾癌委员会推荐区域淋巴结清扫术适用于术中可触及或术前影像学检查发现淋巴结肿大的患者。

4. 晚期肾癌的辅助治疗 晚期肾癌[静脉癌栓和(或)远处转移]的治疗宜采用综合治疗,包括手术切除原发灶和术后辅助药物治疗。术后辅助药物治疗按药物作用机制的不同,主要可分为以下三类:①激酶受体靶向药物,如舒尼替尼[8]等。其中舒尼替尼可作为晚期 / 转移肾细胞癌的一线用药。②免疫抑制疗法,如 α 干扰素[9]、白介素 -2[10];③化疗,如氟尿嘧啶[11]、吉西他滨、多柔比星等。

(南昌大学附属第一医院 王共先)

【参考文献】

[1] European Network of Cancer Registries. Eurocim version 4.0. European incidence database V2.3,730 entity dictionary(2001),Lyon,2001.

[2] Lindblad P. Epidemiology of renal cell carcinoma. Scand J Surg 2004,93(2):88-96.

[3] de Peralta-Venturina M,Moch H,Amin M,et al. Sarcomatoid differentiation in renal cell carcinoma:a study of 101cases. Am J Surg Pathol,2001,25(3):275-84.

[4] Keegan KA,Schupp CW,Chamie K,et al. Histopathology of surgically treated renal cell carcinoma:survival differences by subtype and stage. J Urol,2012,188(2):391-397.

[5] Molina AM,Tickoo SK,Ishill N,et al. Sarcomatoid-variant renal cell carcinoma:treatment outcome and survival in advanced disease. Am J Clin Oncol,2011,34(5):454-459.

[6] Roubaud G,Gross-Goupil M,Wallerand H,et al. Combination of gemcitabine and doxorubicin in rapidly progressive metastatic renal cell carcinoma and/or sarcomatoid renal cell carcinoma. Oncology,2011,80(3-4):214-218.

[7] Patard JJ,Leray E,Rodriguez A,et al. Correlation between symptom graduation,tumor characteristics and survival in renal cell carcinoma. Eur Urol,2003,44(2):226-232.

[8] Motzer RJ,Michaelson MD,Redman BG,et al. Activity of SU11248,a multitargeted inhibitor of vascular endothelial growth factor receptor and platelet-derived growth factor receptor,in patients with metastatic renal cell carcinoma. J Clin Oncol,2006,24(1):16-24.

[9] Medical Research Council Renal Cancer Collaborators. Interferon-alpha and survival in metastatic renal carcinoma:early results of a randomised controlled trial. Lancet,1999,353(9146):14-17.

[10] McDermott DF,Regan MM,Clark JI,et al. Randomized phase Ⅲ trial of high-dose interleukin-2 vs.

subcutaneous interleukin-2and interferon in patients with metastatic renal cell carcinoma. J Clin Oncol，2005，23（1）：133-141.

[11] Stadler WM，Huo D，George C，et al. Prognostic factors for survival with gemcitabine plus 5-fluorouracil based regimens for metastatic renal cancer. J Urol，2003，170（4Pt 1）：1141-1145.

病例 26 间断无痛肉眼血尿伴左侧腰部不适 1 个月——转移性乳头状肾癌

患者，女性，42 岁，于 2012 年 4 月 13 日入院。

一、主诉

间断无痛肉眼血尿伴左侧腰部不适 1 个月。

二、病史询问

患者 1 个月前无明显诱因出现无痛全程肉眼血尿 1 次伴左侧腰部不适感，1 周前再次发作全程血尿一次。无尿痛尿急等伴随症状。至我院门诊双肾 MRI 示：左肾巨大肿瘤，13.3cm×8.5cm×6.5cm，伴左侧腹膜后多发肿大淋巴结，分界不清，大者约 4.0cm×3.7cm（图 26-1）。胸部 CT 示双肺多发结节，考虑转移，大者 1.4cm×1.1cm。以左肾癌，腹膜后淋巴结转移，双肺转移收入我科。自发病以来，患者无发热、腰痛等伴随症状，大小便正常，体重无减轻。患者既往体健，无烟酒不良嗜好。家族无肿瘤及遗传病史。体格检查未见阳性发现。

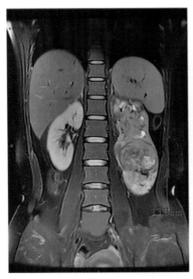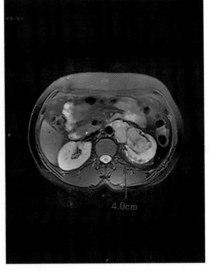

图 26-1 我院门诊双肾 MRI

思维提示：患者为中年女性，以血尿为首发症状。肾癌患者问诊应详细了解患者伴随症状。肾癌典型的"三联征"表现为血尿、腰痛和肿块。血尿可能为肾癌侵犯至肾盂；疼痛一般因肾癌肿瘤增大侵犯周围脏器和腰肌引起；如可触及肿块则表明肾癌已达相当大体积。目前大部分患者为体检发现，没有首发症状，其余患者多数只有其中的1～2个病症。部分肾癌患者会出现肾癌的肾外表现，如高血压、体重减轻、发热等。部分肾癌有遗传因素，应详细了解患者家族史。吸烟、高血压、糖尿病、肥胖、其他药物应用史等肾癌的危险因素也应被详细记录。

三、体格检查

T 36.5℃、P 80次/分、R 18次/分、BP 111/75mmHg；意识清楚，无病容，皮肤巩膜无黄染，全身浅表淋巴结未见肿大；颈静脉正常，心界正常，心律齐，各瓣膜区未闻及杂音；胸廓未见异常，双肺叩诊呈清音，双肺呼吸音清，未闻及干湿啰音及胸膜摩擦音；腹部外形正常，全腹柔软，无压痛及反跳痛，腹部未触及包块，肝、脾肋下未触及；双下肢无水肿；双肾区未触及明显包括，无明显叩痛，双侧输尿管走行区无深压痛及叩击痛，外生殖器发育正常。

思维提示：对肾癌患者应该进行系统而全面的体格检查，应重点关注患者的体温、血压、有无贫血表现、有无激素水平改变、男性患者检查有无精索静脉曲张等肾癌的肾外表现。触诊及叩诊肾区及输尿管走行区，了解有无肿块、疼痛等体征。

四、实验室和影像学检查

1. 泌尿系彩超　右肾大小未见明显异常；左肾巨大实性占位，最大径约15cm，回声不均，内见丰富血流信号；左侧肾门及下腔静脉周围见肿大淋巴结。双侧输尿管及膀胱均未见明显异常。

2. 双肾MRI示　左肾巨大肿瘤，13.3cm×8.5cm×6.5cm，伴左侧腹膜后多发肿大淋巴结，分界不清，大者约4.0cm×3.7cm。

3. 胸部增强CT　双肺多发结节，考虑转移，大者1.4cm×1.1cm。

4. SPECT肾显像　双侧侧上尿路引流通畅，肾功能正常。

5. 血清BUN　5.9mmol/L，CREA 68.5μmol/L。

6. 血常规　WBC $7.15×10^9$/L；RBC $5.7×10^{12}$/L；HGB 131g/L；PLT $211×10^9$/L。

7. 血清生化及电解质　血清钙2.45mmol/L，碱性磷酸酶64IU/L。

8. 尿常规　白细胞2个/HP、红细胞7个/HP、脓细胞(−)；尿蛋白(−)。尿培养：无细菌生长。

思维提示：肾细胞癌占肾恶性肿瘤的80%～90%，其中透明肾细胞癌最为常见约占85%。常用于肾脏占位病变的检查有超声、CT和MRI，大多数肾癌可通过平扫＋增强CT或MRI下的典型表现确诊。平扫＋增强CT或MRI同时可以进行较为准确的肿瘤分期。对 T2 期及以上的肾癌，还应排查转移病灶。常选择胸部 CT 排除肺转移，全身骨扫描排除骨转移，腹部增强 CT 排除腹部脏器及淋巴结转移，和脑 MRI 或 CT 排除脑转移。安排手术前，需要对患者一般情况进行评估，包括血常规、肝肾功能、凝血功能、和分肾功能测定。

五、治疗方案的制订及效果

（一）治疗方案及理由
全麻下行减瘤性左肾癌切除＋腹膜后肿大淋巴结切除术。

（二）治疗结果
患者最终接受手术治疗，术中发现肿瘤位于左肾，大小约 13cm，不规则。于左肾门水平触及多枚肿大淋巴结，大者约 4cm。完整切除左肾肿瘤及肿大淋巴结。

（三）术后病理诊断
左肾乳头状肾细胞癌，Ⅱ型，分化差，伴大量坏死，肿瘤累及肾被膜及肾盂；淋巴结融合，见转移性癌。

思维提示：根据现有检查，患者诊断考虑为左肾癌、腹膜后淋巴结转移、肺转移，为 cT2bN1M1，属于局部晚期肾癌。目前缺乏对减瘤手术前瞻性随机对照研究，但多项回顾性研究表明患者可以从减瘤手术中获益。NCCN 指南推荐对于一般状况良好，器官功能正常的患者，可以在靶向治疗等系统治疗之前行减瘤手术。

六、不能完全切除的转移病灶的靶向治疗

本例术前即存在双肺转移。术后拟行舒尼替尼靶向治疗。2012 年 5 月 16 日服药前胸腹部 CT：腹膜后及左侧髂血管旁多发肿大淋巴结，腹膜后结节 2.2cm×1.7cm，髂血管旁结节 2.9cm×2.7cm，考虑转移；双肺多发结节，大者约 1.4cm×1.1cm，考虑转移（图 26-2）。

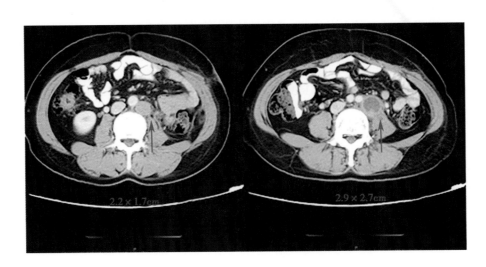

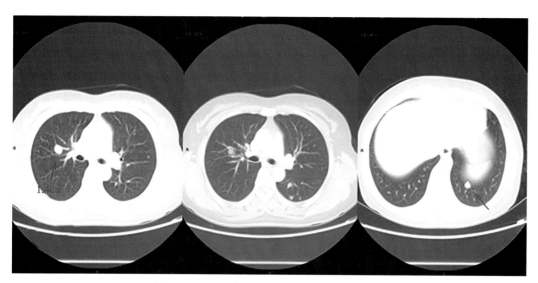

图 26-2　2012 年 5 月 16 日服药前胸腹部 CT

　　2012 年 5 月 18 日开始口服舒尼替尼 50mg 每日一次，服用 4 周停 2 周治疗方案。期间每 4～6 周随访一次，每 8 周复查胸腹部 CT 评价靶向治疗疗效。2012 年 7 月 10 日胸腹部 CT：腹膜后及左侧髂血管旁多发肿大淋巴结，较前缩小，大者短径 1.5cm，双肺多发转移瘤，部分较前增大，大者约 1.3cm×1.8cm（图 26-3）。继续舒尼替尼靶向治疗并随诊，期间综合评价最佳疗效 SD。2013 年 6 月 19 日复查胸腹部 CT：腹膜后及左侧髂血管旁多发肿大淋巴结较前增大，腹膜后结节大者 2.2cm×1.3cm，髂血管旁结节大者 3.0cm×2.0cm，考虑转移；双肺多发转移瘤较前略有增大，大者约 2.6cm×2.7cm。至此疗效评价为肿瘤进展。患者因经济原因未选择二线靶向治疗。继续支持治疗及随诊。2013 年 10 月患者出现纵隔淋巴结转移及骨转移。2014 年 6 月 12 日因肿瘤进展死亡。服药期间患者未出现严重药物不良反应，主要不良反应为 I 度 WBC 下降、I 度 PLT 下降、I 度皮肤色泽改变、II 度腹泻、II～III 度手足综合征。本例 PFS：13.0 个月，OS：25.2 个月。

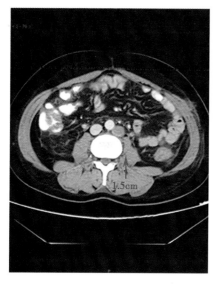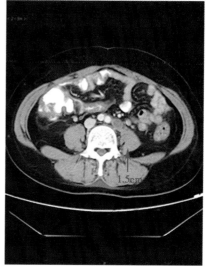

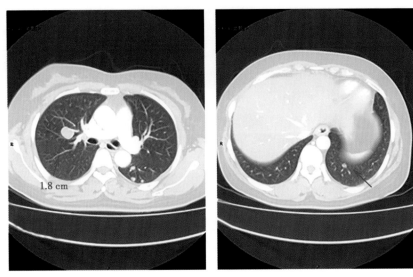

图 26-3　2012 年 7 月 10 日胸腹部 CT

> **思维提示：**目前对肾癌转移灶推荐以舒尼替尼为代表的分子靶向治疗，无论从无进展生存时间还是总生存时间，靶向药物治疗显著优于化疗、放疗和干扰素为主的免疫治疗。

七、对本病例的思考

本病例发病即为Ⅳ期肿瘤，预后差。在靶向治疗时代，患者可以从原发病灶的减瘤切除术中获益。该患者肿瘤分化差，新发转移病灶出现早，需要尽快应用靶向药物进行全身治疗。并且肾肿瘤为Ⅱ型乳头状肾细胞癌者，预后更差于肾透明细胞癌。从发表的临床研究可知舒尼替尼靶向治疗对转移性乳头状肾细胞癌有效。

非透明性肾细胞癌仅占肾癌总发病数的 20%，其中大部分为乳头状肾细胞癌。舒尼替尼等靶向药物对转移性肾透明细胞癌有确定疗效，但在转移性非透明性肾细胞癌中的疗效仍缺乏Ⅲ期随机临床对照研究。转移性非透明性肾细胞癌的靶向治疗资料主要来源于一些小样本的Ⅱ期临床研究和回顾性临床资料总结。我院对 2008 年 10 月至 2013 年 10 月的转移性非透明细胞癌的回顾性临床研究表明，舒尼替尼总的疾病有效率为 73.0%，中位 PFS 为 6 个月，中位 OS 为 9 个月；亚组分析表明乳头状肾细胞癌的中位 PFS 为 6 个月，中位 OS 为 10 个月。与其他医疗中心发表的数据相一致。

具体在该病例，可以看到Ⅱ型乳头状肾细胞癌恶性度很高。术后 1 个月即再次出现较大的转移淋巴结。提示减瘤术后应尽快应用靶向治疗以控制转移瘤的生长。本病例的靶向治疗过程也反映出部分非透明性肾细胞癌治疗中的共性问题，即各个部位的转移瘤对药物的治疗反应不一致。不同部位的转移瘤对靶向药物灵敏度不同，如生长较快的转移瘤如腹膜后的转移淋巴结对靶向治疗敏感，生长较平缓的转移瘤如肺转移瘤对靶向治疗表现出较不敏感，并且同一器官如肺部的多发转移瘤对靶向治疗的表现也不一致；体现了各个转移瘤的肿瘤异质性。

　　本病例对靶向治疗疗效较好,主要体现在患者服药期间依从性好,足量足疗程服用舒尼替尼,期间没有因为不良反应减量或停药。

(中国医学科学院肿瘤医院　石泓哲)

【参考文献】

[1] Shi HZ, Tian J, Li CL. Safety and efficacy of sunitinib for advanced non-clear cell renal cell carcinoma. Asia Pac J Clin Oncol. 2015, 11 (4): 328-333.

[2] Gore ME, Szczylik C, Porta C, et al. Safety and efficacy of sunitinib for metastatic renal-cell carcinoma: an expanded-access trial. Lancet Oncol. 2009, 10 (8): 757-763.

[3] Tannir NM, Plimack E, Ng C, et al. A Phase 2 trial of sunitinib in patients with advanced non-clear cell renal cell carcinoma. Eur Urol, 2012, 62 (6): 1013-1019.

病例 27　间断无痛肉眼全程血尿伴血块半个月余——转移性肾细胞癌

患者，女性，58 岁，于 2016 年 1 月入院。

一、主诉

间断无痛全程肉眼血尿伴血块半个月余。

二、病史询问

患者半个月前自觉无明显诱因出现无痛肉眼血尿，呈全程性，偶伴条状血块，无发热、腰痛、尿频尿急等不适，未经治疗自行缓解。后上述症状反复间断出现，偶伴腰痛等不适，遂到外院就诊，行彩超检查示：左肾上极占位，大小约 6.3cm×5.1cm，回声不均匀；外院行 CT 平扫检查示：左肾占位性病变，密度不均匀，大小约 5.6cm×4.0cm。患者为进一步诊治来我院就诊，我院门诊 B 超（2016 年 1 月 21 日）示：左肾肾癌（T2N1Mx），左肾门旁低回声肿物；泌尿增强 CT（2016 年 1 月 21 日）示：左肾占位，肾癌（T3aN1M1）可能大，肿物侵及左侧肾静脉、肾周脂肪组织和肾窦脂肪组织，右肺下叶后基底段转移可能。门诊拟"1. 左肾肿瘤伴淋巴结转移；2. 高血压病Ⅱ级，低危"收入院。发病以来，患者神志清，精神可，饮食睡眠可，大便正常，小便如前所述，体重无明显变化。

既往患"高血压"18 年，血压最高 140/95mmHg，近两年服用"北京 0 号"降压药，血压控制在 120/70mmHg。20 余年前在外院行"胆囊切除术"。无家族遗传史及其他成员肿瘤病史。否认糖尿病、心脏病、肾病等病史。否认肝炎、结核或其他传染病，无食物药物过敏史。体格检查未见阳性发现。

> **思维提示**：患者系中年女性，半个月前出现血尿，问诊应详细了解患者血尿具体情况，血尿出现在尿程的哪一段，是否为全程血尿，有无血块，是否伴发热、疼痛等全身或泌尿系统症状。同时应仔细询问诊治经历及可能引发血尿的相关病史，如传染病史，药物使用史及家族史等。

三、体格检查

T 36.5℃、P 75 次 / 分、R 19 次 / 分、BP 131/75mmHg；意识清楚，无病容，皮肤巩膜无黄染，全身浅表淋巴结未见肿大；颈静脉正常，心界正常，心律齐，各瓣膜区未闻及杂音；胸廓未见异常，双肺叩诊呈清音，双肺呼吸音清，未闻及干湿啰音及胸膜摩擦音；腹部外形正常，全腹柔软，无压痛及反跳痛，腹部未触及包块，肝、脾肋下未触及；双下肢无水肿；双肾区未触及明显包括，无明显叩痛，双侧输尿管走行区无深压痛及叩击痛，外生殖器发育正常。

四、实验室和影像学检查

1. 2016年1月12日外院彩超检查示　左肾上极占位，大小约6.3cm×5.1cm，回声不均匀。

2. 2016年1月16日外院CT平扫检查示　左肾占位性病变，密度不均匀，大小约5.6cm×4.0cm。

3. 2016年1月21日我院B超示　左肾中部及上极偏背侧面肾实质部位探及一体积约8.8cm×7.8cm×6.6cm低回声肿物，占据肾脏大部，与肾窦肾实质界限极不清晰，肿物向肾外凸出，内部回声低，回声不均匀，可见血流信号。肾静脉内可见瘤栓，长5.1cm，直径1.2cm，末端几达下腔静脉。下腔静脉未见明显瘤栓。肾门旁可见一低回声肿物，长2.8cm，直径1.3cm，回声低，不均匀。右肾、膀胱未见异常。

4. 2016年1月21日我院泌尿增强CT　左肾上中极占位，凸出于肾轮廓外（外凸程度<50%），大小7.8cm×8.1cm×11.3cm，增强可见不均匀强化。肿瘤侵及左侧肾静脉、肾周脂肪组织和肾窦脂肪组织，未超过肾周筋膜（图27-1、图27-2）。右肺下叶后基地段胸膜下见软组织结节，直径约2.4cm，边缘清晰、光滑。

5. 2016年1月25日我院胸部CT平扫　双肺内多发大小不等软组织密度结节灶，边界稍毛糙，部分呈浅分叶，周围可见细毛刺，较大者位于右肺下叶后基地段胸膜下，大小约2.0cm×2.5cm×2.7cm（图27-3、图27-4）。纵隔内可见多发淋巴结，较大者位于主肺动脉窗，短径约0.7cm。双肺门未见肿大淋巴结。心脏、骨质、腹部未见异常。

> **思维提示**：肾脏肿瘤包括良恶性之分，其中良性实性肿物最常见的是血管平滑肌脂肪瘤，恶性肿瘤包括肾细胞癌、肉瘤等，病理类型以肾透明细胞癌最为常见。根据2014版中国泌尿外科疾病诊断治疗指南，肾肿瘤患者推荐必须包括的影像学检查项目包括腹部超声，胸部CT平扫及腹部CT平扫或增强扫描。影像学检查结果是术前临床分期的主要依据。

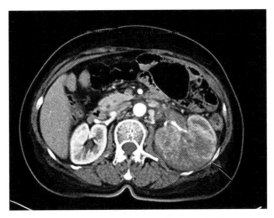

图 27-1　入院时泌尿增强CT所见

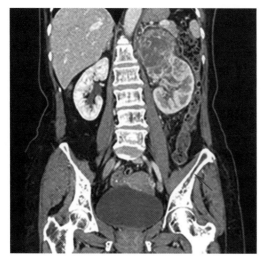

图 27-2　入院时泌尿增强 CT 所见

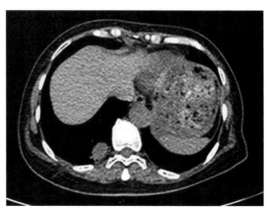

图 27-3　入院时胸部 CT 所见

五、治疗方案的制订及效果

（一）治疗方案及理由

手术切除原发灶＋细胞因子/靶向药物治疗。

经全科查房讨论，患者目前考虑为肾癌（T3aN1M1）。患者虽有远处多发转移灶，但切除原发灶联合细胞因子/靶向药物治疗能使患者生存获益，与家属沟通后选择手术切除原发灶＋细胞因子/靶向药物治疗方案。

> **思维提示**：根据现有检查结果，患者诊断考虑为转移性肾癌（T3aN1M1）。美国（SWOG 8949）和欧洲（EORTC 30947）的两项随机对照研究表明，减瘤性肾切除联合IFN-α 治疗转移性肾癌患者中位生存时间为 13.6 个月，而单独使用 IFN-α 组为 7.8 个月，联合治疗使患者生存期平均延长 5.8 个月，死亡危险性降低 31%。减瘤手术联合靶向药物治疗转移性肾癌患者的临床研究也在进行当中。目前各指南对于体能状态良好、低危险因素的患者推荐减瘤手术联合细胞因子治疗方案。

（二）治疗结果

患者接受经腹左肾根治性切除术＋肾静脉癌栓取出术＋腹膜后淋巴结清扫术，切除患侧肾脏及瘤栓。术中左肾区可触及质硬肿物，主要位于左肾脏上极，上凸明显，可触及肾静脉瘤栓末端位于肾静脉内。腹腔内未见明显转移结节，无腹水，肝脾未及异常，腹主动脉旁可触及数枚小淋巴结。

（三）术后病理诊断

（左）肾脏切除标本：肾细胞癌，透明细胞型＋乳头状肾细胞癌Ⅱ型，G4，可见瘤巨细胞，多核细胞及奇异核细胞，伴肉瘤样分化及横纹肌样分化，可见明显坏死。肿瘤大小：10.5cm×6cm×5.5cm，侵犯肾窦脂肪及肾周围脂肪，并侵犯肾盂，肾静脉内可见瘤栓，pT3a。手术断端未见癌。

另送：肾门淋巴结 14 枚，2 枚可见转移癌，最大径约 5cm，N1。

免疫组化：AE1/AE3（+），CD10（+），Vim（+），CA-9（+），TFE-3（大部分 -，局部 ┃），CK7（-），P504s（部分 +），HMB45（-）。

六、不能完全切除的转移灶的细胞因子治疗

治疗方案及效果：本例患者术中切除了原发病灶以及部分转移淋巴结，但仍有远处转移组织未能完全切除（双肺转移瘤），并且患者术后一般情况较差，术后出现胃瘫并留置胃管两周。术后与患者及家属充分沟通后患者选择应用细胞因子药物进行治疗。治疗一个周期后一般情况有所恢复，但病情进一步进展（肺部出现新转移灶）。

七、靶向药物治疗

患者为经细胞因子治疗失败后的转移性肾细胞癌（临床分期Ⅳ期），且病理提示恶性程度较高。

患者符合阿昔替尼用药适应证。给予阿昔替尼 5mg，每日 2 次，标准计量治疗。治疗前三个周期，患者出现手足综合征（Ⅱ级）、高血压（Ⅱ级）及腹泻（Ⅰ级）不良反应，不良反应可耐受且用药 3 个周期后逐渐减轻。

> **思维提示**：根据既往细胞因子治疗失败患者的临床试验结果，阿昔替尼、帕唑帕尼和索拉非尼三种药物的中位无疾病进展生存期（PFS）分别为 12.1 个月、7.4 个月和 5.5 个月，因此最新 EAU（2015 版）及 NCCN 指南（version 2.2017）推荐此类患者使用阿昔替尼进行二线治疗。

经过 4 个周期治疗后患者复查 CT 示：双肺内多发结节，较前减少，部分体积较前明显减小。左肾术后改变。根据 RECIST 标准评价疗效为疾病部分缓解（PR，肺部可评价病灶最大径从 2.7cm 减小至 0.7cm，减少 74.1%），3 个疗程后再次确认疗效为 PR。目前患者继续使用阿昔替尼（5mg，每日 2 次）治疗。

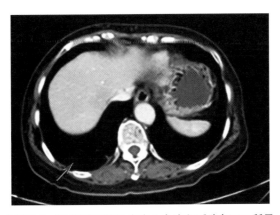

图 27-4　阿昔替尼靶向治疗 4 个疗程后胸部 CT 所见

八、对本病例的思考

1. 转移性肾癌患者的治疗方案选择　国内 23 家医院泌尿外科 2007 年 8 月至 2008 年 10 月诊治的 1975 例资料完整的新发肾癌患者中，转移性肾癌（M1）患者的比例为 8.9%。对于转移性肾癌患者目前尚无统一的标准治疗方案，需根据患者的个体的具体情况给予个体化治疗。

本例患者在治疗前诊断为双肺多发转移的肾细胞癌，体能状态良好。对于此类患者对肾原发灶进行减瘤手术能延长生存期、提高生存质量。术后针对无法手术切除的转移灶给予细胞因子或靶向药物治疗能进一步延长患者无疾病进展生存期。患者因术后一般情况较差，与本人及家属沟通后给予细胞因子治疗，治疗期间病情有所恢复但病情出现进一步进展。后根据指南推荐给予阿昔替尼靶向治疗，病情得到控制（PR），且患者耐受性较好。

而对于根治性肾切除后出现的孤立性转移瘤、肾癌伴发孤立性转移，体能状态良好的患者可选择外科手术治疗切除转移灶。而对于体能状态较差，无法耐受手术的转移性肾癌患者指南推荐直接行药物治疗（细胞因子或靶向药物）或姑息治疗。

2. 阿昔替尼使用指征　对于抗血管生成治疗药物（多靶点酪氨酸酶抑制剂如舒尼替尼、索拉非尼等）失败（进展或无法耐受）的晚期肾细胞癌患者，或者既往细胞因子相关治疗（白介素-2，干扰素等）失败的进展期肾细胞癌患者可考虑应用阿昔替尼治疗。

3. 阿昔替尼用药方案的选择　阿昔替尼标准治疗方案为 5mg，每日 2 次。该例患者初始治疗即为标准治疗方案，服药期间出现可耐受的副作用，之后患者副作用逐渐减轻。且治疗 4 个月后转移灶有所减小（PR）。这表明在靶向治疗时，根据病人具体情况进行个体化治疗方案的重要性。根据病情变化及患者耐受程度，阿昔替尼用药可逐渐增量（5mg 至 7mg 至 10mg，每日 2 次）或逐渐减量（5mg 至 3～2mg，每日 2 次）。

（北京大学第一医院　龚　侃）

病例 28 肾癌术后多发转移

患者,男性,25岁,于2015年1月4日入院。

一、主诉

右肾部分切除术后2年余,复发行右肾癌根治切除术后15个月,再次复发行右肾区肿物切除术后1年,复查发现右肾区肿物3天。

本病例的治疗过程复杂,可从肿瘤复发开始介绍,2年前肾部分切除内容不做重点介绍及分析;对于该病例的治疗,在根治术后第一次局部复发后是否给予靶向治疗?若无,请进行分析解释;若进行了舒尼替尼治疗,其后局部再次复发,那么是否考虑其他治疗方案?可以对本病例的辅助治疗进行梳理,着重介绍及分析。

二、病史询问

> **思维提示**:患者系青年男性,病史复杂,既往多次手术史,问诊应详细询问患者每次就诊的过程;详细了解每次手术的具体细节及术后病理;明确术后有否接受任何方式的辅助治疗;有无定期规律复查及检查项目。肾癌包括散发性和遗传性,年轻患者尤其警惕家族性肾癌的可能性。问诊时应详细了解患者有无相关家族史(遗传性),以及与肾癌相关的危险因素,如吸烟、高血压、肥胖等(散发性)。

(一)问诊的主要内容及目的

1. 初诊时有无症状表现　如有无疼痛及疼痛特点?有无肉眼血尿?血尿的程度、时间,及其与疼痛的关系如何?发病时是否有高血压、发热、体重减轻等症状?初诊后就诊的医院;术前接受的检查;肿瘤的临床分期;接受的手术方式;术中的情况(如有无淋巴转移、有无血管及周围脏器侵犯等);术后恢复情况及术后详细的病理结果(如肿瘤的类型、病理分级和分期、有无脉管侵犯、肿瘤是否突破包膜、是否伴肉瘤样变等);术后有否接受过任何方式的辅助治疗;术后复查的频率;每次复查所做的具体项目。

2. 首次发现复发的时间;复发后就诊的医院;病灶的大小、位置;肿瘤的临床分期;再次接受的手术方式;术中的情况;术后恢复情况及术后详细的病理结果;术后有否接受过任何方式的辅助治疗;术后复查的频率及项目。

3. 再次发现复发时,问诊内容同上。

4. 病人的家族史及职业　病人亲属是否有肿瘤病史,尤其是肾癌病史。患者是否有放射性物质及致癌性化学物质接触史。

（二）问诊结果

患者 2 年多前因"间断无痛肉眼血尿 1 个月"就诊于当地某医院，当时无明显腰痛，无发热，不伴消瘦。既往无家族遗传史；否认任何病史及过敏史，体格检查未见阳性发现。行腹部增强 CT 检查发现右肾中上极直径约 2.5cm 大小外凸性肿瘤，无淋巴转移及远处转移证据。行腹膜后镜右肾部分切除术，手术顺利约 3 小时，术后 1 周恢复出院。术后病理为肾透明细胞癌（患者自述）。术后未接受任何方式辅助治疗，遵医嘱 3 个月复查腹部超声。约 1 年后发现右肾区新发病灶，腹部增强 CT 提示复发可能，但无远处转移证据。再次于当地某医院行经腹开放性右肾根治性切除术，术后病理证实为肾透明细胞癌，合并有乳头状肿瘤成分（患者自述）。术后仍未接受任何方式辅助治疗。二次手术后第 3 个月复查，腹部增强 CT 发现右肾区再次出现不规则大小软组织影，可疑复发，继续随诊。二次手术后第 6 个月复查发现前述软组织影继续增大，同时患者出现腰区不适。就诊于我院行 CT 检查，右肾区直径约 4cm 肿物，考虑肿瘤再次复发。遂于我院行经腹开放性右肾区肿物切除术，术中发现肿瘤侵犯右侧第 12 肋骨，一并切除。术后病理：右肾区肿物及右 12 肋肿物，均为透明性细胞癌，Fuhrman 3 级，未见脉管癌栓。术后仍未接受任何方式辅助治疗。每 3~4 个月复查。第 3 次手术后 8 个月复查时，自述腹部切口轻度不适，超声提示右腹膜后占位，增强 CT 见"右侧腰大肌前方约 4.3cm×4.8cm 肿块灶，边界欠清，增强后可见强化；右侧腹壁原刀口处可见一直径约 1cm 结节，边界清，增强扫描可见强化，考虑再次复发"。

三、体格检查

（一）重点检查内容和目的

患者右肾肿瘤多次复发，检查腰部及腹部切口愈合情况。此次复查自觉切口不适，门诊影像学提示腹壁下结节，应重点行腹壁结节的触诊，了解有无明显疼痛及牵涉痛，预判病变的范围。

（二）体格检查结果及思维提示

T 36.3℃、P 82 次 / 分、R 17 次 / 分、BP 125/76mmHg；意识清楚，皮肤巩膜无黄染，全身浅表淋巴结未见肿大；颈静脉正常，心界正常，心律齐，各瓣膜区未闻及杂音；胸廓未见异常，双肺叩诊呈清音，双肺呼吸音清，未闻及干湿啰音及胸膜摩擦音；腹部外形正常，全腹柔软，无压痛及反跳痛；上腹原手术切口中部皮下可触及质硬结节，形态不规则，最大径约 5cm，有轻度触痛，无明显牵涉痛。

肝、脾肋下未触及；双下肢无水肿；左肾区无明显叩痛，双侧输尿管走行区无深压痛及叩击痛，外生殖器发育正常。

> **思维提示**：肾癌最常见的肾外转移部位为肺、肝、骨骼。该例患者恶性肿瘤多次复发，更应警惕远处转移风险。在进行术前准备时，除腹部增强 CT 排除肝转移及其他内脏转移外，应常规行腹部平扫 CT 排除肺转移，必要时加做全身骨扫描，为再次手术方案的制订提供依据。

四、实验室和影像学检查

1. 全腹部增强 CT 右侧腰大肌前方约 4.3cm×4.8cm 肿块灶，边界欠清，增强后可见强化；右侧腹壁原刀口处可见一直径约 1cm 结节，边界清，增强扫描可见强化（图 28-1）。

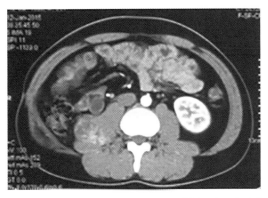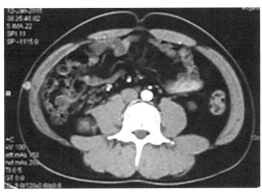

图 28-1 本次入院时腹部增强 CT

2. 胸部 CT 平扫检查 未见明显异常。

3. 全身 PET-CT 检查（图 28-2）

（1）右肾癌多次复发术后

1）右肾区、十二指肠与下腔静脉、右腰大肌间、右腰大肌旁多发结节 / 占位，代谢轻度活跃，部分伴坏死，考虑为恶性（复发 / 转移？）。

2）右侧腹壁皮下软组织小结节，伴轻度代谢，倾向为转移。

3）腹膜后及右腹部肠系膜区多发小淋巴结，未见高代谢，建议定期随访。

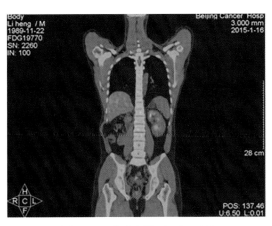

图 28-2 本次入院时 PET-CT

（2）右肺下叶小结节，不伴代谢，随访。

（3）脑部未见明显异常代谢征象。左上颌窦轻度炎。甲状腺左叶良性小结节。副脾（两个）。左肾高密度囊肿。右侧后腹壁疝。

4. 实验室检查 均无明显异常。

五、治疗方案的制订及效果

（一）治疗方案
我院再次行经腹开放性右肾区肿物切除＋腹壁肿物切除术。

（二）治疗结果
术中发现肾区肿物侵犯腰大肌及部分腔静脉壁，予以完整彻底切除。

（三）术后病理诊断
右肾区肿物 6cm×4cm×3.5cm，透明性细胞癌，Fuhrman 3 级，以乳头状方式生长，未见脉管癌栓；腹壁皮下结节可见缝线及多核巨细胞反应，伴慢性炎细胞浸润，符合治疗后改变，未见肿瘤。

> **思维提示**：患者病史复杂，初次手术及二次手术具体经过及术后病理不详，故无法准确判断当时的病理分期分级。就目前来看，考虑患者为右肾癌复发伴邻近器官侵犯，仍属于局部晚期肾癌。目前的治疗方法主要包括辅助性的手术治疗和靶向药物治疗。NCCN 指南推荐对于一般状况良好，器官功能正常的患者，可以在靶向治疗等系统治疗之前行减瘤手术。针对该患者我们选择手术的理由如下：患者年轻，一般条件好，虽然多次复发，但均无远处转移征象，存在手术完整切除病灶的可能性；即使术中发现无法根治切除，行减瘤术后联合靶向药物治疗，亦能改善患者预后。

六、不能完全切除的转移病灶的靶向治疗

治疗方案及效果：本例患者术中切除了所有可见病灶，但考虑患者局部晚期，且多次复发病史，故术后给予靶向药物辅助治疗。患者术后即予以"舒尼替尼 50mg，4/2 方案"治疗，治疗期间，患者出现轻度手足综合征（2/4 级），总体耐受良好。

经过 20 个月的规律随访，未发现复发，建议患者继续服用舒尼替尼靶向治疗。以下是患者末次手术后间隔半年连续三次复查腹部增强 CT 图像，均无肿瘤复发征象（图 28-3）。

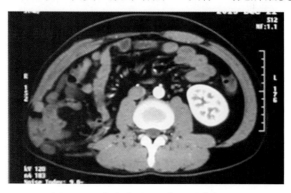

图 28-3　末次术后 18 个月时腹部 CT

七、对本病例的思考

1. 患者初诊时手术方式的选择　患者初诊时为偶发右肾小肿瘤，临床分期 T1aN0M0，

完全符合肾部分切除的手术指针。但值得注意的是患者当时伴有肉眼血尿（提示肿瘤侵犯肾盂可能）。回顾性分析患者初诊时的腹部增强 CT（图 28-4），肿瘤的 RENAL 评分为 9 分，行腹腔镜肾部分切除手术难度极高，需经验丰富的泌尿科医师方能顺利完成。肿瘤外凸不明显，术中应同步超声定位。术中冰冻切缘对于判断是否更改切除范围及手术方式的决策至关重要。根据患者术后不到 1 年即发现肿瘤复发判断，手术切缘疑似阳性（因未能获得第一手资料，缺乏病理支持）。若术中对切缘存疑，应改行根治性切除术，降低术后复发风险。

2. 患者二次手术的切除范围　患者初次手术后 1 年肿瘤复发（图 28-5），行补救性右肾根治术，手术切除范围应完整切除右侧病变肾脏、肾脏脂肪、同侧肾上腺、上段输尿管，并行彻底的淋巴结清扫术。对于早期肾癌术后是否常规行肾周淋巴清扫目前国际上仍有争论，但对于复发性肾癌及局部晚期肾癌，肾周淋巴结清扫不仅可获得准确的肿瘤分期，还能显著改善预后。但因缺乏该例患者的既往详细资料，无法进行评估。

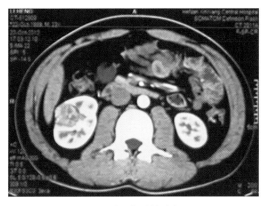 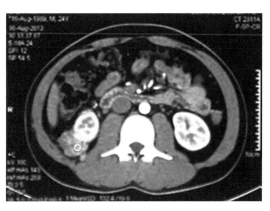

图 28-4　初诊时的腹部 CT　　　　　图 28-5　初次复发时的腹部 CT

3. 再次复发术后的治疗策略　患者行根治性右肾切除术后 3 个月即发现新发腹膜后软组织影，但当时未予以进一步治疗。继续观察 3 个月后发现肿块明显增大，患者改于我院就诊。对比两次腹部 CT 表现（图 28-6），考虑肿瘤再次复发。对于复发性肾癌的患者，术后随访监测更应严格，一旦发现可疑病变，应尽快明确诊断（如进一步行 PET-CT 检查或穿刺活检），评估肿瘤是否可行手术治疗（减瘤术）。此外，该例患者经术后病理证实肋骨侵犯，

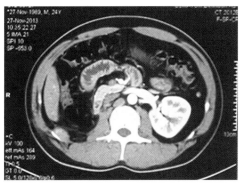 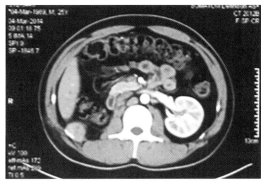

图 28-6　复发术后第 3 个月、第 6 个月腹部 CT 对比

已属于 M1 期肿瘤，术后可行靶向药物治疗。目前对于此类患者，国际上一线药物治疗首选舒尼替尼，根据患者耐受情况随时调整药物剂量。

4．术后靶向药物治疗的方案　该例患者三次复发术后，开始持续应用靶向药物舒尼替尼（50mg，每日 1 次，4/2 方案），连续随访 20 个月未见复发，且药物耐受情况良好。目前国际上报道的局部晚期肾癌持续使用一种靶向药物治疗，且长时间随访肿瘤无复发亦无需调整药物剂量的病例十分少见。制订患者靶向药物治疗方案，应基于个体化治疗的原则。该例患者年轻、一般状况好，能够耐受长期大剂量的药物冲击；但患者肿瘤虽多次复发，均无远处转移，对于已行 R0 切除的肾癌患者，持续应用靶向药物治疗亦缺乏足够依据。严密的随访，动态观察并随时调整治疗策略才是该例患者的最佳选择。

（北京肿瘤医院　刘　佳）

病例 29　乏力和左腰部疼痛加剧 2 个月余入院——多发转移性肾癌

患者，男性，33 岁，于 2015 年 12 月 14 日入院。

一、主诉

乏力和左腰部疼痛加剧 2 个月余入院。

二、病史询问

> **思维提示**：无症状肾癌的发现率逐年升高。既往经典血尿、腰痛、腹部肿块"肾癌三联征"临床出现率已经不到 15%，这些患者诊断时往往为晚期。副瘤综合征表现包括高血压、贫血、体重减轻、恶病质、发热、红细胞增多症、肝功能异常、高钙血症、高血糖、红细胞沉降率增快、神经肌肉病变、淀粉样变性、溢乳症、凝血机制异常等改变，在晚期肾癌患者仍可以见到，这些患者可由于肿瘤转移所致的骨痛、骨折、咳嗽、咯血等症状就诊。

（一）问诊的主要内容及目的

1. 有无疼痛、血尿和腹部包块　早期肾脏肿瘤往往不会引起腰部疼痛，较大肿瘤因引起肾脏包膜张力过高可出现腰部胀痛不适；局部晚期或晚期肿瘤可侵犯周围组织，甚至肌肉及神经等而引起持续性较剧烈的疼痛。需要了解血尿的程度和特点（全程、排尿前还是终末）有助于鉴别血尿的来源和部位。早期肾癌不会引起血尿，肾癌侵犯集合系统时可出现血尿，多表现为无痛肉眼血尿。腹部包块只有在较大体积的肿瘤才可触及。

2. 有无高血压、贫血和高钙血症等症状　部分局部晚期和晚期肾癌患者可表现高血压、贫血、体重减轻、恶病质、发热、红细胞增多症、肝功能异常、高钙血症、高血糖和红细胞沉降率增快等"副瘤综合征"表现，在问诊时应详细咨询。

3. 病人的个人史和家族史　病人是否有吸烟、放射物质及致癌化学物质接触史，否认家族遗传病及肿瘤病史。病人亲属是否有肿瘤病史，尤其是肾癌病史。

（二）问诊结果

患者盗汗乏力 2 个月余，左腰部疼痛持续加剧 1 个月。无肉眼血尿，尿频尿急和畏寒发热。既往体健，无家族遗传史和肿瘤史。否认高血压、糖尿病和高血脂等病史。否认肝炎、结核和其他传染病史，否认过敏史。

三、体格检查

（一）重点检查内容和目的

包括专科体格检查和全身检查。全身浅表淋巴结有无肿大，有无皮肤转移结节，有无贫血貌和消瘦，腹部是否可触及包块，肾区有无叩击痛。

（二）体格检查结果和思维提示

贫血貌，消瘦体形，全身浅表淋巴结未及肿大，胸腹部皮下可触及多个结节，质地硬，活动可。腹平软，无包块，膀胱区无隆起，膀胱区无压痛，无反跳痛。肝脾肋下未及。双肾区无叩击痛，脊肋点、腰肋点无压痛，输尿管点无压痛。

> **思维提示**：晚期肾癌的临床表现多样化，可以表现为贫血、消瘦乃至于皮下结节，在临床进行体格检查时我们需要全面检查以免遗漏。

四、实验室和影像学检查

PET/CT 和 CT（图 29-1）：左肾见 10.3cm×8.1cm 肿瘤，侵犯同侧肾上腺和腰大肌；双肺多发结节，腹膜后多发淋巴结肿大，多发腰椎附件骨质破坏；右肾多发转移瘤，全身多发皮下转移结节灶。

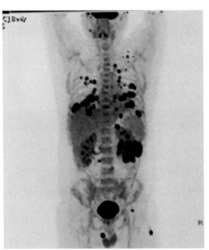
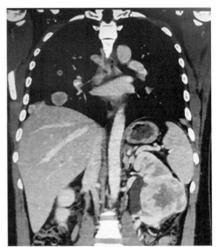
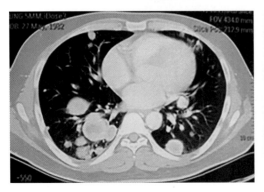
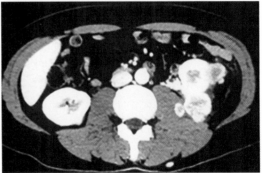

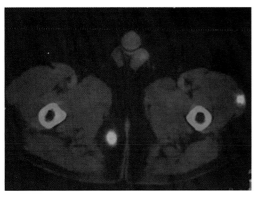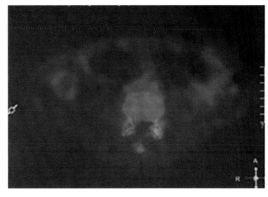

图 29-1　PET/CT 和 CT

> **思维提示：**肾癌的临床诊断主要依靠影像学检查。实验室检查作为对患者术前一般状况、肝肾功能以及预后判定的评价指标，确诊则需依靠病理学检查。腹部 CT 平扫和增强扫描及胸部 X 线片是术前临床分期的主要依据。正电子发射断层扫描（positron emission tomography，PET）或 PET-CT 检查费用昂贵，主要用于发现远处转移病灶以及对化疗、细胞因子治疗、分子靶向治疗或放疗的疗效评定。

五、治疗方案的制订和效果

（一）治疗方案及理由

2015 年 12 月 21 日患者进行了开放减瘤性左肾切除 + 左肾上腺肿瘤切除 + 腹膜后淋巴结清扫术。制订理由：患者年轻，一般状况可；病灶全身多发转移（腹膜后淋巴结、肾上腺、对侧肾、肺、骨和皮肤）；原发灶部位疼痛明显，本人和家属有积极治疗和切除原发灶强烈意愿；MSKCC 分级中危，能够后续全身治疗。

（二）治疗结果

术中左肾门和腹主动脉周围可见多枚肿大淋巴结，部分呈融合状态；肿大淋巴结包绕左肾血管，上方平面直至肾门上方 4cm。手术顺利，术中估计出血量 50ml，术后 5 天患者康复出院（图 29-2）。

（三）术后病理诊断

右肾透明细胞癌，肿瘤大小 10.3cm×8.1cm×6.5cm，质地硬，切面灰白；腹膜后淋巴结 35 枚，没有发现癌转移；肿瘤侵犯肾周脂肪、肾上腺组织和腰大肌；病理分级 Fuhrman 4 级。最后的病理诊断为：右肾透明细胞癌 T4N0M1G4（4 期）。

> **思维提示：**对于肾癌患者临床影像学显示淋巴结肿大并不一定代表有转移，本例患者进行腹膜后淋巴结清扫，术后共检出 35 枚淋巴结，但都未发现转移。此外，随着外科发展的进步和快速康复理念的实施，选择合适的病例进行减瘤性手术，可以使患者较快康复。

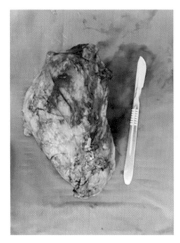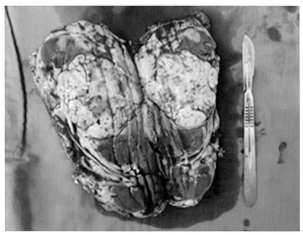

图 29-2　左肾上腺肿瘤切除

六、全身治疗方案

患者采用了抗血管生成靶向治疗联合免疫靶向治疗方案：术后第 5 天开始使用阿昔替尼 5mg，每日 2 次，使用至今。Nivolumab，1mg/kg，每 2 周 / 次，共 12 次。患者治疗后第一次复查（2016 年 4 月 13 日）病灶评估（Recist 标准）达到部分缓解，缩小达 90% 以上（图 29-3）。2016 年 12 月 9 日复查病灶仍有持续的缩小（图 29-4）。患者不良反应小（0～1 级），ECOG 评分 0 分。

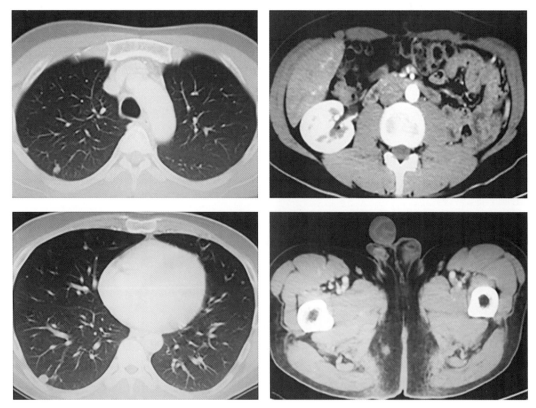

图 29-3　2016 年 4 月 13 日第一次复查

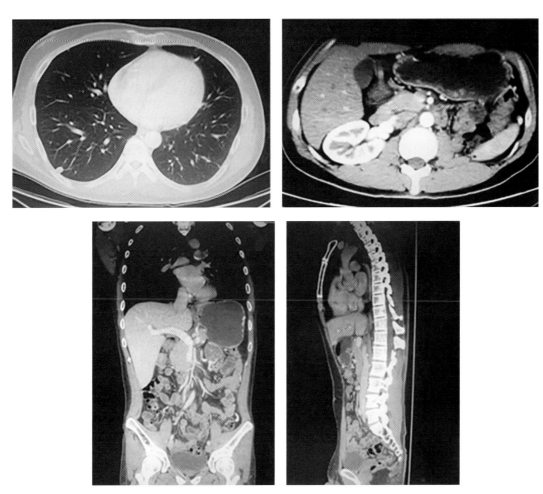

图 29-4　2016 年 12 月 9 日复查

七、对本病例的思考

1. 对于转移性肾癌（mRCC）应采用以内科为主的综合治疗，外科手术主要为转移性肾癌辅助性治疗手段。

肾原发病灶的手术治疗：对体能状态良好、低危险因素[1]的患者应首选外科手术。由美国东南肿瘤协作组（SWOG）和欧洲癌症研究和治疗组织 ECOG）开展的两项随机对照研究中，减瘤性肾切除联合 IFN-α 治疗转移性肾癌患者的中位生存时间为 13.6 个月，而单独 IFN-α 治疗组为 7.8 个月，联合治疗组使患者生存期平均延长了 5.8 个月（证据水平Ⅰb）[2]。对肾肿瘤引起严重血尿、疼痛等症状的患者可选择姑息性肾切除术、肾动脉栓塞以缓解症状，提高生存质量。

2. 内科治疗的选择时机　对照临床研究结果尚未证明 LAK 细胞、TIL 细胞、CIK 细胞以及 IFN-γ 治疗转移性肾癌有效。2006 年起 NCCN、EAU 将分子靶向治疗药物（索拉非尼、舒尼替尼、替西罗莫司、贝伐珠单抗联合 α 干扰素、帕唑帕尼、依维莫斯、厄洛替尼）[3~9]作为转移性肾癌的一、二线治疗用药（证据水平Ⅰb）。一项阿昔替尼对比索拉非尼一线治疗转移性肾细胞癌的临床研究显示，对于未曾治疗过的转移性肾癌患者，阿昔替尼组 PFS 改善 3.6 个月，支持一线使用阿昔替尼的证据，但总生存期尚不成熟。阿昔替尼联合 Pembrolizumab 用于初治晚期肾细胞癌患者的Ⅰb 期临床研究也注册进行中，结果显示阿昔替尼联合 Pembrolizumab 标准剂量用于初治晚期 RCC 患者（11 例）耐受性良好，且具有抗肿瘤活性，但还需入组更多患者以确定Ⅱ期研究的推荐剂量。此外，Nivolumab 联合舒尼替尼治疗初治晚期 RCC 患者的Ⅰ期临床和 Avelumab 联合治疗初治晚期 RCC 的临床研究也正在进行中。本例患者采用阿昔替尼联合 Nivolumab 治疗，随访时间 1 年，病灶缩小达 90% 以上且病情稳定，不良反应轻度，联合用药未增加药物不良反应，但需要更长时间随访以明确总生存（OS）是否受益。

（中山大学肿瘤医院　周芳坚　尧　凯）

【参考文献】

[1] Motzer RJ，Bacik J，Schwartz LH，et al. Prognostic factors for survival in previously treated patients with metastatic renal cell carcinoma. J Clin Oncol，2004，22（3）：454-463.

[2] Flanigan RC，Mickisch G，Sylvester R，et al. Cytoreductive nephrectomy in patients with metastatic renal cancer. A combined analysis. J Urol.2004，171（3）：1071-1076.

[3] Kavolius JP，Mastorakos DP，Pavlovich C，et al. Resection of metastatic renal cell carcinoma. J Clin Oncol，1998，16（6）：2261-2266.

[4] Coleman RE. Metastatic bone disease：clinical features，pathophysiology and treatment strategies. Cancer Treat Rev，2001，27（3）：165-176.

[5] Motzer RJ，Bacik J，Murphy BA，et al. Interferon-alfa as a comparative treatment for clinical trials of new therapies against advanced renal cell carcinoma. J Clin Oncol，2002，20（1）：289-296.

[6] Coppin C，Porzsolt F，Awa A，et al. Immunotherapy for advanced renal cell cancer. Cochrane Database Syst Rev，2005，25（1）：1-65.

[7] Escudier B，Eisen T，Stadler WM，et al. Sorafenib in advanced clear-cell renal-cell carcinoma. N Engl J Med，2007，356（2）：125-134.

[8] Motzer RJ，Hutson TE，Tomczak P，et al. Sunitinib versus interferon alfa in metastatic renal-cell carcinoma. N Engl J Med，2007，356（2）：115-124.

[9] Hudes G，Carducci M，Tomczak P，et al. Temsirolimus，interferon alfa，or both for advanced renal-cell carcinoma. N Engl J Med. 2007，356（22）：2271-2281.

病例30 间歇解无痛性全程肉眼血尿1个月——转移性肾癌

患者，男性，53岁，于2009年11月13日入院。

一、主诉

解间歇性无痛全程肉眼血尿1个月。

二、病史询问

> **思维提示：**中年男性患者，因解肉眼血尿就诊，问诊应该详细了解患者血尿发作有无诱因、性质、有无伴有疼痛和腹部肿块等体征。虽然有很大一部分早期肾癌患者都是体检发现，但仍有部分是由于出现相应症状和体征来就诊。对于无痛性血尿，需要警惕鉴别尿路上皮来源肿瘤。腹部增强CT或MRI检查常能给出提示，部分病人需要完善尿脱落细胞学等相关检查。如出现病理性骨折、咳嗽、咯血等症状，需要考虑是否伴远处转移。

（一）问诊的主要内容及目的

1. 血尿的程度、频率、是否伴随疼痛和排尿异常 血尿的原因很多，但98%由泌尿系统本身疾病引起，另外全身性疾病（血液病、感染性疾病、风湿病以及心血管疾病等）亦可出现血尿。轻症者尿色正常，须要显微镜检查才能确定，称镜下血尿；重症者尿呈洗肉水色或血色，称肉眼血尿。

问诊时首先需要仔细了解血尿的性质和肉眼血尿出现的时相，以便大致判断鉴别其来源及原因。全程血尿多为上尿路来源；终末期及初始血尿常为下尿路来源。其次解血尿前后是否伴随疼痛，肾和输尿管结石引起的血尿常伴有剧烈的腰腹部疼痛；伴有明显的尿频、尿急和尿痛的血尿常见于急性膀胱炎等。

早期肾癌少有血尿，但肿瘤侵犯集合系统时，多出现无痛性肉眼血尿，也可伴随长条状血凝块。

2. 是否伴疼痛以及疼痛的特点 肿瘤引起肾包膜肿胀、侵犯肾周肌肉神经、血尿形成血凝块造成肾盂压力升高等可能导致腰腹部疼痛。另外，晚期肿瘤发生骨或颅内转移时常伴骨痛及头痛等症状。

3. 有无发现腰腹部肿块 体型消瘦病人，当肾肿瘤较大时，常可自行发现腰腹部肿块。

4. 发病时是否出现高血压、发热、消瘦等症状　约 10%～40% 的患者可能出现副瘤综合征,表现为高血压、贫血、体重减轻、发热等症状。另外也有部分患者因肿瘤转移,可能出现病理性骨折、咳嗽和咯血等症状。

5. 仔细询问家族史及职业　患者是否有肿瘤家族史,尤其是肾癌病史。是否有长期接触放射性物质及化学致癌物质接触史。

（二）问诊结果

患者 1 个月前无明显诱因出现全程肉眼血尿,鲜红色,伴有小血块,呈间歇性。无尿频、尿急、尿痛,无腰疼及骨痛,无发热、头晕、咳嗽、咯血等不适。至当地医院就诊,给予口服"消炎、止血"等药物治疗,血尿停止。患者来我院就诊,行彩超发现"左肾占位病变,大小 6.9cm×5.9cm,考虑肾癌"。患者精神、睡眠尚可,食欲和大便正常,体重无变化。1 年前患坏死性胰腺炎,内科保守治愈,随诊彩超提示胰腺假性囊肿。否认高血压、糖尿病等慢性疾病,否认肝炎、结核等传染病,否认肿瘤性疾病家族史和过敏史。

三、体格检查

> **思维提示:** 恶性肾肿瘤包括肾细胞癌、间叶来源肿瘤等,患者消瘦或肿块过大时,腹部体检可扪及肿块。对于晚期肿瘤,体格检查常能发现相关体征。如肿瘤侵犯左精索静脉,可能出现左侧精索静脉曲张,平躺不消失。双下肢水肿,需要考虑下腔静脉癌栓可能。

（一）重点检查内容和目的

患者出现血尿,因此体检时应该重点注意腰腹部有无压痛和肿块,肾区和输尿管走行区有无叩痛。肛门指诊了解前列腺大小。

（二）体格检查结果

T 36.5℃、P 72 次 / 分、R 20 次 / 分、BP 112/71mmHg；意识清楚,无病容,皮肤巩膜无黄染,全身浅表淋巴结未扪及肿大；颈静脉正常,心肺体检无异常。腹部外形正常,全腹软无压痛及反跳痛,腹部未触及明显肿块,肝脾肋下未触及；双下肢无水肿；双肾区和输尿管走行区无压痛及叩击痛,外生殖器未见异常。DRE：前列腺质韧,中央沟变浅,表面光滑未扪及结节。

> **思维提示:** 肾癌临床分期主要依靠影像学检查。最常用的是腹部增强 CT/MRI,彩色多普勒检查能发现肿瘤是囊性或是实性,并能发现是否伴有静脉癌栓。对怀疑伴远处转移的患者,PET/CT 全身扫描检查也可作为参考。

四、实验室和影像学检查

1. 泌尿系彩超　右肾未见异常,左肾占位性病变,大小 6.9cm×5.9cm,混合回声,边界模糊,内可见钙化灶,实质及集合系统受压。考虑肾癌。膀胱和双输尿管超声未见异常。

2. 全身 PET/CT　左肾体积增大,形态不规则。中下部见不规则混杂密度肿块影,边界不清，大小约 5.9cm×6.1cm×6.2cm，其内密度不均，可见斑点状钙化及囊变区，可见异常FDG浓聚；肾盂肾盏受压，与周围脂肪间隙及左侧腰大肌则界限清楚，周围未见明显肿大淋巴结，未见异常 FDG 浓聚。右肺可见数个结节影，边界清，直径约为 0.5cm～0.8cm。考虑肾癌并右肺多发转移。

3. 数字化 X 线胸部正侧位检查　未见明显异常。

4. 血清　CREA 98μmol/L。

5. 血常规　WBC 8.10×10^9/L；RBC 4.47×10^{12}/L；HGB 148g/L。

6. 血清生化及电解质　血清钙 2.4mmol/L，碱性磷酸酶 69U/L。

7. 尿常规　白细胞 0 个 /HP、红细胞 2 个 /HP、尿蛋白（−）。

> **思维提示**：越来越多的临床证据表明，对一般状态良好的转移性肾细胞癌患者行原发灶切除术，辅助分子靶向药物治疗可使其生存获益。对于靶向药物的选择，目前尚无较为明确公认的分子标记物。另外，几乎所有靶向药物均面临耐药的困境，近年来，肿瘤免疫学研究进展迅速，免疫检查点抑制剂联合靶向治疗可望取得更为满意的疗效。

五、治疗方案的制订及效果

（一）治疗方案及理由
根治性左肾癌根治术＋腹膜淋巴结清扫术

（二）治疗效果
患者接受手术治疗，术中发现肿瘤位于左肾中下极，大小约 7cm，不规则。术中完整切除：左肾、肾周脂肪、左侧肾上腺以及肾门和主动脉旁淋巴结。

（三）术后病理诊断
（左肾）切面 6cm 肿物，肾透明细胞癌。肾周、肾上腺、输尿管残端均未见肿瘤。肾门淋巴结（0/1）、腹主动脉淋巴结（0/6）均未见转移。

六、晚期肾癌原发灶切除术后靶向治疗

治疗方案及效果：本例患者术中切除了原发病灶，但是远处肺转移灶未行外科处理，故术后给予靶向药物治疗。给予"舒尼替尼 50mg，4/2 方案"治疗，治疗早期，患者出现 1级腹泻和皮肤感觉异常，未影响治疗。服药后一直进行规律 CT 或 PET/CT 影像随访，提示疾病稳定（SD）。服药 5 年 10 个月时核素骨扫描出现右侧第 6 肋骨转移，提示疾病进展（PD），结合患者意愿直至 2 个月后更换二线靶向药物"依维莫司 10mg"治疗，无明显不良反应。3 个月后复查 CT 提示疾病继续进展（PD），出现右侧第 6 肋转移灶较前增大，新发左侧第 4 后肋、右侧肩胛骨转移灶。建议患者更换三线靶向药物"阿昔替尼 5mg，每日 2次"治疗，服用后 6 个月左右出现 I 级高血压（140～120/90～100mmHg）和腹泻（1 级），对症处理后未影响药物治疗。服用药物后继续规律随访，迄今随访 10 个月余，病灶仍稳定（SD）（图 30-1）。

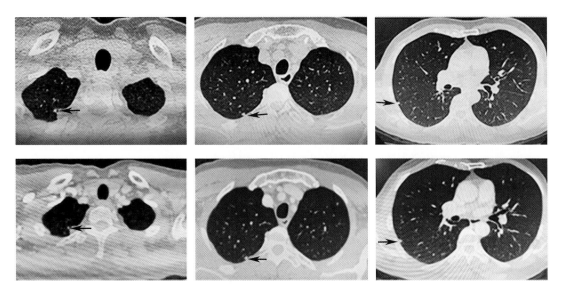

图 30-1 患者术后随访肺部影像结果：上排为术后 CT 检查部分肺转移灶（黑色箭头所示）；下排为二线靶向药物治疗前 CT 检查示一线靶向药物辅助治疗肺部转移灶基本稳定

七、对本病例的思考

1. 外科手术联合靶向药物治疗对进展 / 远处转移肾癌患者价值　对体能状态良好的患者行原发病灶切除能延长患者生存。但在早期，减瘤手术的价值曾有过争议，随着分子靶向和免疫治疗的快速发展，减瘤手术的价值已经得到肯定。本例患者就诊时，PET/CT 已经检测到双肺多发转移灶，转移灶无法行外科手术切除，仅行减瘤性肾切除术。但术后联合靶向药物治疗，仍能获得长期生存，佐证了这一重要的治疗策略。

2. 术后靶向治疗方案的选择　很遗憾，在肾细胞癌领域迄今仍无针对各种靶向药物治疗标记物，因此对于绝大多数临床患者，仍然依赖现有各指南推荐的一线靶向药物进行治疗。本病例初始治疗选择舒尼替尼标准方案治疗，获得长达 6 年的无进展期生存。对于二线靶向药物选择存在两种模式，一种是更换雷帕霉素类 mTOR 通路抑制剂，另外仍可延续使用同类其他 TKI 药物。研究表明，两种治疗模式对于疾病控制效果是相当的。但对于临床个体用药，应该根据减轻药物毒副作用、经济负担等方面综合考虑。另外，伴随精准医学时代的来临，测序技术对于靶向药物选择亦可能起到有价值的指导作用。

3. 三线靶向治疗　对于二线靶向药物治疗失败的患者，可以给予三线靶向药物继续治疗。而且不同患者对各类靶向药物的反应亦存在较大差异。本例患者二线运用依维莫司治疗 4 个月后出现疾病进展，更换阿昔替尼后获得至少 10 个月以上的疾病无进展，说明当多靶点 TKI 舒尼替尼耐药后，高选择性 TKI 阿昔替尼仍可能有很好的控瘤效果。

（中山大学附属第一医院　陈　旭）

复发/转移性肾癌，手术联合药物治疗病例评析

一般来说经手术切除后，绝大部分早期肾细胞癌患者可获治愈或长期生存，但伴有预后不良因素（核分级为3～4级、有肿瘤坏死、有肉瘤样成分、或平滑肌样成分）的患者，术后有复发和转移的风险。

已发生转移的肾细胞癌（转移性肾癌）或局部晚期肾癌，或肾癌术后复发或转移（复发性肾癌）的患者，临床上要达到治愈则非常困难，单纯手术切除的效果很不理想，多需要联合靶向药物或免疫治疗等，尽可能延缓疾病进展或延长对疾病的控制时间，达到延长患者的生存时间。

血管生成抑制剂小分子靶向药物如TKI或mTOR抑制剂用于晚期或转移性肾癌的治疗，主要是控制肿瘤的进展，客观反应率比较低，罕见有CR的情况，患者的平均总生存时间延长至2年左右。应用TKI与mTOR抑制剂序贯治疗和优化管理，可将晚期肾癌或转移性肾癌患者的平均总生存时间延长至30个月以上。

大量临床观察表明，无论是在应用血管生成抑制剂前或应用过程中，切除原发灶以及转移灶，即减少肿瘤负荷，均可增加小分子靶向药物的治疗效果，延长患者的生存时间。提示患者体内瘤负荷越小，小分子靶向药物治疗的效果越好。当前小分子靶向药物的作用机制主要是抑制肿瘤内血管生成，因此注定其抗肿瘤的效果是不彻底的，更是无法达到预防肿瘤复发的目的。大多数的Ⅲ期临床试验结果显示，应用抑制血管生成的小分子靶向药物无论是TKI还是mTOR抑制剂治疗，晚期或转移性肾癌患者的OS只比对照组（用安慰剂或干扰素治疗）延长了半年左右。但在真实世界中，临床应用分子靶向药物的过程中，会根据患者的个体情况不断调整和优化给药方案，不少晚期或转移性肾癌患者的病情可获得相当长时间的控制，少数患者OS可超过50个月。

肾癌免疫治疗在临床上探索和应用其实已有相当长的历史了，有细胞免疫治疗、细胞因子治疗和自体瘤苗等，但并没有令人信服的前瞻性随机对照研究的资料证实这些治疗的客观有效性，也不清楚是否延长患者的生存时间。近年最令人振奋的是PD1/PD-L1抑制剂治疗肿瘤的临床研究，在肾癌患者应用PD1抑制剂，观察到了25%左右的客观反应率，更令人惊奇的是，在有客观反应的患者中即使停止治疗，疗效仍能维持下去。但现在尚不清楚，PD1或PD-L1抑制剂是否能够彻底清除经手术切除原发灶和转移灶后患者体内可能存在的肿瘤细胞，从而从根本上治愈晚期肾癌或转移性肾癌。

已有的几项Ⅱ期临床研究结果表明，血管生成抑制剂（主要是TKI）联合PD1抑制剂治疗晚期肾癌，客观反应（PR+CR）率在50%左右，疾病稳定率为33%～55%，结果非常令人惊喜。客观反应率基本上是单用TKI与单用PD1抑制剂治疗的客观反应率之和，尽管毒副

作用不容忽视。尽管如此，仍有许多问题有待解决或值得研究，例如联合治疗的客观反映率最终是否能够改善患者的 OS，免疫治疗的疗程问题以及联合治疗药物的剂量是否可以减量等。此外还有许多基础研究方面的问题，例如 PD1 抑制剂进入体内后到底有多少比例是结合到 T 淋巴细胞上而发挥抗肿瘤效果，为什么其疗效与肿瘤表达 PD-L1 并没有太大关系等。

　　本书中的多个典型肾癌病例，经外科手术联合分子靶向药物以及免疫治疗，通过全程管理和治疗方案的个体化优化，获得比较满意的临床效果。特别是联合细胞免疫与 PD1 抑制剂综合治疗的患者，获得意想不到的临床效果，值得进一步的基础和临床研究。

（中山大学附属肿瘤医院　周芳坚）